Le pouvoir de guérir

Studies in the History and Society of the Maghrib

Series Editors

VOLUME 5

The titles published in this series are listed at brill.nl/shsm

Le pouvoir de guérir

Mythe, mystique et politique au Maroc

par

Zakaria Rhani

BRILL

LEIDEN · BOSTON
2014

Cover illustration : 'Pilgrims seeking health, love or marriage light candles and mark the space with their hands already coated with henna', at the shrine of the saint Sidi Mḥammed ʿAbdjlīl (Essaouira region), © Zakaria Rhani, 2006

Library of Congress Cataloging-in-Publication Data

Rhani, Zakaria, author.
Le pouvoir de guérir : mythe, mystique et politique au Maroc / par Zakaria Rhani.
pages cm -- (Studies in the history and society of the Maghrib ; v. 5)
Includes bibliographical references and index.
ISBN 978-90-04-25792-4 ((hardback) : alk. paper) -- ISBN 978-90-04-26143-3 (e-book) 1. Muslim saints--Cult--Morocco. 2. Power (Social sciences)--Morocco. 3. Authority--Religious aspects--Islam. 4. Barakah. 5. Healing--Religious aspects--Islam. 6. Healers--Morocco. 7. Spirit possession--Morocco. 8. Traditional medicine--Morocco. 9. Ethnology--Morocco. I. Title. II. Series : Studies in the history and society of the Maghrib ; v. 5.

BP189.585.R53 2013
297.40964--dc23

2013032827

This publication has been typeset in the multilingual "Brill" typeface. With over 5,100 characters covering Latin, IPA, Greek, and Cyrillic, this typeface is especially suitable for use in the humanities. For more information, please see www.brill.nl/brill-typeface.

ISSN 1877-9808
ISBN 978-90-04-25792-4 (hardback)
ISBN 978-90-04-26143-3 (e-book)

This book is printed on acid-free paper.

TABLE DES MATIÈRES

LISTE DES ILLUSTRATIONS

Figures

Cartes

Photos

AVANT-PROPOS

J'aimerais, avant tout, rendre un hommage spécial aux personnes avec qui j'ai travaillé sur le terrain et dire que chacun d'entre eux a su, de près ou de loin, graver, par la force du caractère et des mots, sa part dans cet ouvrage qui est aussi le leur. Je pense à tous les gardiens et serviteurs des lieux sacrés que j'ai visités et qui m'ont ouvert leurs cœurs et leurs maisons : al-Ḥājj Abdallah Ben Dihaj, Mmī Mina, Mmī Fatna, al-Ḥājj Azzouz, Ahmed Mhirda, Lʿaskri, Mustapha Charhabil, Bouchra, Jamal Charhabil, Mahjouba, Chiadmi, Brahim, Bouazizi. Comme je remercie les patients et patientes qui, malgré la sensibilité de leurs situations, m'ont parlé de leurs expériences avec franchise et patience : Milouda, Ahmed, Mohammed, Halima, Hanane, Lafqīh, Khadija Lmajduba, Jaafar, Abderrahmane et la famille de Mustapha Laʿaskri. Mes sincères excuses à ceux que j'ai oubliés.

Mes hommages vont aussi à tous ceux qui, à divers phases de sa progression, ont contribué à ce travail. J'aimerais exprimer ma profonde reconnaissance à Jamal Bammi pour m'avoir accompagné durant mon voyage ethnographique et de m'avoir fait généreusement bénéficier de ses grandes connaissances en histoire, en hagiologie et en ethnobotanique. Je remercie également Mohammed Mouhiddine pour ses renseignements très pratiques et géographiques sur la région des Doukkala/ʿAbda. Mes pensées vont aussi à Mustapha Moukhtar et Leila Filai qui n'ont ménagé aucun effort pour m'apporter leur généreux aide et soutien, comme je les remercie de leurs nombreuses suggestions bibliographiques. Un hommage particulier à Gilles Bibeau dont l'enseignement et l'esprit critique ont énormément facilité ma transition de la biologie à l'anthropologie. À tous les niveaux, tant personnels que scientifiques, ce travail lui doit beaucoup.

Ce manuscrit a grandement bénéficié de plusieurs lectures critiques très constructives. Sa version finale doit beaucoup à Abdellah Hammoudi qui, durant mon séjour à Princeton, entre 2009 et 2010, n'a cessé de m'apporter son soutien scientifique. Ses fines et pénétrantes critiques et ses nombreuses recommandations théoriques m'ont énormément aidé à retravailler les concepts et à polir la structure du texte. J'exprime ma grande reconnaissance à Ellen Corin qui a su, grâce à ses minutieux et judicieux commentaires, m'aider à affiner mes réflexions et à préciser ma pensée. Je la remercie pour le grand intérêt qu'elle a toujours porté à mes écrits. Mes hommages vont aussi à Mondher Kilani, Jean-Claude Muller, Lucette Valensi, Vincent Crapanzano et John Leavitt pour leurs innombrables et pertinentes suggestions théoriques et méthodologiques qui ont donné beaucoup de solidité et de dynamisme à ce manuscrit. Des remerciements particuliers à Yara El-Ghadban pour ses lectures critiques répétées et pour ses encouragements et son enthousiasme ; à Marie-Claude Haince pour ses corrections et ses remarquables commentaires et à El-Fengour Mohammed pour m'avoir aidé à élaborer les cartes de localisation.

* * *

Pour en simplifier la lecture, les modalités de transcription des mots arabes et marocains ont été réduites au maximum. À moins qu'une précision ne soit nécessaire, les lettres et les termes sont, translitérés comme ils sont prononcés sur le terrain et écrits dans les textes ; j'écris, par exemple, shrīf (pl. shurfa) et fqīh (fuqha) pour référer à la prononciation orale sur le terrain, mais j'écris aussi sharīf (shurafā') et faqīh (fuqahā') pour respecter l'écrit et une certaine prononciation savante. De même, les lettres 'th', 'dh' et le 'ẓ' ne se prononcent pas dans le dialecte marocain ; elles sont respectivement prononcées 't', 'd' et 'ḍ' (*ḍahīr* et non *ẓahīr*, majdūb et non majdhūb). J'écrirai les premières quand il s'agit de référer aux discours et aux textes dits et écrits en arabe. D'autre part, les voyelles longues sont indiquées par un tiret, ā, ī, et ū, comme j'ai opté pour les 'u', 'wa', et 'sh' anglais au lieu des 'o'/'ou', 'oua' et 'ch' français (shurfa et non chorfa, shuwwafa et non chouaffa, jnūn et non jnoun). Si certaines transcriptions en français des noms propres, reprises par l'administration et l'usage marocains, ont été maintenues (Doukkala, Safi, Marrakech, Oualidia, Mustapha, Fatima, Bouchra, Jamal, souk, etc.), les noms historiques, eux, sont translitérés selon les règles adoptées ici (Mulāy Ismāʿīl, Sidi ʿAbdelʿazīz, Muḥammad, Ṣaliḥ, etc.) Enfin, la gémination (*shadda*) est indiquée par un simple redoublement de la consonne (*mtaqqef, mṣaṭṭi*).

ء	ʾ	Laryngale occlusive et se prononce comme 'a' au début d'un mot ; *amīr al-muʾminīn*.
ت	t	Dentale occlusive sourde ; *tābʿa, tukāl.*
ث	th	Se prononce en arabe comme le 'th' anglais dans 'thanks' ; *kathīr, thawra.*
ج	j	Se prononce comme le 'j' français ; jnūn, *jnān.*
ح	ḥ	Pharyngale ; *ḥadra, ftūḥ.*

خ	kh	Similaire au 'ch' de l'allemand 'nacht' ; *khalwa, kalkha.*
د	d	Interdentale occlusive sonore ; *khuddām, wlād.*
ذ	dh	En arabe se prononce comme le 'th' anglais dans 'that' ; *jadhb, dhikr.*
ر	r	Se pronoce comme le 'r' roulé, comme dans la 'roja' espagnole ; *rāṣ, laʿrūṣa.*
س	s	Dentale spirante sourde ; *sḥūr, maskūn, malbūs.*
ش	sh	Correspond au 'sh' anglais ; *shaʿbāna, mshayyer.*
ص	ṣ	Emphatique ; *ṣaḍaqa, maṣḥāf,*
ض	ḍ	Emphatique ; *bayḍa, maḍrūb.*
ط	ṭ	Emphatique ; *ṭarīqa, mrabeṭ.*
ظ	ẓ	Se prononce en arabe comme le 'th' anglais dans 'those' ; *ẓahīr.*
ع	ʿ	Pharyngale spirante ; *ʿayn, srīʿ.*
غ	gh	Prononcé comme le 'r' français ; *gharb, bghel.*
ق	q	Vélaire occlusive ; *maqām, mtaqqef.*
ه	h	Laryngale spirante ; *mehrāz, jihād.*

INTRODUCTION

Innombrables et sinueuses sont les voies qui mènent à l'anthropologie, tout comme sont nombreux et imprévisibles les sentiers qui en émanent. À la croisée des chemins, le travail anthropologique est tel le dieu *vaudou* Legba, le Maître-Carrefour, qui rôde dans ces frontières hantées où abondent de multiples reliquats hétéroclites à partir desquels se concoctent les charmes magiques[1]. Hybride est aussi l'origine et le dessein de cette interdiscipline et ce sont surtout de brillants chercheurs métisses, qui se situent à l'interface des savoirs, qui viennent souvent le rappeler avec panache.

Quand il posait les jalons de son anthropologie structurale, Lévi-Strauss percevait d'ores et déjà cette identité hybride et entrevoyait le « bizarre carrefour »[2] de disciplines où se trouve placée l'ethnologie, inextricablement enchevêtrée avec toutes les catégories des sciences, sociales, humaines, naturelles et même exactes (les mathématiques et la logique symbolique notamment)[3]. Aussi l'anthropologie est-elle une science sociohumaine non dans le sens qu'elle définit une frontière disciplinaire étanche, mais plutôt parce qu'elle articule un caractère qui tend à embrasser toutes les autres sciences. Si bien que même le scientifique de laboratoire – le biologiste en l'occurrence – se montre de plus en plus sensible aux significations anthropologiques de ses découvertes et conscient de leurs implications sociopolitiques, économiques et culturelles[4].

Créole et hétéronome, telle est donc la particularité de l'anthropologie, sans que cela vienne, pour autant, ébranler sa scientificité. Au contraire, c'est ce même caractère indiscipliné qui participe à son enrichissement, en la plaçant dans un niveau, ni supérieur, ni inférieur, mais interstitiel. Une position idéale qui, selon Michel Foucault (1966), lui permet d'animer et de répandre ses concepts partout et de proposer en tous lieux ses approches herméneutiques[5]. C'est bien dans ce sens qu'il faut, me semble-t-il, comprendre la définition de l'épistémologue français quand il désigne

---

[1] Alfred Métraux (1958:88-89, 236).

[2] Lévi-Strauss (1958:428).

[3] Ibid., 420.

[4] Ibid., 419.

[5] Si bien que « nulle sciences humaines », écrit Foucault (1966:390) « ne peut s'assurer d'être quitte avec elle, ni tout à fait indépendante de ce qu'elle a pu découvrir, ni certaine de pouvoir relever d'elles d'une manière ou d'une autre ».

l'ethnologie, à côté de la psychanalyse, comme une « contre-science » ; c'est-à-dire un mode de connaissance et de savoir qui prend à contre-courant les autres disciplines, pour les ramener à leur fondement épistémologique et pour essayer de défaire « cet homme qui dans les sciences humaines fait et refait sa positivité »[6].

Compte tenu un parcours scientifique hybride, je me sens très proche de cette définition de l'anthropologie qui met l'accent sur le métissage et sur ce qu'un autre penseur 'indiscipliné', Pierre Bourdieu, a appelé, de manière quelque peu religieuse, « le polythéisme méthodologique »[7]. Sans doute, ce parcours qui s'est déroulé selon deux grandes lignes hétérogènes, sciences naturelles et sciences sociales, m'a-t-il sensibilisé aux corrélats épistémologiques de toute approche scientifique et m'a-t-il permis de préciser la spécificité d'une démarche socio-anthropologique de la réalité. En parallèle à une longue vie de laboratoire en tant que biologiste moléculaire – qui avait commencé aux débuts des années 1990 à l'Université de Genève et s'est poursuivie jusqu'en 2005 à l'Université de McGill –, j'ai aussi porté un intérêt pour les sciences humaines et sociales. L'automne 2002, je décidai de m'embarquer dans une deuxième aventure doctorale, en anthropologie cette fois, à l'Université de Montréal. Ce fut le début d'un périple passionné, et dont le présent livre est l'une de ses stations capitales.

Charmé et possédé par la magie anthropologique, qui m'arracha à mon monde asocial et tangible et me propulsa dans l'univers de l'invisible, je quittai le laboratoire biologique pour le terrain ethnographique. Le monde de l'invisible, disais-je ! En effet, et ce n'est pas seulement dans le sens allégorique que je l'entendais. Toutes mes fibres, tous mes intérêts s'orientaient vers l'anthropologie des cultes de possession et des rituels de guérison. Peut-être parce que je flairais d'emblée les subreptices liens qui existent entre univers de génies et monde de gènes ; deux cosmogonies qui, aussi paradoxale que cela puisse paraître, convergent et s'entrecroisent. D'après mes premières observations disparates et spontanées et en lisant les travaux d'anthropologues ayant travaillé, à différentes époques, sur les systèmes de guérison au Maghreb[8], je ne pouvais m'empêcher de penser aux croyances et pratiques qui se sont développées au cours de ces dernières décennies autour du culte du génome. Dans ces deux systèmes de

[6] Ibid., 391.

[7] Bourdieu (2001:199).

[8] Doutté (1984[1908]), Westermarck (1926), Dermenghem (1954), Crapanzano (1973), Pâques (1991).

guérison et de croyance, le gène et le *jenn* (ou djinn)[9] sont, tous les deux, pensés non seulement comme l'ultime explication du mal et de la maladie, physique et psychique, mais aussi comme les lieux du désir et de l'espérance. Et par-delà sa définition bio-physico-chimique, le gène tend à devenir une entité spirituelle[10] et mythologique[11] qui, à l'instar des mythologies qui évoquent les jnūn, symbolise « l'incarnation du destin, le lieu du mal, d'où s'élevaient la mort et la ruine de vie innocente, et, en même temps, le site de l'espoir »[12].

* * *

Claire, certes, fut la volonté de travailler sur les rituels de guérison au Maroc, mais à travers eux, je visais quelque chose de plus ambitieux et de plus effrayant : qu'est-ce qu'un culte de possession, à travers la mythologie qui le fonde et le rituel qui l'articule et le met en scène, pourrait nous dire sur le Maroc d'aujourd'hui ? C'est là, en fait, qu'émergèrent les premières orientations de recherche et se posa la déchirante question du choix de l'objet d'étude et de l'approche pour l'aborder. Trois possibilités s'offraient à moi : soit travailler sur les thématiques et les concepts en les abordant à travers différents rituels de guérison qui se pratiquent ici et là ; soit étudier un rituel particulier, en essayant d'approfondir ses articulations anthropologiques ; soit commencer effectivement par l'étude approfondie d'un culte spécifique, mais tout en le comparant avec d'autres pour en élucider l'épaisseur culturelle et les structurations symboliques et sociopolitiques.

J'optai pour cette troisième approche. Ralliant le spécifique et le général, le local et le translocal, l'ethnographie participante et le comparatisme, elle me semblait idéale pour saisir à chaud et en action, à travers des pratiques culturelles bien localisées, des croyances et des pratiques sociopolitiques et religieuses nationales et la plus apte à donner, en retour, un sens globale aux processus politico-religieux locaux. Restait toutefois la question du choix du culte qui pourrait être pris comme une matrice anthropologique. Au début et malgré les grandes difficultés pressenties, j'avais pensé au fameux culte de Buya 'Omar. Mais au fur et à mesure que j'avançais dans mes

---

9 Au Maroc, les esprits sont désignés par les termes *jnūn*, (sg. *jenn*, *fm. jennya*), et *l-jinn* (ou *l-jenn*). Il est fort probable que, dans certaines région de l'Arabie, ce terme soit prononcé, comme en français, *djinn*. Car la lettre 'j' se prononce souvent 'dj'. Parce qu'il est donc très proche de la terminologie marocaine et arabe, j'utilise indistinctement la désignation française djinn et l'expression marocaine jnūn.

10 Rabinow (2000).

11 Bibeau (2004).

12 Rabinow (2000:69).

recherches, je réalisai que le site, en plus d'être très médiatisé, fut considérablement investi[13], ce qui m'apparût être un grand handicap pour mener une recherche fouillée et suivie. Les interviews avec les responsables du sanctuaire sentaient le factice et le 'préfabriqué'. Avec le temps, ils ont appris à distiller, à la goutte, leur discours et à le remanier pour redorer une image largement critiquée à cause des conditions dramatiques, voire tragiques, réservées aux patients, lesquels, de surcroît, sont étroitement surveillés pour qu'eût lieu avec eux une discussion directe, spontanée et prolongée.

Toutes ces difficultés étaient, sans doute, surmontables et pouvaient même représenter des questions de recherche fort intéressantes – sur, notamment, les processus d'accessibilité sur des terrains politiquement et socialement sensibles – si d'autres défis de taille ne venaient compliquer la donne. La proximité tant biologique que géographique avec Buya 'Omar – ma famille réside à Kelaa-des-Sraghna, à une trentaine de kilomètre du sanctuaire, et mon père appartient à la lignée du célèbre saint Sidi Raḥḥāl, le grand-père de Buya 'Omar[14] – que je pensais salutaire, me piégea et détruisit à jamais la distance nécessaire pour mener à bord toute recherche objective. On ne cessait de me présenter aux gardiens des sanctuaires comme l'un de descendants du saint-ancêtre, ce qui, au lieu de m'aider, contribua à fragiliser davantage ma position. Chaque question quelque peu gênante, sur la distribution économique, les croyances liées aux esprits, la mythologie, le rapport avec les autorités, les relations avec les patients et les patientes, etc., surtout venant de quelqu'un sensé défendre la tradition de ses saints-ancêtres et faire l'éloge de leur histoire, soulevait l'incompréhension, voire l'indignation.

À cela s'ajoute le fait que mes recherches furent l'objet de constantes contestations et dérisions de la part de mes proches. Pour eux, une curiosité passagère pour ces « religiosités populaires » peut bien se comprendre, elle est même admirée, mais une recherche qui se veut immersion de longue durée n'est que futilité. D'autant plus qu'étant biologiste à l'origine la question qui se posait, avec insistance, concernait le lien entre mon ancienne spécialisation et la nouvelle. Il va sans dire que mon travail en tant

---

[13] Outre l'intéressante ethnographie descriptive de Naamouni (1993), le culte en question a été étudié et médiatisé par des historiens, des psychologues, des psychiatres et des journalistes. Même Tahar Ben Jelloun (1981) y consacra un long chapitre dans *La prière de l'absent*.

[14] Mon père appartient à la lignée de Sidi Raḥḥāl par son autre petit-fils Buya Mḥammed, le frère aîné de Buya 'Omar.

que scientifique dans un hôpital montréalais représentait une fierté pour ma famille, mais voilà le docteur en biologie des grandes universités occidentales débarquait dans son propre pays, non pas pour faire profiter les siens d'une véritable science utile, mais pour travailler sur un sujet banal – parce qu'il concerne, en fait, tout le monde – et, qui plus est, non scientifique. Je ne peux présentement que sourire des sourires étonnés et taquins de mes proches, de leurs rires malicieux et inquisiteurs quand je leur avais expliqué que j'étais rentré pour étudier les cultes de sainteté et les rituels de guérison traditionnelle. *Shaʿwada* ! C'est le mot que la plupart d'entre eux me lançaient, avec souvent un air sarcastique. Ce terme arabe, que l'on pourrait approximativement traduire par charlatanerie, renvoie surtout à des pratiques hétérodoxes et marginales, mais qui réfère, *ipso facto*, à la marginalité de la science qui les étudie.

Plus accablant encore, certaines personnes de mon entourage, dont des amis universitaires très proches, soupçonnaient même un projet d'espionnage. Un espion gentil, bien évidemment, qui est manipulé par on ne sait quelle force et qui ne sait pas tout à fait ce qu'il fait. On ne pouvait concevoir la gratuité d'une recherche financée par un État occidental, le Canada en l'occurrence, mené par un des leurs et qui, de surcroît, portait sur un petit village oublié et un rituel de possession 'archaïque'. On était allé jusqu'à me demander ouvertement si mes données n'allaient pas servir à un quelconque projet des services secrets canadiens. Et plusieurs fois j'ai reçu des demandes, des prières, pour ne pas divulguer des secrets qui pourraient éventuellement ternir l'image d'un pays qui se fraie un chemin de modernisation.

Des secrets publics[15], à vrai dire. Presque tout le monde (sans exception de sexe, d'éducation ou de classe sociale) croit (aux saints, aux jnūn, à la magie) mais agit et pense, néanmoins, comme si les autres ne savent pas qu'il croit. À chaque entretien, même au sein des sanctuaires et dans l'action des rituels, mes interlocuteurs commençaient, avant tout, par réitérer fermement qu'ils ne croyaient guère en ces choses qui relèvent de la *shaʿwada*, du *shirk* et du *takhalluf*. Mais une fois rassurés que je n'étais pas là pour les juger ou pour condamner leurs pratiques et croyances, ils déroulaient leurs riches expériences dans les voies de la sainteté et la voyance. *Shirk* et *takhalluf*, ce sont là deux termes sémantiquement et socialement très chargés. Si celui-là renvoie au fait d'associer à Dieu d'autres divinités et forces surnaturelles, celui-ci réfère à l'idée d'arriérisme et de

[15] L'expression est de Taussig (1998).

sous-développement. Ainsi alors que le premier désaveu « je ne crois pas en ces choses parce que c'est du *shirk* » vise à mettre en évidence la conformité avec la religion, le second déni « je ne crois pas en ces choses parce que c'est du *takhalluf* » tient à souligner l'accord avec la modernité. Deux dénis qui reflètent la complexité et la plasticité des pratiques sociales et des croyances religieuses et montrent, partant, combien le terrain ethnographique pourrait être évasif. Une évanescence que seule la rencontre anthropologique, prolongée, pourrait en révéler le sens socioculturel, voire politique.

S'éclaircirent ainsi quelques angles d'attaque pour aborder un sujet aussi complexe et ramifié. Dans quelles mesures ces croyances, souvent qualifiées de populaires, permettraient de comprendre les interrelations, refoulées et ritualisées, entre tradition et modernité, et d'élucider, d'autre part, les résistances culturelles qui pourraient potentiellement entraver les conditions d'une véritable genèse de cette dernière ? Cette culture populaire et ses articulations cultuelles sont-elles vraiment l'expression d'une sous-culture circonstancielle ou l'expression séminale des tensions identitaires qui animent la société marocaine en général ? Il s'agit, en d'autres termes, de démontrer à quel point les marges de la société – ce que l'on croit être un passé révolu et un dépôt archéologique[16] – pourraient nous révéler les processus d'élaboration des signifiants centraux, ceux-là même qui font le Maroc d'aujourd'hui.

Or puisque la réduction de la distance nécessaire au travail ethnographique, que j'évoquais, engendrait quelques difficultés d'ordre méthodologique, voire épistémologique, d'autres problématiques relatives à l'approche du terrain émergèrent aussi. Est-il possible, quand on est dans-la-culture, de faire l'ethnologie de l'évident et du culturellement banal ? Ici, je voudrais surtout réitérer que le fait d'être dedans, d'être familier avec une société et ses symboles, ne donne pas forcément un accès immédiat à la connaissance. Loin donc d'être une source de confort ethnographique, la proximité de l'ethnologue du-dedans est une épreuve non moins pénible que celle qu'expérimente l'ethnologue dans des sociétés radicalement étrangères. Et il n'est pas certain, non plus, que le chercheur indigène ait un avantage épistémologique décisif en ce qui concerne la profondeur anthropologique. Certes, il peut avoir, à un stade initial du travail ethnographique, l'avantage de la langue et de la connaissance doxique – ce

[16] C'est l'idée commune à plusieurs penseurs et idéologues modernistes marocains, dont le plus célèbre est Abdallah Laroui (1967, 1997).

qu'une société prend pour acquis, les idées et les croyances bien établies –, mais pour s'engager dans une rencontre de terrain (*fieldwork*), il doit aussi engager ce que Hammoudi et Borneman (2009) appellent un processus de désapprentissage (*unlearning*). Il doit donc apprendre à désapprendre ses présomptions pour créer une certaine distance qui lui permet de reconsidérer ce que lui est le plus familier. Le processus de désapprentissage est mis justement, par ces auteurs, en contraste avec les efforts d'apprentissage de l'anthropologue du-dehors, par lesquels il doit, inversement, résorber la distance qui le sépare de la société hôte. Dans les deux cas, il s'agit d'un processus de distanciation culturelle, l'expérience d'une émersion qui prépare à l'immersion ethnographique. C'est au prix de cet arrachement, long et difficile, que s'échafaudent une description dense et une interprétation profonde. Loin de moi ici est l'idée de dramatiser le terrain, ou de le mythifier, pour m'ériger comme un « héros des situations difficiles »[17]. Ce que je souhaite souligner, en revanche, c'est la particularité d'une situation ethnographique : la paradoxale équation d'une proximité qui éloigne.

* * *

Pour faire l'expérience de cette artificielle étrangèreté, je décidai de m'éloigner de ma région, de ma famille et de mes saints-ancêtres – en les gardant, à tout le moins, comme des références comparatives. D'autres enquêtes prospectives commencèrent ainsi et ce fut à ce moment, grâce à la forte recommandation de mes amis, le botaniste et historien Jamal Bammi et le géomorphologue Mohammed Mouhiddine, que je fis la rencontre passionnante du saint Sidi ʿAbdelʿazīz Ben Yeffu. Octobre 2005, je visitai, pour la première fois, son sanctuaire dans le village qui porte son nom. Loin de la région de Tassaout où gisent mes ancêtres, celui-ci se situe au centre-ouest du pays, dans le grand territoire tribal des Doukkala, à une centaine de kilomètres, vers le sud, de la ville d'El-Jadida, la capitale de cette région, et à une soixantaine vers le nord de Safi, la capitale de la région adjacente des ʿAbda (chapitre 2). Le nouveau terrain est, certes, loin géographiquement, mais il est très proche du point de vue cultuel. À l'instar de Buya ʿOmar, Ben Yeffu est, lui aussi, connu pour ses pouvoirs sur le monde des génies et pour ses dons thérapeutiques pour guérir les maladies qu'ils causent, avec, toutefois, une différence majeure : ce sanctuaire est beaucoup moins médiatisé et fréquenté. Ce qui m'apparut idéal pour mener une recherche

---

17 L'expression est d'Olivier de Sardan (1995).

sereine et assidue. Une intuition qui, au fil des visites, s'avérait juste. Le dialogue avec les descendants du saint est souvent franc, le rapport avec les patients est libre et direct.

Une autre intuition s'avérait par ailleurs juste ; celle en rapport avec l'expérience de dépaysement. Je fus, en effet, considéré par les descendants du saint comme un étranger ; une étrangèreté accentuée par ma double appartenance à la région de Tassouat, très connue pour ses saints et, qui plus est, à la lignée de Sidi Raḥḥāl et Buya ʿOmar, deux grands concurrents charismatiques et socioéconomiques de Ben Yeffu. On ne comprenait pas pourquoi je délaissais l'étude de mes 'grands' saints pour me consacrer à un autre moins célèbre et appartenant à une autre région tribale. Pour dissiper, au moins en apparence et temporairement, leur suspicion, je leur retournai le même argument qu'ils m'opposaient. Contrairement à mes saints-ancêtres, le leur, m'expliquai-je, ne fut pas aussi bien étudié et son histoire reste méconnue.

Pour être proche du sanctuaire, j'avais décidé de m'installer au village même de Ben Yeffu, si les rapports conflictuels qui dominent les relations entre les descendants du saint (surtout sur des questions de leadership et d'économie), que j'avais pressentis lors de mes premières visites, ne m'en dissuadaient (chapitre 2). Je devais, encore une fois, prendre mes distances, surtout que vivre dans le village signifiait d'être logé chez une famille d'accueil, ce qui eût assurément affaibli ma position d'objectivité. J'ai réalisé, par la suite, la sagesse de cette décision. Durant tout mon terrain, j'ai été contraint de réitérer, presque quotidiennement, ma neutralité. Chaque don – un récit, un manuscrit, une entrevue, une chambre, un repas, etc. – exigeait un contre-don de ma part : défendre la position du donneur.

Je m'installai à vingt kilomètres du sanctuaire, à la ville côtière d'Oualidia. Ce qui m'avait sans doute permis de conserver une grande marge de liberté par rapport à l'emprise de mes interlocuteurs, mais tout en réduisant, cependant, la liberté de mes déplacements. N'ayant pas de voiture et sachant que le sanctuaire se trouve quelque peu isolé, loin des grandes routes et de tout moyen de transport public, mes voyages ne furent pas chose facile. Pour me rendre au sanctuaire, je n'avais que deux possibilités, toutes les deux compliquées : soit que je devais prendre un grand-taxi (qui transporte un nombre de passagers et roule à une vitesse qui dépassent l'entendement)[18] jusqu'à l'intersection avec la route secondaire qui y mène,

[18] Il s'agit généralement d'un Mercédès 240 ou 250 qui est sensé transporter, en plus du chauffeur, six passagers maximum (deux devant et quatre à l'arrière), mais qui souvent en transporte jusqu'à neuf (cinq à l'arrière et quatre en avant du véhicule).

puis poursuivre en marchant pendant presque une heure, à moins qu'un camion ou un *khaṭṭāf* (un transporteur non-autorisé) ne fusse de passage ; soit que je devais continuer dans le grand-taxi jusqu'au village de Tnīn Gharbiya, à une dizaine de kilomètres du carrefour, d'où je prenais un *khaṭṭāf*, le seul moyen de transport disponible, pour revenir par la suite directement à Ben Yeffu (cartes 1 et 2). Quatre à cinq fois par semaine je faisais ce trajet en jonglant entre ces deux options, selon les circonstances, l'humeur, l'heure et les conditions climatiques.

J'avoue que tout au début j'étais découragé et voyais dans ces incessants voyages une grande perte de temps et d'argent, avant de me résoudre, n'ayant guère le choix, à les accepter comme partie intégrante de mon terrain. Et, ma foi, du fin fond du désenchantement naissait la jubilation. Et de mes multiples rencontres et discussions fortuites avec les passagers et les chauffeurs, des amitiés se sont tissées et ai pu, grâce à elles, pénétrer dans les dédales d'un paysage insoupçonné. Je découvrais des lieux de culte, des pratiques, des croyances, et mesurais, à ma grande stupéfaction, leur épaisseur géographique et culturelle. Ces découvertes ici et là, tant dans les régions des Doukkala et ʿAbda comme ailleurs, se révélaient salutaires ; elles ont définitivement enrichi mon travail à Ben Yeffu et l'ont en quelques sorte arraché de sa restreinte localité pour lui donner une dimension translocale et nationale.

Tout en partant donc d'une ethnographie bien localisée, au sanctuaire de Ben Yeffu, ce travail embrasse plusieurs autres expériences dans d'autres lieux de culte : Mul l-Bargui (à une trentaine de kilomètres de Oualidia ou à une dizaine de kilomètres de Ben Yeffu par voie non goudronnée), Sidi Masʿūd ben Ḥsein (à une centaine de kilomètres de Oualidia), Sidi Dawd et Mulāy ʿAbdessalām (à Oualidia même), Mulāy Marigh (à quelques kilomètres de Ben Yeffu), Sidi ʿAbderraḥmān (à Kelaa-des-Sraghna), Sidi ʿAbdellah ben Ḥsein (Tamsloht, à une vingtaine de kilomètres de Marrakech), en plus de Buya ʿOmar et Sidi Raḥḥāl. Durant tout mon terrain, entre 2005 et 2010, à chaque fois que j'apprenais qu'un culte pouvait bien éclairer certaines pratiques ou récits que j'observais et recueillais à Ben Yeffu, je me déplaçais sur les lieux, et autant de fois qu'il fallait pour avoir toutes les données nécessaires.

Le présent livre est donc le fruit de presque cinq ans de recherches ethnographiques (sans compter les enquêtes prospectives)[19]. Si au début,

[19] Ces enquêtes ont été effectuées entre 2003 et 2005 dans la région de Tassaout (nord de Marrakech), à Marrakech même, à Salé, à Rabat et à Meknès.

entre octobre 2005 et septembre 2006, j'ai mené mon enquête de façon continue, les années subséquentes je n'ai pu le faire que sporadiquement, à raison de deux à trois mois par an. Mai 2009, dans le cadre de mes recherches postdoctorales à Princeton University, je commençai un autre terrain à Mulāy Brahim, dans le Haut-Atlas cette fois. Bien que ces recherches portent sur un sujet différent – *migration, errance et construction du charisme féminin* –, j'ai pu, néanmoins, collecter des données préliminaires, auxquelles je fais référence dans cet ouvrage, qui viennent apporter un appui substantiel à mes analyses et à mes intuitions herméneutiques. C'est encore une fois quelques rencontres fortuites entre Oualidia et Ben Yeffu qui m'indiquèrent l'importance de ce haut lieu de culte qui allait devenir ma prochaine station ethnographique, et, qui sait, peut-être mon prochain livre.

* * *

L'étude anthropologique des récits et des pratiques liés au culte du saint marocain Sidi ʿAbdelʿazīz Ben Yeffu illustre de manière probante comment s'articulent les symboles culturels et la dynamique sociale. La question du pouvoir émerge ainsi comme une donnée culturelle fondamentale où l'on décèle les intrications, faites de résonnances et de tensions, entre la formation identitaire et les formulations du religieux et du politique. En plus d'élucider les nouvelles formes de réactualisation des symboles culturels, les rapports intimes du généalogique et du mystique, tant au niveau local que national, le culte en question révèle aussi – par un jeu puissant de transgression, subversion et inversion des normes qui dictent et organisent les rapports sociaux – les multiples contradictions, ambivalences et tensions qui traversent cette identité.

Le récit raconte que le saint entreprend un long voyage, à partir de son Saḥara natal, provoquant à son passage de multiples confrontations décisives, contre des esprits malveillants, des hommes de Dieu et un Sultan Noir, et dont les dénouements respectifs lui confèrent des pouvoirs distincts mais complémentaires : thérapeutique, mystique et politique (chapitre 3). Ben Yeffu, dit le mythe, possède un grand pouvoir sur le monde des génies qui fait de lui un fameux guérisseur ; mais cette maîtrise du monde surnaturel lui confère aussi une double autorité, mystique et politique qui, en retour, le confirme dans sa fonction thérapeutique (chapitre 4). Les descendants actuels du saint, wlād Ben Yeffu, sont considérés comme les héritiers de ce don surnaturel, la *baraka*, et peuvent en faire bénéficier les pèlerins qui visitent le tombeau de leur ancêtre. Cette intercession prend surtout la forme d'une intervention thérapeutique. Les rituels de guérison mobilisent et mettent en scène les mêmes récits mythiques qui évoquent l'autorité mystique, politique et thérapeutique du saint (chapitre 5).

Les croisements de ces trois pratiques – thérapie, religion et politique – ainsi que les multiples tensions et conflits auxquels ils renvoient – entre saints, esprits et rois – forment une matrice dynamique et multidirectionnelle dans laquelle le mythe et le rite – et leur croisement – prennent une valeur à la fois sémantique et méthodologique. Et c'est là où se situe, me semble-t-il, l'une des originalités de ce travail. Il diffère de ceux qui l'ont précédé par l'importance capitale qu'il donne aux récits mythiques au sens de discours portant sur les manières dont se sont reformulés les rapports de pouvoir à un moment donné de l'histoire. La sphère politique n'est donc point dissociée de la dimension mythique et surnaturelle qu'impliquent les cultes, ni, à l'inverse, la dimension surnaturelle – et ses implications rituelles et sociales, la guérison notamment – n'est évacuée de ses significations politiques.

L'analyse du pouvoir consiste ainsi à situer certaines formes d'action et d'interaction, leurs configurations et leur logique dans le passé, afin de décrire et d'interpréter leurs articulations et transformations anthropologiques contemporaines. L'histoire est alors observée à travers le prisme de l'ethnographie participative, afin d'expliquer, en retour, la profondeur et la complexité culturelles des croyances et des pratiques. Par ailleurs, compte tenu la rareté de données historiques relatives à notre saint (et du développement de son culte) et la sensibilité du sujet touchant directement au pouvoir politique – qui a sans doute influencé de manière significative l'écriture de l'histoire –, cette approche donne surtout une importance capitale aux récits oraux et mythiques. Partant du postulat que ces derniers sont les transmetteurs, à bas bruit, des versions critiques et subversives de l'histoire écrite et du fait que l'absence d'histoire (ou sa déformation) représente aussi un message historique, une telle démarche consiste à croiser les représentations mythologiques avec les données historiques et à éclairer les unes par les autres ; ce qui permet, en retour, de naviguer dans ce vide (historique) et d'essayer d'ouvrir ses portes et ses portées sémantiques et politiques. Surtout que cette sémantique est approfondie par une épistémologie et un comparatisme à la fois diachronique et synchronique, visant une analyse de la genèse des représentations et des pratiques thérapeutiques et politico-religieuses (chapitres 1, 3, 4, 5).

On a souvent et longtemps refusé le statut de mythe aux récits qui entourent la vie des saints marocains. On les a soit relégué au statut de contes féériques et légendaires qui ne possèdent ni profondeur historique ni épaisseur culturelle, soit pensé en termes de manque, comme des compléments narratifs, toujours suspects, sur lesquels on doit, en dernier recours, se rabattre pour suppléer aux failles des données historiques. Le mythe prend alors l'allure d'un 'récit-bouche-trou' qui permet de combler un vide. Captifs des faits historiques et des écrits qui l'authentifient, certains ethnologues et orientalistes se sont souvent contentés de souligner l'absence de données suffisamment véridiques et de matériaux bien précis pour avancer une quelconque hypothèse sur les engagements politiques des hommes de Dieu[20]. Un tel rapport, on le verra, est, pourtant, bien symbolisé par les multiples mythes qui relatent les tensions et les conflits répétés entre les saints et les rois. L'essentiel, ici, ce n'est pas de savoir si les personnages du récit avaient réellement existé ou pas, s'ils avaient vraiment rencontré le saint ou non, le plus fondamental c'est de comprendre pourquoi le mythe, lui, les a fait rencontrer. Ces confrontations sont en soi une vérité historique. Leur invraisemblance, leur anachronisme flagrant, leur récurrence portent des messages idéologiques, politiques et existentiels vrais[21].

---

[20] L'attitude d'Ibn 'Isa, écrit Brunel (1926) à propos du saint fondateur de la confrérie des 'Isawa, à l'égard du pouvoir central est insuffisamment établie et devant le silence des hagiographes, il semble logique, selon lui, de penser que le saint resta volontairement à l'écart de la vie politique. Mais si c'était le cas, comment peut-on expliquer le fait qu'il fut en butte à la persécution par le sultan qui redoutait les conséquences néfastes de sa popularité grandissante ?

[21] Outre l'abondante littérature hagiographique et historiographique classique et moderne qui déprécie de manière plus générale, dans les termes les plus dénigrants, la littérature orale et les traditions populaires – voir à ce sujet la critique qu'a fait Hassan Nejmi (2007) de cette dévalorisation –, des ethnographies consacrées spécifiquement aux rituels n'ont pas su apprécier et élaborer les portées anthropologiques des récits mythiques (ou 'légendaires') et les significations sociopolitiques des décalages entre l'oral et l'écrit. Eickelman (1976) – voir aussi Eickelman et Draioui (1973) – est l'un des rares qui a bien noté cette inextricable association qui existe entre autorité cosmique et pouvoir politique, soulignant l'importance capitale du mythe dont la portée sociologique et cosmologique était, dit-il, sous-estimée voire niée de la part des ethnographes et des orientalistes. Toutefois, l'auteur n'examine pas l'épaisseur géographique et socioculturelle du mythe et sa récurrence – celui du Sultan Noir en l'occurrence – et n'en élabore pas toutes les hypothèses possibles sur la question du pouvoir politique et son rapport avec le pouvoir surnaturel. En favorisant les rapports de *closness* et de structure sociale, il néglige de discuter la *closness* avec le surnaturel et les médiums qui le permettent – cette autorité sur le *khla*, le vide et le sauvage, qui sont très évidentes dans le récit de fondation –, comme il ignore d'en tirer toutes les significations politiques, surtout dans la rencontre du Sultan Noir avec le saint fondateur Sidi Mḥammed s-Sharqi.

Une sérieuse réflexion sur la profondeur mythique des récits oraux et la portée de leur récurrence ainsi que du sens de leur écart par rapport à l'écrit – susceptible de révéler la signification culturelle des symboles qu'ils mettent en scène : le sultan Mulāy Ismā'īl, le Sultan Noir, les esprits jnūn, etc. – s'avère capitale pour une étude socio-anthropologique des processus politico-religieux. Il faut, surtout, se demander pourquoi l'hagiographie et la mythologie réservent souvent une grande place au thème de la lutte d'un maître spirituel contre le pouvoir temporel (chapitres 4, 7).

* * *

Certes, plusieurs anthropologues ont pertinemment soulevé la récurrence de ces récits mythiques, mais ils ne se sont pas spécifiquement intéressés au rapport anthropologique entre pouvoir surnaturel et pouvoir temporel et à l'histoire politique d'une telle tension. Dans son étude sur les Ḥmadsha – une confrérie dont la cosmogonie et les pratiques mystiques sont essentiellement basées sur les rituels de guérison et les récits qui les fondent – Crapanzano (1973, 2000) réitère l'importance de la récurrence et de la constance de certains thèmes mythiques. Dans tous ses épisodes, le mythe relate des tensions entre des saints – les saints fondateurs, Sidi 'Ali ben Ḥamdush et Sidi Ḥmed Dghughi avec d'autres saints –, des rois – Mulāy Ismā'īl et le roi du Soudan notamment – et des esprits – surtout 'Aïsha Qandisha. Crapanzano l'écrit d'ailleurs, et ajoute même que ces tensions sont des relations de pouvoir et d'autorité. Cependant ces conflits sont tout de suite réduits à des contraintes psychologiques et sexuelles, à un complexe œdipien, symbole du rapport entre fils et père dans la « société arabe patriarcale ». L'auteur a le mérite, le courage peut-être, de souligner, dès l'introduction de son livre, la partialité de son travail. Mais celui-ci est incomplet, non seulement parce qu'il focalise uniquement sur le système et les pratiques de guérison – qui a influencé, selon l'aveu même de l'auteur, la perception qu'il s'est faite des adeptes de la confrérie et de leur monde –, mais aussi, et surtout, parce que le thérapeutique est appréhendé sous le seul angle du psychologique et du psychanalytique et indépendamment des autres dimensions importantes du culte, mystiques et socio-politiques[22].

Assimilant le pouvoir surnaturel du saint-guérisseur à une symbolique spermatique, Crapanzano ne réduit-il pas ainsi la complexité de ces ten-

[22] Ce qui, en fin de compte, obscurcirait même notre compréhension de la symbolique de guérison.

sions à la seule dimension des rapports sexuels ? Non pas que cette interprétation psychanalytique ne soit pas importante et signifiante, mais elle aurait pu gagner en profondeur si elle n'avait pas été coupée de sa matrice culturelle globale. En fait, ce qui intéresse Crapanzano (2000), il l'avoue lui-même, ce sont moins les représentations que font les Ḥmadsha de leur système thérapeutique axées surtout sur ce qu'il appelle la « théologie populaire », mais il choisit, plutôt, de présenter ses interprétations selon les représentations psychiatriques et médicales occidentales. Il exprime ainsi non pas les refoulés des Marocains et de leur culture, mais les siens et ceux de sa propre société[23].

Reprenant l'ethnographie de Crapanzano sur les Ḥmadsha et la croisant avec celle de Brunel (1926) sur la confrérie des 'Isawa, Jamous (1994, 1995) a surtout essayé de démontrer la continuité qui existe entre les deux rituels et de déconstruire la dichotomie entre transe mystique et transe de possession. Mais en faisant cela, il introduit lui-même une autre opposition, entre monde cosmique – celui des marges peuplées par les esprits et les fauves – et monde social et politique[24]. Une telle opposition est, selon lui, très explicite dans les mythes qui opposent le saint au sultan sharifien. Mais tout en rappelant le mythe de la confrontation, l'auteur en exclue la

---

23 Une telle projection, mais d'une autre nature, on la retrouve chez Pâques (1991) dans ses travaux sur la confrérie des Gnawa. Cette recherche est à situer surtout au niveau personnel, celui d'une chercheuse, issue d'un Occident froid, qui cherche à participer et à vivre une expérience religieuse sincère, vivante et chaude. Pâques a surtout cherché à comprendre les articulations cosmogonique et ésotérique du rituel de guérison, en en évacuant, cela se comprend, les autres dimensions sociales et politiques. Bien qu'elle souligne les continuités ontologiques et culturelles qui existent entre les Gnawa, les 'Isawa les Ḥmadsha, elle n'en tire pas une pensée systématique. Les rapports historique, mythique et rituel entre Mulāy Ismā'īl et les trois confréries sont à ce sujet révélateur d'un symbolisme, non seulement cosmique, mais aussi et surtout généalogique, sociopolitique et mystique. Il fallait, dans ce cas, questionner la filiation imaginaire de la confrérie des Gnawa avec le muezzin du Prophète, Bilāl, et son lien avec leurs racines africaines ainsi qu'avec les dynasties sharifiennes.

24 La dichotomie entre les deux autorités fait écho à deux autres oppositions ; d'une part, à celle formulée par Gellner (1969, 2003) qui distingue le saint-pacifique du chef-temporel et, d'autre part, à celle, inspirée par la première, introduite par Jamous (1981) lui-même qui sépare la *baraka* de l'honneur. Dans cette vision commune, des saints et leurs descendants – les gens de la *baraka* dont la possession leur interdit l'échange de la violence – sont représentés comme des arbitres et des médiateurs pacifiques dans les conflits qui opposent les 'laïcs'. Ces derniers, contrairement aux premiers, sont les hommes de l'honneur, une qualité qui exige d'eux de maintenir et de perpétuer l'échange de la violence. Selon Jamous (1981), ce clivage entre honneur et *baraka*, autorité séculière et autorité religieuse, entre grand et sharīf, ne cesse d'être significatif qu'au niveau du pouvoir central. Le sultan est le seul personnage qui puisse associer les deux et faire légitimer la première par la seconde. On y reviendra.

confrontation. Il y souligne l'opposition conflictuelle, mais il en efface le conflit. La tension entre le roi et le saint ne serait guère une rivalité pour et contre le pouvoir. En plus d'oublier le rapport intime du sultan marocain – le Sultan Noir et Mulāy Ismāʿīl en l'occurrence, ceux-là mêmes qui reviennent souvent dans les récits – avec le surnaturel, le monde des marges, cette dichotomie entre le cosmique et le temporel fait du saint un individu sans aucune ambition sociopolitique. Certes, les récits soulignent avec force que ce sont les saints qui contrôlent l'univers de l'occulte et du surnaturel, mais ne serait-ce pas cette même autorité cosmique et le don thérapeutique qu'elle implique qui leur permettraient, éventuellement, de défier le pouvoir temporel des sultans sharifiens ? Cette dualité entre le cosmique et le sociopolitique est bien significative, et je l'adopte, mais non pas en tant qu'opposition structurelle, un clivage net et catégorique, plutôt comme une distinction analytique et opérationnelle qui permet d'appréhender la tension qui existe entre les deux pouvoirs.

* * *

Bien qu'elle s'intéresse essentiellement aux dynamiques et aux processus de transmission du pouvoir, l'approche adoptée ne considère pas spécifiquement les schèmes culturels de l'autoritarisme, comme l'avait bien fait Hammoudi (1997, 2001, 2010), plutôt une généalogie du pouvoir qui examine la genèse d'une manière de faire la politique et sa reproduction. Et ce en interrogeant non pas la relation maître/disciple, mais le rapport saint/roi dans lequel ce qui prime ce n'est pas l'initiation de type mystique, mais plutôt la confrontation, entre deux maîtres consacrés, et la transmission lignagère. Outre l'analyse centrée sur la confrontation entre saints et sultans, le cas choisi, un saint guérisseur, son sanctuaire et sa Zāwiya, sur la côte atlantique et en marges de grandes villes en pleine ébullition, constitue un autre point de divergence par rapport à l'approche de Hammoudi. Sans doute ce type de sainteté relève d'un registre de savoirs et de techniques pratiques qui ne soient pas directement concernés par la question du salut et de la formation d'une communauté politique large – ce type ayant été décrit par une abondante littérature hagiographique –, mais il permet, néanmoins, de questionner le rôle des marges dans la compréhension des centres du pouvoir – et de saisir l'épaisseur culturelle de celuici. Comme il permet d'interroger la formation du politique et son intrication originelle avec le surnaturel. Une association que nous retrouvons encore en œuvre aujourd'hui dans certains discours et pratiques politiques et qui permet d'élargir à la dimension nationale, et au delà, le rapport, hiérarchique, de conflit et d'articulation entre charisme personnel et charisme sharifien (chapitres 6, 7).

Ces points de divergence par rapport à nos prédécesseurs permettront de tirer d'autres résultats neufs sur différents plans. On montrera, d'une part, que c'est d'une confrontation que le saint obtient la reconnaissance d'un charisme héréditaire, ou 'génétique' – par opposition au charisme obtenu par l'initiation mystique et l'effort – qui vient s'ajouter à un charisme personnel obtenu par l'étrangeté et l'étrangèreté, et par le fait de se mesurer à d'autres personnages charismatiques (chapitres 3, 4). En ceci, on marquera notre apport spécifique non seulement par rapport à la thèse de Hammoudi et par rapport à l'herméneutique geertzienne, mais aussi notre différence avec les auteurs structuro-fonctionalistes, Gellner et Jamous notamment, et enfin avec ceux qui ont écrit sur les guérisseurs inscrits dans la forme confrérique et l'initiation formelle. D'autre part, on montrera que c'est par cette confrontation que le roi arrache une valeur de sainteté reconnue à sa filiation avec le Prophète de l'islam, alors que le saint arrache ce charisme génétique, l'ajoutant au charisme personnel acquis par son pouvoir sur les forces surnaturelles, sa maîtrise de l'affliction, de la guérison et du monde des jnūn musulmans et infidèles, maléfiques et bénéfiques, noirs et blancs. Un tel charisme se déploie dans les pouvoirs techniques de guérison et des rituels propres au saint. Et le conflit et la complémentarité dans la hiérarchie entre pouvoirs du roi et pouvoirs du saint se produisent en tant que signification pratique par le croisement du mythe et du rite.

CHAPITRE 1

HERMÉNEUTIQUE ET ARCHÉOLOGIE DU CULTE DES SAINTS

Pour faire une ethnohistoire des processus politico-religieux au Maroc, il convient tout d'abord de dégager la matrice historique dans laquelle les références sociales et les symboles culturels se sont élaborés et ont pris sens. Il ne s'agit pas de faire une histoire exhaustive des rapports du religieux au politique, mais plutôt d'esquisser une archéologie heuristique du rôle décisif du mystique dans les processus de légitimation politique. En plus d'élucider la profondeur socioculturelle du culte des saints, une telle approche permet de situer et de définir, au niveau épistémologique et historique, certains signifiants importants liés à ces cultes, notamment les notions de *sharaf, baraka, zāwiya, mrabeṭ* (ou marabout), etc.

Il faut dire d'emblée que le principe de la légitimité sharifienne au Maroc – qui fait de la filiation directe avec le Prophète de l'islam, via l'alliance de sa fille Fatima et de son cousin ʿAli, un fondement de l'autorité politico-religieuse – remonte au VIIIe siècle avec l'arrivée dans la région de l'un des descendants directs du Prophète, Mulāy Idrīs al-ʾAkbar (ou Mulāy Idrīs I)[1]. Les descendants de celui-ci représentent ainsi la plus vieille lignée de shurfa marocains, celle des Idrisides. Toutefois le *sharaf* (ou sharifisme) n'allait retrouver une véritable et profonde autorité, socioculturelle, politique et symbolique, qu'au XVe siècle. Ce qui lui a, sans doute, permis de se maintenir, en tant que principe de légitimation et de pouvoir, jusqu'à nos jours. Les événements qui ont contribué à la confirmation du principe sharifien à l'époque saʿdienne et son institutionnalisation définitive avec les ʿAlawits s'inscrivent, donc, dans une longue histoire politico-religieuse qui a commencé avec les Idrisides, mais tout en continuant avec leurs successeurs, Almoravides, Almohades et Mérinides. Certes, la légitimité de ces dernières dynasties ne s'appuyait pas, de façon centrale et systématique, sur la généalogie prophétique, mais les dynamiques religieuses et les processus politiques qu'elles ont déclenchés ont préparé le terrain à l'ancrage socioculturel non seulement du principe sharifien, mais aussi des croyances et des pratiques liées au culte des saints (fig. 1).

---

[1] Il arrive au Maroc fuyant le pouvoir ʿabbasside de Bagdad contre qui il était en conflit sur la question du légitimisme politique.

En effet, l'avènement au XIe siècle de la dynastie saḥarienne al-Murābiṭūn (ou les Almoravides) (r. 1056-1147) constitue un phénomène religieux et politique majeur. De fervents puritains, les Almoravides sont sortis d'un *ribāṭ*, une sorte de forteresse de retraite[2], *dār al-Murābiṭīn*, pour compléter l'œuvre d'islamisation des tribus nomades et pour neutraliser les zones schismatiques. Bien que leur doctrine fondée essentiellement sur un sunnisme malékite rigoureux[3] soit aux antipodes de la pensée soufie, et malgré le fait qu'ils aient mené contre ses adeptes influents une politique de contrôle et de persécution, les Almoravides ont indirectement contribué au développement du soufisme, et ce, d'une part, par la prolifération remarquable de nombreux *ribāṭ* durant leur règne et, d'autre part, par la vive réaction qu'a suscitée leur expansion tant politique que religieuse. Des shaykhs adeptes de la pensée d'al-Ghazālī (m. 1111) ont commencé ici et là à critiquer la doctrine almoravide. Et ont pu, malgré nombreuses persécutions[4], répandre sa vision qui a ultimement été exploitée contre le pouvoir en place par l'un de ses disciples, Muḥammad ibn Tumart (m. 1130), le fondateur spirituel de la dynastie Almohade (r. 1130-1269) (Terrasse 1949 ; Charif 2007)[5]. Lui-même persécuté par les Almoravides, Ibn Tumart s'établit à Tin Mal où il fonda un *ribāṭ* qui ne tarda pas à rassembler de nombreux partisans qui prendront plus tard le nom d'*al-Muwaḥḥidūn*, ou Almohades, en référence à la doctrine du maître fondateur qui prônait l'unité de Dieu, *al-tawḥīd*. Ce mouvement qui a pris dans ses débuts la forme d'une contestation religieuse et spirituelle a fini par fonder l'une des plus grandes dynasties marocaine qui a dominé tout le Maghreb et une partie de l'Espagne et de l'Afrique.

---

[2] Voir infra.

[3] Le malékisme constitue encore aujourd'hui la doctrine officielle de l'état marocain. Avec le ḥanafisme, le shafi'isme et le ḥanbalisme, il est l'une des quatre écoles de jurisprudence de l'islam sunnite dont le fondateur est Imām Mālik (715-795). Né à Médine, il connaîtra la transition entre la période des califes Omeyyades et celle des 'Abbassides. Cette période d'expansion de l'empire musulman voit apparaitre une forte nécessité de juridiction, en particulier dans les nouveaux territoires conquis.

[4] Les débats houleux de l'époque avaient pour sujet la compatibilité de la pensée d'al-Ghazālī avec un certain sunnisme, étatisé, qui se voulait conforme à la *sunna* du Prophète. Sous l'instigation de certains jurisconsultes, fuqahā', qui ont crié fort l'hétérodoxie de la doctrine ghazalienne, le pouvoir en place a fini par brûler le livre *Iḥya'* à Cordoue et à Marrakech (Al-Qadiri Boutchich 2007). Il est assez curieux de constater que l'œuvre d'al-Ghazālī qui s'est consacrée à intégrer le mysticisme à la *sunna* soit condamnée pour son in-conformité avec l'enseignement du Prophète.

[5] Comme le rappelle Mouline (2009:5), le mouvement d'Ibn Tumart « s'appuya sur une idéologie syncrétique où se mêlaient doctrines unitaristes des Mu'tazilites, interprétations littéralistes des Zâhirites et dogmes théocratiques et messianiques du shiisme ».

L'époque almohade a marqué une étape décisive dans l'islamisation du Maroc. Les derniers foyers schismatiques ont été définitivement domestiqués. La pensée mystique d'al-Ghazālī s'est largement répandue dans les *zāwiyas* qui ont essaimé partout dans le pays[6]. Mais jusqu'au XIIe siècle, le soufisme occidental, à la différence de son homologue oriental, n'avait pas encore connu l'émergence de voies initiatiques ni d'ordres soufis, à l'exception, peut-être, de certains centres mystiques qui se dégagèrent en Espagne, particulièrement l'école d'Almeria qui eut pour principal représentant Ibn 'Arīf (m. 1141) dont l'influence sur des grands mystiques andalous, tels Ibn 'Arabī et Ibn Barrajān, fut majeure (Geoffroy 1996a). Mais celui qui représenta la grande figure et la principale source initiatique du soufisme occidental fut un autre Andalou, originaire de Séville, Abu Madyan (m. 1198). Il a été formé par plusieurs maîtres marocains dont Abu Ya'zā (Mulāy Bu'azza) et Ibn Ḥirzihim (Sidi Ḥrazem) qui l'initia aux doctrines d'al-Ghazālī. Abu Madyan se rendit aussi en Orient où il rencontra, à la Mecque, 'Abdelqādir al-Jīlānī, considéré comme le pôle du mysticisme oriental (Al-Duhaybi 2007). De retour au Maghreb, Abu Madyan se fixa à Bougie où il attira de nombreux disciples qui ont eu un grand impact sur l'histoire religieuse et politique du monde arabe[7].

Au Maroc, il eut surtout deux disciples distingués qui ont marqué l'histoire politique et mystique du pays : le shaykh Abu Muḥammad Ṣāliḥ (m. 1234) et Mulāy 'Abdessalām ben Mshīsh (m. 1228). Le premier fonda le *ribāṭ* de Safi qui était devenu un centre d'attraction pour de nombreux disciples, comme il initia la confrérie des Maguiriyyūn qui semble avoir exercé assez loin son influence et qui a dû prolonger son existence jusqu'à l'époque de l'occupation portugaise au XVe siècle (Michaux-Bellaire 1923 ; Cornell 1998)[8]. Ben Mshīsh (m. 1228), quant à lui, est un saint dont la personnalité

---

6 La *zāwiya* est en quelque sorte l'héritière du *ribāṭ*. Le terme désigne littéralement 'coin', 'angle', 'retrait' ; il renvoie à l'endroit où les soufis se réunissent pour pratiquer leur rituel mystique. Comme le *ribāṭ*, la *zāwiya* a joué un rôle politique déterminant dans l'histoire du Maroc. Voir infra.

7 Abu Madyan, écrit Geoffroy (1996a:52), « n'est pas l'instigateur d'un ordre déterminé mais plutôt, si l'on recourt à une métaphore, un arbre dont les multiples ramifications initiatiques couvrent le Maghreb et une partie du Proche-Orient ». Le maître meurt près de Tlemcen, alors qu'il se rendait au Maroc pour répondre à la convocation du souverain Almohade Ya'qūb al-Mansūr (1184-1199) inquiet, selon une tradition, de la grande réputation du saint, ou, selon une autre, pour soigner son âme rongée par le remord (Andezian 1996 ; Geoffroy 1996a). Après sa mort, Abu Madyan est devenu le saint-patron de Tlemcen où il est vénéré encore aujourd'hui sous le nom de Sidi Boumediene.

8 Sans être fondées directement par le saint-patron de Safi, trois autres confréries ont procédé de son enseignement et semblent avoir existé durant deux siècles : les Ḥāḥiyyūn,

reste à plusieurs égards nébuleuse et mythique : il n'a initié aucune voie mystique et n'a fondé, *a fortiori*, aucune confrérie. Il n'a laissé qu'un seul texte, sous forme d'une prière sur le Prophète, *al-ṣalāt al-mashīshiya*, qui est encore récitée de nos jours (Gril 1996 ; Cornell 1998).

De son vivant, le saint eut, néanmoins, un disciple distingué, Abu al-Ḥasan al-Shādhilī qui, à l'instar de son maître, n'a fondé aucun ordre mystique. C'est après sa mort que sa doctrine connaîtra un grand essor ; de nombreux disciples propageront son enseignement qui deviendra par la suite *al-ṭarīqa* al-shādhiliyya. La caractéristique majeure de celle-ci consiste dans sa sobriété, le respect de la *sunna* et la méfiance affichée à l'égard du monachisme, des pouvoirs charismatiques et des expressions extatiques perçus comme des obstacles à l'accomplissement spirituel. Ce qui explique probablement pourquoi sa doctrine a connu une large diffusion auprès des 'ulamā' (ou oulémas) (Geoffroy 1996b). N'empêche qu'après sa mort, le saint est devenu l'objet d'un culte ; on fête son *mawlid*, nativité, tous les ans autour de son mausolée pour commémorer l'importance qu'occupait le rite de pèlerinage dans sa vision spirituelle (Gril 1996). Bien qu'originaire du Maroc, le saint fut surtout reconnu comme maître en Tunisie, puis en Égypte. Son influence effective dans son pays natal, comme celle d'ailleurs de son maître Ben Mshīsh, ne se fera sentir qu'au XVe siècle, par l'intermédiaire d'al-Jazūlī (m.1465)[9]. Considéré comme la grande figure charismatique de son époque[10], ce dernier shaykh allait marquer de manière significative le paysage religieux et politique marocain. Mystique d'obédience shadhilite, il fonda sa propre *ṭarīqa* à laquelle était affiliée une dizaine de *zāwiyas* dans tout le Maroc (à sa mort elle comptait plus de

---

les Ḥazmiriyyūn (ou Ghammatiyyūn) et les Ḥanṣaliyyūn (Michaux-Bellaire 1923). Abu Muḥammad Ṣāliḥ fonda aussi la confrérie des Ḥujjāj, les pèlerins, qui durera même après sa mort : c'est une organisation sociale qui encourageait et facilitait le pèlerinage à la Mecque. « Des groupes de disciples du chaikh s'étaient fixés aux points principaux de la route suivie par les caravanes de pèlerins et principalement au Caire et en Syrie. Leur rôle consistait à venir en aide aux pèlerins du Maghreb qui leur étaient envoyés par les membres de la confrérie répandus au Maroc » (Michaux-Bellaire 1923:45). Il semble que la France, dans les années 1920, ait repris l'idée du shaykh marocain en fondant à la Mecque une maison destinée à recevoir les pèlerins de l'Afrique (Ibid.).

[9] Son mausolée, à Marrakech, est aujourd'hui un lieu de pèlerinage où l'on récite les *dalā'il al-khayrāt, Les signes du Bien*, son œuvre principale (al-Jazūlī 2004).

[10] C'est dans le *ribāṭ* des wlād Amghar à Tīṭ – à une dizaine de kilomètres de Mazagan (El-Jadida actuelle), où il séjourna une dizaine d'années – qu'il reçut l'enseignement des doctrines d'al-Shādhilī. Al-Jazūlī s'installa ensuite à Safi où il attira de nombreux adeptes et disciples (une dizaine de milliers). Le gouverneur Mérinide, craignant pour son autorité, le chassa de la ville. Il alla par la suite se réfugier dans le pays Chiadma, pas loin de Mogador, dans une localité du nom d'Afughal (Michaux-Bellaire 1923 ; Cornell 1998).

12000 membres) (Michaux-Bellaire 1923 ; García-Arenal 1990). C'est aussi grâce à lui que le soufisme marocain, se distinguant de son homologue oriental, s'était trouvé des racines locales et des ancêtres fondateurs proprement marocains, surtout dans la personne de Ben Mshīsh qui allait devenir le pôle, *quṭb*, du soufisme occidental (Andezian 1996 ; Cornell 1998 ; fig. 2).

Outre sa ferveur spirituelle et son activisme politique, la renommée d'al-Jazūlī était surtout due à la particularité de son époque marquée par une crise socioéconomique et politique majeure – notamment, dislocation de l'autorité centrale et déclin du commerce –, par l'expulsion des Maures de l'Andalousie et par les invasions ibériques. L'impuissance des Mérinides (r. 1269-1465), et de leurs proches successeurs, les Wattasides (r. 1465-1549), à résister aux pénétrations chrétiennes, a aussi contribué au développement des *zāwiyas* qui n'ont pas tardé à devenir des centres politiques concurrents. De même, « le sharîfsme se développa grandement, grâce à la renaissance des cultes d'Idrîs Ier (789-791) et d'Idrîs II (803-823) et à son osmose avec le sûfisme, et finit même par échapper au contrôle de son promoteur marînide » (Mouline 2009:8). En faisant de leur capitale un centre religieux prestigieux, par justement l'institution du culte idriside[11], les Mérinides ont tenté de recentrer l'autorité et de contrecarrer le pouvoir grandissant des chefs des *zāwiyas* et des marabouts, surtout ceux d'obédience jazulite. Mais par cette même action, pour ne pas dire subterfuge, ils ont, en quelque sorte, renforcé le légitimisme sharifien qui, *in fine*, leur sera fatal.

Si la tentative de prise de pouvoir idriside n'a pas pu réussir – nonobstant la révolte menée par le chef des shurfa de Fès qui contribua à renverser définitivement le pouvoir mérinide[12] –, les Sa'diens ont pu, plus tard, largement bénéficier de cette nouvelle ambiance politico-religieuse[13]. Le succès des nouveaux shurfa trouve sa source surtout dans l'idéologie jazulite, issue elle-même de la tradition combative des *murābiṭūn*. Et ils n'ont

---

11 Sebti (1986:437).

12 García-Arenal (1978).

13 Appelés aussi Banu Zaydān, relativement à Zaydān ibn Aḥmad, sixième ancêtre du fondateur de la dynastie et premier ancêtre à être venu d'Arabie pour s'installer dans la région du Dar'a, au sud du Maroc. L'autre patronyme, les Sa'dien, ou Banū Sa'd, leur a été vraisemblablement octroyé, par leurs ennemis politiques, notamment les premiers souverains de la dynastie 'alawit pour qui cette désignation réfère aux descendants de la tribu arabe des Banū Sa'd, tribu de Ḥalima al-Sa'diya, la nourrice du Prophète. « C'est, autrement dit, leur retirer la qualité de sharîf et par là même, leur nier toute légitimité à régner sur le pays » Mouline (2009:17) ; voir aussi, p. 18.

pu établir leur autorité sur l'ensemble du pays que lorsqu'ils ont su déplacer l'accent sur le sharifisme et sur leur image de nouveaux *murābiṭūn* (Almoravides)[14]. Le cas saʿdien, comme le montre García-Arenal (1990:113), vient bien illustrer la critique qu'adresse Hammoudi (1974) à la théorie segmentaire. Dans la naissance de ce pouvoir, écrit-il :

> Convergent le lignage imposant son hégémonie sur un groupement ethnique et utilisant la force des armes et la *zāwiya* avec son influence charismatique. Toutes les deux, parvenus à une position d'influence, accumulent les ressources de l'autorité par la mobilisation des hommes et l'emploi de la force. Le surgissement saʿdien est aussi exemplaire de la manière si naturelle qu'a l'entreprise charismatique, la *zāwiya*, d'alimenter l'entreprise dynastique. Tout gouvernement doit exercer une vigilance particulière sur les sanctuaires et les saints[15].

Surtout que le jazulisme – qui exaltait la supériorité des saints de la lignée du Prophète[16] – a non seulement préparé le terrain à la dynastie saʿdienne, mais a aussi favorisé la réémergence du culte du Prophète et de ses descendants potentiels. Aussi, le culte des saints, qui n'a jamais cessé d'imprégner la culture marocaine, a-t-il atteint au niveau de l'expression sociopolitique une intensité et une diffusion sans précédents. Si bien que certaines conceptions et pratiques liées à ces cultes ont été réapproprié par le pouvoir saʿdien dans le cadre de sa politique de sacralisation[17], comme elles vont être mobilisées, plus tard, par les shurfa ʿalawits pour asseoir leur autorité et imposer jusqu'à nos jours ce que Geertz (1992:62) désigne par « patriciat spirituel héréditaire ».

* * *

[14] Mais une fois leur pouvoir consolidé, par la prise de la ville de Fès notamment, les murābiṭūn jazulites, dont la prédication leur avait ouvert la voie, ne seront plus leurs alliés naturels (García-Arenal 1990:112-113).

[15] Si l'on croit l'historien al-Nāṣirī (2001), deux ans après la conquête de Fès, on ordonna la persécution des chefs des *zāwiyas* et des individus qui prétendaient au titre de saint, parce que le peuple, estime-t-il, avait beaucoup de foi en ces hommes de Dieu et leur vouait une grande amitié et vénération.

[16] Voici quelques termes dans lesquels al-Jazūlī faisait la glorification de la lignée prophétique et appelait les gens à suivre les shurfa : « L'homme puissant ne l'est pas par la considération dont il est l'objet, ni par la tribu qui l'a vu grandir ; il l'est par la noblesse de son origine ; je suis chérif, mon origine est noble, mon ancêtre est le Prophète de Dieu (sur lui la paix et le salut !) de qui je suis plus près qu'aucune autre créature. Ma gloire existait avant les temps ; elle est enveloppée d'argent et d'or. O vous qui désirez de l'argent et de l'or, qui que vous soyez, suivez-nous ! Quiconque nous suivra habitera au plus haut de la demeure périssable et de la demeure céleste » (in Drague 1951:54-55). Voir aussi García-Arenal (1990:84). Pour une étude détaillée sur al-Jazūlī, voir surtout Cornell (1998).

[17] Ces dispositifs de légitimation sacralisateurs ont été surtout mis en place à l'époque du sultan Aḥmad al-Manṣūr, voir à ce sujet Mouline (2009).

Selon Alfred Bel (1938), l'époque tumultueuse, qui coïncide avec la dislocation de l'autorité Mérinido-Wattaside, apporte de profonds changements dans l'histoire politico-religieuse du Maroc, avec surtout le développement d'un mysticisme populaire généralisé. Le rôle du mouvement jazulite dans ce basculement fut très significatif, contribuant à donner, dans la « croyance populaire », un immense prestige au Prophète et, par voie de conséquence, à ses descendants, les shurfas. Dès lors, écrit-il, le sharifisme « qui avait de tout temps séduit les Berbères, depuis l'aventure d'Idrīs au VIIIe siècle, devient un tel titre de noblesse que la plupart des chefs de confrérie et les simples sufis, par une pieuse fiction, se l'attribuent ; ou bien ils en sont gratifiés, à tort ou à raison, par leurs biographes »[18]. Aussi, grâce au développement du soufisme, entre le XIIe et le XIVe siècle, l'idée du pouvoir divin détenu par les saints thaumaturges se trouvait-elle renforcée et généralisée par l'adjonction de ce titre de *sharaf*. Ce qui a eu des répercussions majeures tant au niveau des transformations politiques qu'au niveau des changements socio-anthropologiques. Outre l'ascension au pouvoir d'une dynastie sharifienne, celle des Sa'diens, le pays allait devenir une véritable « pépinière de Marabouts-Chérifs » dont plusieurs s'éparpillèrent dans les régions et s'installèrent dans les tribus dont ils devinrent les maîtres spirituels et les protecteurs mystiques. Des noblesses religieuses se créèrent ainsi dans les tribus et un nouvel ordre social, dominé par le culte des ancêtres et des saints, s'y établit[19]. Si bien que les ancêtres éponymes – dont l'histoire et l'origine et, donc, l'authenticité de leur noblesse, sont souvent difficiles à reconstituer – devinrent, généralement, les saints patrons des tribus ou de certaines de leurs fractions principales.

Si plusieurs arguments de cette analyse relative au développement du culte des saints sont justes, l'herméneutique qui les porte et les encadre reste, toutefois, captive d'une théorie ambiguë des survivances. Ainsi, le soufisme en même temps qu'il aurait trouvé dans la culture et la religion primitives locales un terreau idéal pour son développement, il aurait constitué, réciproquement, le médium approprié pour que les croyances magico-religieuses des autochtones puissent continuer d'exister[20]. Contrairement à un islam orthodoxe sévère qui prise l'abstraction et qui est imperméable à toute sorte d'anthropomorphisme, le soufisme, lui, ne pouvait que réussir dans la culture berbère, puisqu'il renforce les exercices

[18] Bel (1938:380).

[19] Ibid., p. 390.

[20] « L'attachement au passé le plus lointain est si profond ici que le nombre de survivances magico-religieuses d'une haute antiquité subsistent encore et demeurent comme le complément de l'Islām primitif et du sūfisme » (Ibid., p. 28).

cultuels et apporte une idée de dieu moins terrible et plus accessible. Un dieu qui communique avec les hommes et peut transmettre à certains d'entre eux, les saints en l'occurrence, une part de son pouvoir, la *baraka*. Suivant ce raisonnement, le culte des saints ne serait que la continuité, par d'autres moyens, des croyances et des pratiques primitives locales. Ce qui explique, selon l'auteur, la prédilection pour le sacrifice, les rituels liés aux esprits jnūn, la croyance dans l'opposition dualiste ente le bien et le mal et la foi dans le pouvoir des charmes et des amulettes. Si bien que les pratiques et les croyances maraboutiques ne sont, dans le fond, qu'une forme islamisée de cette religion primitive[21].

On se trouve là devant un double sens de survivances qui obscurcit, *in fine*, l'analyse de l'auteur : celui de la persistance des croyances arabes préislamiques et celui relatif aux croyances primitives et animistes berbères. Tout ce passe comme si l'islam jouait le rôle de médium qui a permis à ces deux formes de survivances de se rejoindre et de fusionner pour former l'essence de ce qu'est l'islam populaire. L'analyse est, de surcroît, habitée par un insurmontable paradoxe. Si la traque des survivances suppose un stade bien évolué qui a pu conserver des vestiges d'un passé primitif – l'islam n'ayant pas totalement anéanti les croyances et les cultes l'ayant précédé, et du coup une multitude de pratiques musulmanes ne sont que l'islamisation des croyances antéislamiques –, l'application d'une certaine conception durkheimienne de la religion implique, elle, que la société étudiée est toujours au stade primitif dominé par une logique intuitive et quelque part irrationnelle. D'une part, l'auteur nous informe que le développement du mysticisme à partir du XVe siècle a causé le déclin de la civilisation et de la rationalité islamique en Afrique du Nord, et nous apprend, d'autre part, que ce même mysticisme, populaire, fanatique et intolérant, a permis aux Berbères de retrouver, sous couvert de l'islam, leur culture et leur religion naturelle, plus humaniste et plus sensible. Bel nous propose, en effet, deux alternatives, toutes les deux biaisées : soit le rationalisme intransigeant d'un islam orthodoxe sévère, incompatible avec la réalité

---

21 « Allāh n'est plus le Dieu lointain et abstrait que le pauvre humain n'ose et ne peut imaginer ; par ses représentants sur la terre, les Chefs de Confréries ṣūfies et les saints innombrables, vivants et morts, touchés par l''amitié' divine – c'est-à-dire – par la Grâce – Allāh est descendu au milieu de ses serviteurs. Il s'est mis à leur portée pour exaucer leurs prières, par l'intermédiaire de ses substituts terrestres, les saints, dont la puissante *baraka* est l'arme invincible, mise à la disposition de tous, pour combattre les forces du mal aussi imprécises que redoutables, les *ǧinn* de la vieille Arabie païenne, accueillis dans l'Islām primitif, consacrés par le Qorān et que les Berbères de l'antiquité et d'aujourd'hui ont connus sous d'autres vocables » (Ibid. p. 406).

locale, mais qui pourrait éventuellement mener à une civilisation, soit un mysticisme sensible et sentimental, mais qui mène au fatalisme et à la régression[22].

L'objectif ici c'est moins de réfuter la notion de survivances que d'illustrer l'incroyable influence qu'a eue l'analyse de Bel, surtout sa conception du maraboutisme, sur d'importantes analyses anthropologiques néo-durkheimiennes et néo-wébériennes[23]. Cornell (1998) estime que les études qui portent sur la sainteté marocaine – de Westermarck à Geertz – ont surtout privilégié les figures rurales, ce qui explique une prédilection pour le paradigme maraboutique. Un paradigme qui reste pourtant biaisé par une certaine conception marginalisante de la figure du marabout et de son rôle religieux et social. Certes, le *murābiṭ* était souvent attaché à une localité rurale, mais son succès, en tant que saint, dépendait surtout de sa capacité à traduire un code et un discours arabo-islamiques élaborés, essentiellement urbains, dans un langage local compréhensible – son rôle pédagogique exige donc un savoir relativement approfondi de la théologie islamique et de la jurisprudence. C'est aussi son rôle sociopolitique en tant que *broker* qui l'attache (*marbūṭ*) à une localité bien spécifique. Le marabout n'est pas seulement lié à Dieu – comme souvent défini par une sociologie essentialiste – mais il est aussi lié à une subculture ethnique qui détermine, dans ses propres termes, la nature de sa sainteté.

---

22 On trouve le même paradoxe chez Doutté ([1984]1908:342-345) pour qui l'islam a, d'une part, retenu plus que toutes les autres civilisations ce caractère primitif de la religiosité des institutions et a, d'autre part, renforcé cette confusion. L'organisation sociale et l'histoire sont toutes les deux entièrement religieuses. De même, dans son développement, l'islam n'a pas totalement anéanti les croyances et les cultes l'ayant précédé. Et du coup une multitude de pratiques musulmanes ne sont que l'islamisation des croyances antéislamiques. Aussi, les musulmans sont-ils tantôt dans le stade avancé de la religion – un islam plus favorable à la science et à la rationalité grâce notamment à la simplicité de son dogme et l'absence presque complète de mythes – et tantôt des primitifs et des sauvages, toujours au stade de la magie.

23 Selon la théorie de Weber concernant la transformation du charisme, l'autorité charismatique d'un leader religieux change après sa mort en un charisme héréditaire retenu par ses descendants. Pour préserver leur position, dans un monde compétitif, ces descendants, de la deuxième et la troisième génération, s'appuient sur des preuves artificielles de la production des miracles et de la magie pour attirer une clientèle. Compte tenu du fait que le charisme pur ne peut plus être maintenu, une autorité héréditaire devient dépendante des critères socio-structurels et économiques. Cette routinisation du charisme participe à l'effritement des aspects créatifs de l'autorité après seulement quelques générations. Devenue stagnante, la légitimité religieuse vient s'appuyer sur les formes traditionnelles de l'autorité qui ont très peu à avoir avec l'originale. Appliquant cette approche à la sainteté marocaine, les néo-wébériens remplacent la figure du prophète – qui, pour Weber, représente le leader charismatique idéaltype – par le marabout, le charisme par la notion de *baraka* et l'état charismatique par le *ribāṭ* (Cornell 1998).

Ce faisant, la vénération des saints, vivants ou morts, n'est pas une croyance hétérodoxe, dont les origines remontent à une lointaine époque préislamique, mais un phénomène bel et bien islamique, qui a été confirmé par le soufisme et approuvé par la majorité des juristes. Et telle que définie dans les doctrines soufies, la sainteté marocaine est exprimée en termes d'un symbolisme et d'un ethos essentiellement urbains. Dans cette perspective, le marabout – souvent considéré comme le paradigme de la sainteté rurale – serait une figure plus complexe et plus nuancée que l'homme-fétiche de Bel et de Geertz. Outre son rôle d'arbitrage localement situé, il est aussi concerné par une médiation plus large, culturelle et épistémologique, entre traditions urbaines et traditions rurales – comme le fait de traduire en termes locales, pour sa clientèle tribale, les normes de l'islam orthodoxe et la logique urbaine de la *sharīʿa*. La réputation et la réussite du marabout dépendent justement de ce rôle d'interprète-médiateur entre des univers géographiques, ethniques et symboliques différents.

Par ailleurs, contrairement à Bel qui voit dans le jazulisme à la fois un réceptacle et un catalyseur de l'islam populaire, Cornell y décèle plutôt une tentative pour synthétiser deux formes différentes de l'autorité : le concept paradigmatique de l'autorité sainte et le concept sharifien de l'autorité sainte. Ce sont, certes, deux modèles qui ont connu une vaste diffusion, mais aucun d'eux ne peut, selon lui, correspondre au concept de l'islam populaire. Ils représentent, plutôt, deux idéologies bien élaborées qui ont convergé, pour fusionner, à un moment critique de l'histoire du Maroc, sous la bannière d'*al-ṭarīqa al-muḥammadiyya*. Ainsi, l'implication des adeptes de la jazūliyya dans les conflits de leur temps ne reflète guère une crise maraboutique motivée par des ambitions personnelles, mais, plutôt, un engagement sociopolitique pour préserver l'intégrité de la société musulmane fragilisée par l'absence d'une autorité centralisatrice. Ayant justement trouvé dans la doctrine de la sainteté muḥammadienne l'outil pour manifester les dimensions aussi bien religieuses que sociopolitiques de l'archétype prophétique, les maîtres de la *tarīqa* ont initié un renouveau islamique et des transformations politiques décisives qui ont porté les descendants du Prophète au pouvoir et ont contribué à créer une identité marocaine distincte.

Si l'on peut comprendre, et partager, la réticence de Cornell vis-à-vis le concept d'islam populaire, il est, toutefois, difficile de contester le rôle significatif qu'a joué le jazulisme dans le développement et la popularisation de certaines croyances et pratiques islamiques syncrétiques liées aux cultes des saints – ce que l'on appellera, pour des raisons analytiques, 'maraboutisme'[24]. Il est vrai, certes, qu'on ne peut pas parler d'une crise maraboutique dans les termes de Bel et d'une certaine sociologie postcoloniale, mais il est, néanmoins, difficile de soutenir que l'action sociopolitique de certains adeptes de la jazūliyya s'inscrit essentiellement dans une logique d'intégration et d'unification, sans ambition personnelle et mondaine. Non seulement qu'une telle hypothèse est contredite par certains aspects de l'activisme sociopolitique des jazulites, alimenté par de vifs conflits internes sur les questions du leadership, mais parce qu'aussi certaines notions clés, élaborées par les maîtres de l'ordre, notamment *siyādat al-ʾimāma*, laissent percevoir la portée politique d'une telle idéologie[25]. Aussi, la-non-concrétisation d'une ambition politique ne signifie-t-elle guère l'absence de toute ambition personnelle.

L'action du fondateur de la dynastie saʿdienne illustre clairement comment la réalisation d'une ambition politique dépend des conjectures, des rapports de forces et d'une certaine aptitude personnelle. Muḥammad ibn Muḥammad ibn ʿAbdarraḥmān, était un « faqīh périphérique » qui enseignait les sciences religieuses aux enfants dans la *zāwiya* familiale, appelée Zāwiya des shurfa. Versé dans les sciences occultes et dans la magie, il se serait, toujours selon les propres termes de Mouline (2009:15), lancé dans une carrière de « marabout militant » et impliqué dans la réforme jazulite de la région. Il commença ainsi une vive propagande auprès des élites et de la population, reprenant à son compte les prophéties sur le *mahdī*, très en vogue à l'époque, dont il substitua le sens apocalyptique par un message sociopolitique salvateur. Ses fils seraient ainsi appelés à régner sur l'ensemble du pays, pour y rétablir l'unité, la sécurité, la paix et la justice. Avant donc qu'elle ne soit portée à d'autres essors par les invasions portugaises au sud, l'action politique du sharīf saʿdien ne différait guère des actions militantes menées par d'autres *murābiṭūn* qui s'inscrivaient dans une dynamique locale. C'est en profitant de l'incapacité des shaykhs jazulites à confédérer les tribus pour mener une action unifiée contre les chrétiens et

---

24 ʿAbdallah al-Ghazwānī (m.1528-9), un notoire jazulite de la deuxième génération, joua un rôle important dans l'institutionnalisation du pèlerinage annuel à la tombe de Mulāy ʿAbdessalām ben Mshīsh à Jbel ʿAlam. En popularisant le culte de Ben Mshīsh, al-Ghazwānī contribua ainsi à assurer la primauté de la voie shadhilienne dans le soufisme jazulite et, partant, associa l'agenda politique des jazulites à celle des shurfa saʿdiens (Cornell 1998).

25 Cornell écrit lui-même : « This attitude is reflected in numerous statements by both al-Jazuli and al-Ghazwani, who claimed that their authority extended over the political rulers of their day. Al-Jazūlī even went so far as to refer to himself as the Mahdī, a term which carries obvious political connotations » (Ibid., p. 285).

les hors-la-loi bédouins que le sharīf s'imposa comme la figure exemplaire de rassemblement. La nature supra-tribale du sharifisme aurait poussé les marabouts jazulites et les chefs des lignages du Sūs à lui prêter serment d'allégeance. Muḥammad ibn ʿAbdarraḥmān prit alors le titre d'al-Qā'im bi'amri Allāh, celui qui se lève par ordre de Dieu[26].

Profitant donc d'une ambiance culturelle dominée par l'idéologie jazulite – qui sut, comme le montre Mouline (2009:13-14), synthétiser et articuler les principales idées politico-religieuses qui animaient le pays et, partant, catalyser l'imaginaire et les sentiments de la population – et bénéficiant d'une conjecture favorable et de l'incapacité d'autres figures charismatiques à rassembler les visions et les tendances, l'action du chef saʿdien a su jeter les premières assises de la deuxième dynastie sharifienne – après celle des Idrisides. Le jazulisme aura, ainsi, créé, paradoxalement, les conditions de l'inachèvement de ses ambitions politiques. Car en défendant la légitimité d'une sainteté innée, basée sur la proximité généalogique avec le Prophète Muḥammad, il a balisé la voie qui mène au pouvoir à ceux qui l'incarnent idéalement, tout en disqualifiant, subséquemment, la légitimité d'une sainteté issue uniquement de la proximité spirituelle avec Dieu.

L'interprétation, quelque peu idéalisante, que fait Cornell du mouvement maraboutique est sans doute induite par sa conception idéalisée de la sainteté marocaine. De la typologie qu'il établit, la figure du *ṣāliḥ* (littéralement vertueux, faiseur-de-bien) – dont les critères sont, selon lui, inscrits dans les textes sacrés et dans les traités mystiques – se dégage comme le modèle qui, encadre, pour ne pas dire structure, les représentations et les discours sur la sainteté. Plus qu'un construit artificiel imposé de l'extérieur, le *ṣāliḥ* serait ainsi un idéaltype, validé de point de vu tant discursif que sociologique, qui permet d'expliquer certaines croyances et pratiques liées au culte des saints. Ainsi, les formes de piété entourant un saint-mort seraient strictement liées à la perpétuation, par l'imaginaire collectif, de la mémoire d'un modèle vivant, incarné essentiellement par le *ṣāliḥ*, considéré à la fois comme transmetteur d'une sagesse spirituelle et comme faiseur de miracles (*agent of the miraculous*).

Si plusieurs points de cette analyse sont pertinents, et on le verra, les prémisses qui la fondent demandent, en revanche, à être mieux clarifiées. Tout d'abord, l'auteur insère son hypothèse dans une théorie mercantiliste selon laquelle le saint, comme tout courtier, œuvre dans l'environnement

26 Mouline (2009:16).

social comme dans un marché épistémologique où le savoir constitue le médium de l'échange. En vertu de l'information qu'il possède et les réseaux, divins et humains, qu'il peut mobiliser, le saint-courtier effectif – celui qui répond effectivement aux besoins de ses clients – maintient ainsi sa réputation et la renforce en adoptant une posture d'indispensabilité, tout en maîtrisant l'art de gestion de ce capital symbolique : comment, quand et où l'investir avec succès. D'autre part, le problème inhérent à toute typologie, qui a tendance à occulter les cas limites et les situations ambivalentes, se trouve ici doublé d'une approche discursive qui mésestime les articulations socio-anthropologiques de la sainteté. Il est difficile, dans ce cas, de justifier la pertinence d'une analyse, aussi judicieuse soit-elle, qui s'appuie sur des sources essentiellement historico-textuelles pour critiquer un travail basée sur des données ethnographiques. Cela supposerait qu'en cas de dissonance entre textes et ethnographies, les observations de l'anthropologue – et ses interprétations basées sur ces observations – doivent être nécessairement ramenées à une réalité inscrite dans les premiers. Ici se pose, inévitablement, le problème de la place que doivent prendre une tradition orale et une riche mythologie à propos de la sainteté – surtout qu'un nombre considérable de saints autour de qui ce sont développés des cultes importants sont des saints-sans-histoires. Certes, cette mythologie dit parfois le texte et l'histoire, avec, souvent, d'autres élaborations importantes, mais elle dit aussi le non-écrit et la contre-histoire. Nous y reviendrons.

* * *

À vrai dire, ni Bel et ceux qui ont repris sa thèse n'ont totalement tord, ni Cornell a totalement raison. D'une part, les oppositions entre le populaire et le savant, entre l'orthodoxie et l'hétérodoxie, entre le maraboutique et confrérique sont des dichotomies forcées et ne reflètent guère une réalité, tant historique qu'anthropologique, faite de mutuels emprunts et influences, voire de fortes interpénétrations. Il est difficile, par exemple, de distinguer les croyances et pratiques cultuelles – essentiellement cathartiques et thérapeutiques en lien avec les possessions par les esprits – qui se sont développées autour des sanctuaires de saints fondateurs d'ordres mystiques, à l'instar de Sidi Ben ʿIsa et Sidi ʿAli ben Ḥamdūsh, et celles qui entourent les tombes de saints plus mythologiques qu'historiques, à l'instar de Ben Yeffu, Sidi Masʿūd ben Ḥsein et Buya ʿOmar[27]. Un tel syncrétisme,

[27] On analysera dans le chapitre 5 le rapport entre ces trois cultes. Il est tout aussi difficile de séparer dans ces pratiques entre le savant et le populaire, l'orthodoxe et l'hétérodoxe,

on le verra, s'observe au niveau des représentations cosmogoniques, de l'imaginaire mystique et dans plusieurs procédés rituels. Si certains décèlent dans ces pratiques rituelles liées aux cultes de possession des survivances antéislamiques[28], d'autre y voient des ruses thérapeutiques[29]. Mais la ruse n'est, en fait, que l'autre face de la survivance. Car elle renvoie à l'idée de persistance de certaines croyances et pratiques dans un terrain hostile. Ainsi, les visées thérapeutiques des divers rituels de possession au Maroc, voire au Maghreb, ne sont que des moyens pour donner une légitimité à des pratiques condamnées par un islam ravageur. Outre le fait que ces deux notions, survivance et ruse, ignorent la profondeur socio-historique et exégétique de certaines de ces pratiques rituelles et thérapeutiques, elles s'enferment dans des oppositions stériles – savant/populaire, orthodoxie/hétérodoxie – qui occultent les matrices qui les lient. Certaines sources textuelles – Coran, ḥadīth et exégèse – qui font référence aux esprits (*jinn*) et à la possession sont convoqués et invoqués tant par les patients que par les praticiens, de différents horizons. Même certains exorciseurs qui s'inscrivent dans les lignées des mouvances 'islamistes' y recourent pour légitimer leurs pratiques. Certes, dans ce cas, le rituel est quelque peu simplifié (ou épuré) – s'appuyant davantage sur la lecture coranique et la persuasion par la conversation et par la violence physique et symbolique –, mais il partage la même croyance surnaturelle, autour de la possession et/ou l'agression par les esprits, le même univers symbolique et les mêmes processus de légitimation discursive. Aussi, la différence, si différence il y a, est-elle de forme et non de nature.

D'autre part, on a vu comment en réponse à la dislocation de l'autorité centrale à l'époque mérinide et wattaside, les formes de piétés, autour des hommes de charisme, se sont multipliées et ont atteint, au niveau de l'expression sociopolitique, une intensité et une diffusion sans précédents. L'expansion des saints, à travers tout le pays, a largement contribué à l'organisation, voire à la refondation, des sociétés déstructurées par les bouleversements de l'époque. Des tribus ont ainsi instauré certains saints comme éponymes, leur attribuant des généalogies sharifiennes. Et, progressivement, se sont constitués des lignages maraboutiques, fixés sur des

---

tant que dans plusieurs textes exégétiques on trouve les références qui les fondent et les légitiment. Voir à ce sujet Bammi (2013).

[28] Non seulement dans la littérature coloniale, mais aussi dans une certaine littérature anti et postcoloniale, voir (Rhani 2011).

[29] La thèse est celle d'Olivier de Sardan (1994), mais qui a été reprise par d'autres auteurs, dont Bertrand Hell (1999, 2002).

territoires bien déterminés. Un déplacement du spirituel au génétique s'est donc opéré, faisant éclater l'étroite transmission mystique de maître à disciple. À l'origine même de cette transition, le soufisme marocain, grâce notamment à l'idéologie jazulite, a réussi à unifier la conception généalogique et la conception personnelle de la sainteté. Si bien qu'aujourd'hui la majorité les confréries marocaines s'inscrivent à la fois dans une filiation mystique avec la *ṭarīqa* al-shādhiliyya-al-jazūliyya et dans une ascendance sharifienne. L'initiation mystique, qui favorise la dimension personnelle du disciple et la qualité du lien qui le lie au maître spirituel, tend souvent à superposer avec une transmission généalogique, de même que la *zāwiya*, qui est essentiellement une organisation confrérique, avec un lignage maraboutique.

Il est, toutefois, une distinction notoire qui sépare les deux systèmes. Chaque confrérie se distingue par une organisation différente et surtout par des pratiques et des méthodes cérémonielles caractéristiques qui vont de la simple répétition des noms de Dieu (*dhikr*) à des expressions les plus extatiques. Ce dispositif rituel est enseigné par le shaykh de la confrérie que lui-même avait appris de son prédécesseur, l'ayant lui-même reçu de son maître et ainsi de suite jusqu'au saint fondateur. L'enseignement d'une technique rituelle et sa transmission (spirituelle, généalogique ou les deux à la fois) ainsi que l'existence d'affiliations sociales et religieuses en dehors des liens lignagers sont spécifiques à la *zāwiya* ; ce qui lui donne une dimension relativement transrégionale. Plusieurs *zāwiya*s secondaires ou seulement des congrégations de fidèles, éparpillées ici et là, sont affiliées à la *zāwiya*-mère. Par contre, dans le système maraboutique tout tourne autour de la *baraka* génétique. La transmission initiatique, spirituelle ou même cérémonielle, si initiation il y a, est très secondaire. Les descendants du saint, wlād sayyed, sont les héritiers légitimes de son pouvoir spirituel et surnaturel. Et sa tombe, dont ils sont les gardiens, est l'objet du culte qui lui est rendu. Ils peuvent, cependant, appartenir de façon indépendante à un ordre mystique sans que les deux affiliations se superposent. Ceci laisse, par ailleurs, suggérer le dynamisme du murābiṭ, qu'évoque Cornell, et son rôle de médiation épistémologique, spirituel et géographique.

Le cas des descendants du saint Ben Yeffu illustre parfaitement ce cas de figure. D'une part, comme on le verra dans le chapitre suivant, le saint et certains de ses descendants – tous désignés de murābiṭūn dans certains documents officiels[30] – ont probablement joué un rôle spirituel et éducatif

30 Voir certains décrets royaux dans le chapitre 4.

important dans l'histoire de la région. D'autre part, certains membre de la famille, bien qu'ils s'inscrivent dans un lignage maraboutique rural, sont aussi affiliés à certaines confréries mystiques urbaines : plusieurs sont adeptes de l'ordre buʿazzāwiyya alors que d'autres, moins nombreux, suivent la voie darqāwiyya. Il est probable que la première affiliation soit récente, puisque, au début du siècle, Michaux-Bellaire (1932) n'en fait aucune mention. Il affirme plutôt l'affiliation de la plupart de wlād sayyed à la confrérie des Darqāwa. En effet, la fondation de la *ṭarīqa* buʿazzāwiyya est assez récente, elle date de la fin du XIXe siècle. Son fondateur, al-Hājj Muḥammad ibn Ṭaybī al-Buʿazzāwī (mort à Marrakech en 1914), avait lui-même été darqāwī avant de créer sa propre voie en se réclamant de son ancêtre, le saint Mulāy Buʿazza (Abu Yaʿzā) (Michaux-Bellaire 1923). La *zāwiya* buʿazzāwiyya est localisée dans la ville de Marrakech autour du mausolée du shaykh fondateur. Certains représentants de wlād Ben Yeffu s'y rendent annuellement, chargés de présents, pour réitérer leur obédience spirituelle. Un document daté de 1996 et signé par le maître de la confrérie confirme bel et bien les liens spirituels de certains descendants du saint avec la *ṭarīqa* buʿazzāwiyya[31]. Cela étant, malgré toutes ces affiliations et affinités spirituelles, le terme *zāwiya* dans le cas de Ben Yeffu ne réfère pas à un ordre mystique, à une *ṭarīqa*, mais à un espace 'sacré'. Sacré par la présence du mausolée du saint et des lignages qui s'en réclament.

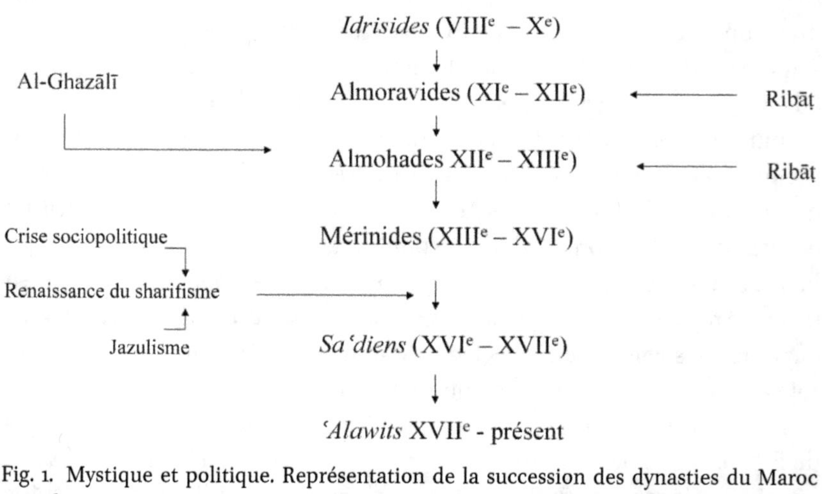

Fig. 1. Mystique et politique. Représentation de la succession des dynasties du Maroc musulman et son intrication avec l'histoire mystique. Les dynasties sharifiennes sont indiquées en *italique*.

31 Voir Filali (2006).

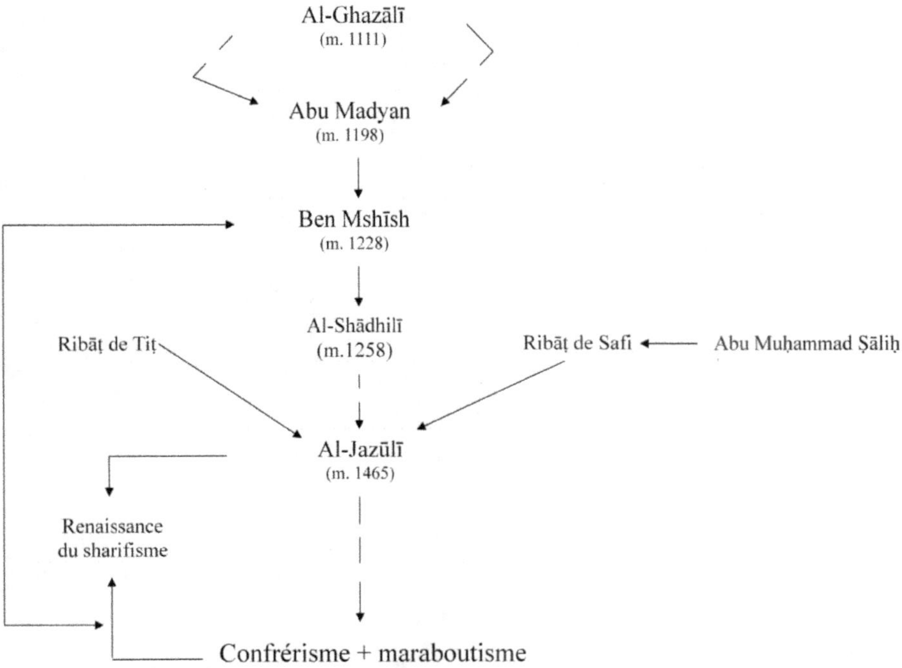

Fig. 2. Archéologie du culte des saints. Représentation schématique des chaînes initiatiques dans le soufisme marocain. Les flèches descendantes, continues et discontinues, représentent respectivement la transmission continue et discontinue d'un enseignement mystique. La flèche ascendante représente une récupération idéologique ou politique (voir fig. 1).

CHAPITRE 2

ESPACES ET LIGNAGES SAINTS
Une dynamique conflictuelle

La Zāwiya de Ben Yeffu correspond ainsi au village où est enterré le saint et où habitent ses descendants. Elle est située dans la région des Doukkala, dont la capitale est El-Jadida, à la frontière avec la région des ʿAbda, dont la métropole est Safi (Cartes 1 et 2)[1]. Aujourd'hui, la Zāwiya est surtout connue pour être un lieu de guérison des maladies causées par les jnūn. Déjà du vivant du saint, si l'on en croit al-Kānūnī (1937), la Zāwiya attirait beaucoup de possédés qui y affluaient des régions reculées du Maroc pour se soigner. Et au début du siècle passé, Westermarck (1926) et Michaux-Bellaire (1932) citaient Ben Yeffu comme l'un des fameux saints guérisseurs des Doukkala dont la *baraka* lui permettait de traiter les maladies causées par les jnūn.

Cependant, l'activité de la Zāwiya ne se réduisait pas à une fonction thérapeutique, elle avait probablement joué d'autres rôles sociopolitiques et éducationnels. S'appuyant sur une source orale, El-Ouareth (1994) estime que la Zāwiya était fortement impliquée dans le mouvement de résistance contre les invasions portugaises. Si elle existait effectivement à l'époque de l'occupation ibérique, entre le XVe et le XVIe siècle, rien n'empêche de croire qu'elle ait pu vraiment participer au mouvement du jihād[2].

---

[1] La région actuelle des Doukkala est comprise entre l'Océan Atlantique vers l'Ouest, la région des Chaouia vers le Nord, des Ḥmer et des Rḥāmna vers l'Est, et des ʿAbda, vers le Sud. Elle compte sept ethnies arabes différentes : Ḥawziya, wlād Bu ʿAzīz, wlād Fraj, wlād Bu Zerrara, wlād ʿAmrān, les ʿAwnāt et wlād ʿAmmūr (Gharbiya). La Zāwiya de wlād Ben Yeffu appartient à cette dernière ethnie, à la limite avec la grande région des ʿAbda. Bien qu'elle soit géographiquement plus proche de la métropole de cette dernière région, Safi, à une soixantaine de kilomètres, la Zāwiya appartient administrativement au territoire des Doukkala. Elle est à une centaine de kilomètres vers le sud de la capitale de celui-ci, El-Jadida, l'ancien Mazagan. Elle est située entre deux communes de cette région, Oualidia, à moins d'une vingtaine de kilomètres vers l'ouest (Atlantique) et Tnīn Gharbia vers le l'est, à une dizaine de kilomètres (cartes 1, 2). Écologiquement, le village est situé dans une zone à vocation pastorale, marquée par une sérieuse dégradation de la végétation, un sol très pauvre et par une désertification édaphique. Ce qui rend l'activité agricole très mince et rare (voir chapitre 3).

[2] Surtout si l'on sait que les environs de la Zāwiya furent la scène de combats acharnés. En 1511, Diego de Torrès rapporte le récit de l'occupation de la région de Gharbiya : « A la

En revanche, aucun fait historique ne permet de vérifier une telle hypothèse. La tradition orale, elle-aussi, en tout cas celle que j'ai recueillie dans la région, ne fait aucune allusion, ni de près ni de loin, aux Portugais.

L'éducation et l'enseignement sont les deux autres rôles que la Zāwiya avait probablement joués dans le passé. Dans *al-iʿlām* d'al-Samlālī (1983[1936-1938]), Ben Yeffu est, en effet, décrit comme un excellent prédicateur qui possédait une belle voix et une très bonne morale[3]. Il est fort possible que les visiteurs fréquentaient la Zāwiya pour écouter les prédications du saint et son enseignement. D'autre part, les descendants de Ben Yeffu rapportent que la Zāwiya était, durant plusieurs décennies, considérée comme un centre éducatif dans la région des Doukkala/ʿAbda. On comptait au moins cinq *madrasa* où l'on enseignait aux nombreux étudiants qui y affluaient non seulement la théologie, mais aussi la logique et la grammaire. Après leur formation à Ben Yeffu, plusieurs de ces étudiants continuaient leurs études à l'université de Qarawiyyīn à Fès (Maarouf 2004). Aujourd'hui on ne compte que deux écoles, dont l'enseignement est très restreint, se limitant à l'apprentissage coranique pour les enfants[4].

De toutes ses fonctions sociales, attestées ou pas, seule la guérison a pu persister comme rôle majeur de la Zāwiya – une activité centrée autour du mausolée du saint Ben Yeffu. Ce don de guérison dénote l'autorité de celui-ci sur le monde des génies, un pouvoir qui lui permet de les dompter et de les extirper des corps de leurs victimes. Les descendants du saint héritent de ce don et peuvent *potentiellement* traiter les personnes agressées par les esprits. Je dis bien 'potentiellement', car les wlād sayyed ne sont pas tous des guérisseurs. Et parmi ceux-ci, certains sont plus efficaces que d'autres. L'activité de guérison, le pouvoir de guérir, dépend tout d'abord du vouloir :

tête de 450 cavaliers et de 500 arquebusiers, De Athayde, secondé par Lope Barriga, aurait surpris un campement de 25 douars qu'il aurait dispersé, lui tuant 300 hommes et faisant 567 prisonniers ; un énorme butin aurait été pris [...]. A la suite de cette affaire, la région de Safi aurait été soumise à la domination portugaise jusqu'aux environs immédiats d'El-Médina exclusivement » (Michaux-Bellaire 1932:66-67).

3 Il s'agit de l'hagiographe al-ʿAbbās ibn Ibrāhīm al-Samlālī. Le titre complet de son livre est : *al-iʿlām biman ḥalla bimurrākusha wa aghmāta mina al-aʿlām*. Une traduction approximative serait : Faire connaître les éminents hommes qui ont vécu à Marrakech et à Aghmat.

4 Il faut mentionner, chemin faisant, la présence d'une très belle mosquée qui a été construite, dans les années 1990, par la shaykha Fatima, la femme de l'ancien Émir des Émirats-Arabes-Unis. On raconte qu'un des wlād Ben Yeffu avait guéri son fils d'une paralysie et pour le récompenser, elle construisit la mosquée, en prenant en charge tous les frais de son entretien et de sa gestion. De plus, elle envoie chaque année huit personnes de la Zāwiya à la Mecque pour accomplir le pèlerinage.

la volonté de s'engager dans cette voie de guérison. Les shurfa qui gardent et gèrent le mausolée sont, eux, systématiquement des guérisseurs et y pratiquent quotidiennement, soit dans les loges où gîtent les saints du sanctuaire, soit, et surtout, dans la *maḥkama,* le tribunal, où ils exorcisent et jugent les esprits possesseurs[5].

* * *

L'organisation spatiale du sanctuaire est surtout dictée par cette fonction thérapeutique. À l'entrée de la porte principale, on accède à une cour qui comprend plusieurs chambrettes qu'on loue aux patients et aux visiteurs. Au bout se trouve une loge abritant la tombe de Sid l-Baghli. Si selon certains, ce dernier représente le saint-ancêtre des Semlala qui habitaient la région avant l'arrivée de Ben Yeffu, pour d'autres, il s'agit, seulement, du muletier (comme son nom l'indique : le *bghel* c'est le mulet) de ce dernier qui l'accompagnait pendant son périple. Un petit couloir relie cette première section du sanctuaire à une autre, à l'entrée de laquelle, à gauche, on trouve *la maḥkama,* le tribunal, un espace ouvert où s'assoient, à tour de rôle, les shurfa guérisseurs des différents lignages. Une grande *qubba*[6] jouxte celui-ci, et dont le centre est occupé par un catafalque qui couvre le tombeau de Sidi ʿAli, le frère de Sidi ʿAbdelʿazīz ben Yeffu. La tombe de celui-ci, couverte elle aussi d'un catafalque, se trouve dans la *qubba* adjacente qui est, curieusement, moins imposante que celle du premier. Cette situation cause souvent la confusion des pèlerins qui visitent pour la première fois le sanctuaire, prenant souvent Sidi ʿAli pour Sidi ʿAbdelʿazīz (voir photos 1, 2, 3, 4)[7]. Dans cette même section du sanctuaire, on trouve également des cellules, occupant les enceintes libres du patio et une *khalwa,*

5 Les shurfa peuvent, bien évidemment, pratiquer à l'extérieur du sanctuaire et même de la Zāwiya. Certains, comme j'ai pu l'observer, pratiquent aussi dans des souks environnants (Tnīn Gharbia, Khmīs Zmāmra et Sabt Oualidia) et même à la fameuse Place Jāmʿ-Lafna à Marrakech.

6 La *qubba* est, littéralement, la coupole qui surmonte le mausolée d'un saint ; mais, par métonymie, elle désigne l'édifice en son entier.

7 Lors de ma toute première visite, j'étais accompagné de mon ami Jamal Bammi qui connaissait les lieux. Une dame, dans la quarantaine, nous rejoignit dans la *qubba* de Ben Yeffu, s'étonnant du fait que nous l'ayons reconnue du premier coup. Pour m'expliquer ce contraste entre les deux saints et leurs *qubba-s* respectives, certains shurfa disent que Sidi ʿAli avait *l-khāṭr* (l'humeur, l'esprit) étroit et aimait les choses luxueuses, alors que Sidi ʿAbdelʿazīz avait *l-khāṭr* très large et ne se souciait guère des belles apparences. Intéressante est cette opposition entre les frères : une *qubba* étroite abritant un saint illustre et large d'esprit tandis qu'une *qubba* large et ornementée et bien parée logeant un saint dont l'esprit est étroit.

une grotte, profonde d'à-peu-près quatre mètres, destinée à enfermer certains possédés dont les djinns possesseurs sont jugés récalcitrants.

Le pèlerinage, *ziyāra*, des lieux saints suit donc ces trois stations : la tombe, la grotte, le tribunal. Généralement, le visiteur commence par la tombe. Il embrasse les quatre coins du catafalque qui la couvre et tourne autour avant de s'asseoir juste à côté (photo 5)[8]. Certains pèlerins font une prière, comme celle qu'on fait généralement quand on entre dans une mosquée. D'autres visiteurs s'allongent complètement, mettant la tête sous la couverture qui cache le catafalque et prient le saint, le plus intimement possible. Si certaines visites se passent dans le calme absolu, d'autres se déroulent dans le bouillonnement le plus total : des prières à vive voix, des cris, des pleurs et des lamentations. Certains patients se mettent même dans un état de crise de possession (*srīʿ*), dialoguant alternativement avec le saint et l'esprit qui les possède, suppliant d'autres saints et appuyant fortement leur tête contre le catafalque. Ils bavent, rotent, s'allongent par terre dans un mouvement très lent, comme s'ils se débattaient contre l'esprit qui les possédait, s'enroulent, tirent sur leurs vêtements pour se les arracher, s'accrochent à la couverture du catafalque et prient, longuement, le saint de les libérer. Puis ils se calment et peuvent rester, allongés, dans la *qubba* pendant des heures, sans la quitter. De temps à autre des soupirs, des gémissements et des balbutiements surgissent de nouveau ; certains patients se mettent debout et tournent autour de la tombe avant de regagner leur place. Et à chaque fois qu'une personne rote, un signe de la présence du djinn dans son corps, les shurfa la diagnostiquent systématiquement comme possédée et procèdent à son exorcisme, dans la *qubba* même.

Mais c'est dans la *maḥkama*, on le verra, que se déroule généralement le rituel d'exorcisme (photo 6). Le terme laisse déjà entrevoir la dimension judiciaire de la possession maraboutique où le djinn et sa victime sont jugés devant un tribunal. La *khalwa*, elle, symbolise le lieu où se retirait le saint pour son ascèse. D'après les shurfa, Ben Yeffu s'en servait également pour enseigner la religion aux djinns croyants et pour y enfermer les malveillants (photos 7, 8). Dans le même sens, la descente répétée du malade symbolise l'emprisonnement du djinn possesseur qui a été diagnostiqué comme indocile, *wāʿer*. Toutefois, la *khalwa* ne sert pas seulement d'espace

---

[8] Le nombre de tours varie. Certains tournent sept fois, d'autres trois fois ou seulement une fois. Généralement, les pèlerins et les patients visitent aussi la tombe de Sidi ʿAli, et même celle de Sid l-Baghli. Mais c'est dans la *qubba* de Ben Yeffu qu'ils vont généralement se recueillir et implorer *baraka* et guérison.

d'enfermement, elle joue aussi un grand rôle cathartique. Si l'incarcération, réelle ou symbolique, vise à emprisonner l'esprit pour l'affaiblir et l'expulser par la suite du corps malade, la visite de la *khalwa* dans le but d'y laisser un chiffon, en guise d'*ex-voto*, vise principalement à se débarrasser d'une malédiction ou d'un malheur, la *tābʿa*. Les visiteurs descendent dans la *khalwa*, y allument quelques bougies, font des vœux et, avant de remonter, laissent un de leur vêtement ou sous-vêtement (foulard, soutien-gorge, caleçon, etc.) censé capter la *tābʿa*[9]. Certaines femmes descendent avec leurs enfants et défont un de leurs vêtements qu'elles laissent sur place. D'autres demandent carrément à y être enfermées pour rester dans l'intimité totale, pour se déshabiller à leur aise. Alors que certaines pèlerines, plus réservées, apportent leurs sous-vêtements dans leurs sac-à-mains qu'elles jettent une fois qu'elles sont en bas. Dans le passé, m'informe-t-on, la *khalwa* menait jusqu'à l'Océan, à une dizaine de kilomètres, et que les visiteurs peuvent y aller pour se baigner et retourner ensuite au sanctuaire. Je ne peux m'avancer sur la véracité de cette information, mais on verra par la suite l'importance des baignades avec les vagues de l'Océan dans les rituels purificateurs de la *tābʿa*.

Par ailleurs, le sanctuaire du saint ne représente pas l'unique institution thérapeutique dans le village de Ben Yeffu. La *zāwiya* – qu'il ne faut pas confondre avec la Zāwiya qui réfère au village dans son ensemble – est l'autre établissement où une thérapeute, Bouchra, dirige d'autres rituels de guérison. L'organisation spatiale de la *zāwiya* ressemble beaucoup à celle du sanctuaire, hormis le fait qu'elle est beaucoup plus petite et qu'elle n'abrite aucune tombe (voir photos 9, 10)[10]. Elle compte, donc, plusieurs chambres qui occupent l'enceinte de la cour. Dans l'une d'elle, l'on trouve, d'un côté, une *khalwa* qui sert de lieu cathartique, et, de l'autre, une *mida*, la table, qui réfère à un espace couvert de voiles et dont le centre est occupé par une table qui sert à organiser les rituels de possession (photos 11, 12). Bouchra n'appartient pas aux lignages saints et elle est, de surcroît, étrangère à la région des Doukkala. Sa présence dans le village s'explique par son mariage avec le shrīf Mustapha. Le couple et leurs deux enfants habitent dans la *zāwiya* même. L'occupation des lieux et la désignation '*zāwiya*', on

---

9 Voir chapitre 5.

10 Pour distinguer les deux, j'utilise le 'Z' majuscule pour référer au village (sanctuaire du saint compris) et le 'z' minuscule pour parler de la *zāwiya* de Bouchra. Je discuterai de façon plus exhaustive, dans le chapitre 6, de la dynamique conflictuelle qui existe entre les deux institutions ainsi que les différents rituels qui y sont respectivement pratiqués. Je me contente pour le moment d'introduire et de décrire le terrain qui a fait l'objet de cette étude.

le verra, sont fortement, et parfois violemment, contestées par la majorité des wlād sayyed pour qui le lieu doit leur revenir de droit.

* * *

Les wlād sayyed sont les descendants du saint Sidi 'Abdel'azīz Ben Yeffu et de son frère Sidi 'Ali. Au premier sont affiliés les lignages (*fakhḍa*) de Timgret, Dhāhja, Ṭyur et wlād Sidi Ḥmed ; au second appartient l-'Arawāt, l-Ḥsāsna et wlād Sidi 'Ali. Il existe un huitième lignage dont la filiation est sujette à beaucoup de controverse, il s'agit des l-Ghlamāt (la famille l-Baghli). Certains shurfa excluent cette dernière famille du lignage saint. Ils les considèrent comme des étrangers qui n'ont aucun lien de parenté avec Ben Yeffu ou son frère. Bien que le shrīf Jilali[11], qui m'a initié aux différents lignages, les ait associés à ce dernier, il a insisté pour dire qu'il n'a aucune connaissance de leur vraie ascendance (*nasab*) (Fig. 3).

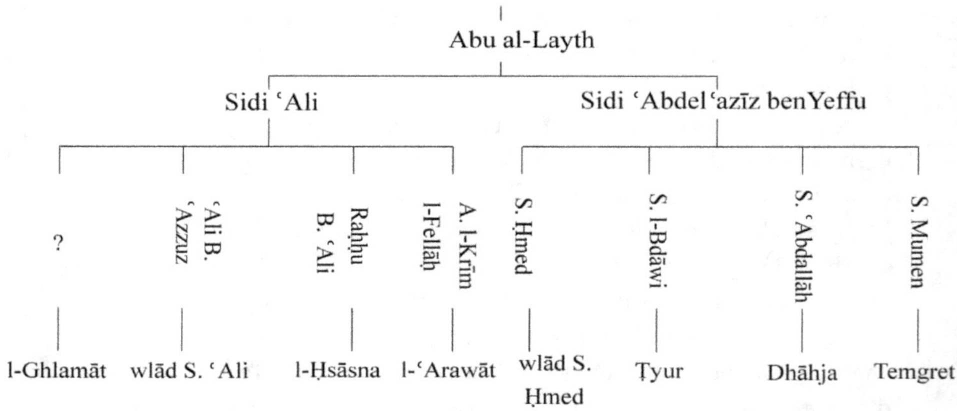

Fig. 3. Représentation des différents lignages qui sont issus du saint fondateur Sidi 'Abdel'azīz ben Yeffu et de son frère Sidi 'Ali.

On répète couramment dans la Zāwiya que la famille l-Baghli s'est procurée le *sharaf*, et les décrets qui en attestent, grâce à ses liens étroits avec les rois du Maroc, particulièrement le sultan Mulāy al-Ḥasan I (r. 1873-1894). La famille détient en effet plusieurs *ḍahīr* (*ẓahīrs* en arabe écrit) d'honneur et de respect arrêtés par ce dernier monarque et adressés à 'Ali l-Baghli en personne[12]. Grâce à ces décrets royaux, les membres influents de la famille

11 Certains noms de mes interlocuteurs ont été modifiés pour garder l'anonymat qu'ils ont exigé.

12 Voir le chapitre 4.

étaient jusqu'aux années 1990 les chefs de file, mqaddemin (sg. mqaddem) du sanctuaire. Le dernier en date fut Muḥammad l-Baghli. Mais à cause d'un conflit de leadership qui a abouti au tribunal, celui-ci a été contraint de démissionner de sa fonction. De leur côté, les Baghli se considèrent comme les véritables shurfa et jettent le doute sur le *sharaf* des autres lignages. Pour eux, les *ḍahīr* qu'ils détiennent en sont la preuve écrite irréfutable. Il est difficile de confirmer l'une ou l'autre de ces allégations. Aucune donnée historique ne nous permet de certifier la réalité historique du saint lui-même, et encore moins celle d'un lignage qui en serait issu. Ce qui est sous-jacent à toutes ces rivalités généalogiques c'est en fait un conflit de leadership politique : à qui des huit lignages reviendrait le droit de diriger le sanctuaire et de le représenter auprès des autorités locales et nationales.

Ce conflit n'oppose pas uniquement la famille l-Baghli aux autres, mais il concerne l'ensemble des lignages. La question n'est toujours pas résolue, elle génère souvent de violents affrontements entre les différents prétendants. Mustapha, le mari de Bouchra, est un shrīf de 40 ans, de la lignée des Dhāhja, qui se présente aujourd'hui comme le véritable mqaddem de tous les wlād Ben Yeffu. Il en détient comme preuve plusieurs correspondances avec le Ministère des Habous et des Affaires Islamiques – où il est désigné en tant que mqaddem – ainsi que des signatures de plusieurs shurfa qui soutiennent son leadership (photos 13, 14, 15). D'autres s'y opposent farouchement ; il n'a, disent-ils, ni l'âge, ni la sagesse et encore moins le savoir nécessaires pour être un mqaddem. Certains croient que c'est son père, lui-même un membre du Conseil Religieux de la ville d'El-Jadida, qui le pousse à devenir le représentant des wlād Ben Yeffu et que c'est lui qui a sans doute donné son nom aux autorités ; ce qui expliquerait les différentes missives qui lui ont été envoyées par le Ministère. D'autres sont allés jusqu'à contester son leadership auprès des responsables des affaires religieuses.

Le sanctuaire est présentement sans mqaddem rassembleur dont l'autorité serait reconnue par la majorité des shurfa. Sans chef et sans une quelconque assemblée qui gère les affaires du sanctuaire, les conflits entre les wlād Ben Yeffu sont quotidiens, pas seulement sur la question du leadership, mais aussi sur des questions d'ordre économique : la répartition des dons et des revenus des chambrettes. Le moindre désaccord sur la question induit des hostilités. J'ai moi-même assisté à plusieurs incidents qui ont nécessité l'intervention des gendarmes et du caïd de la région. Et j'ai été même cité comme témoin dans une affaire qui a violemment opposé deux shurfa sur l'occupation d'une cellule.

La présence de Bouchra et de son mari dans la *zāwiya* est une autre source de rivalité. Plusieurs shurfa leur reprochent de l'avoir illégalement occupée. Des procès et contre-procès en rapport avec ce conflit sont toujours devant les tribunaux. En réaction à l'occupation de la *zāwiya*, le shrīf Ahmed, alias Mhīrda, s'est accaparé – c'est lui-même qui le dit en ces termes – de la loge où se trouve la tombe de Sid l-Baghli[13]. Il a même déplacé le catafalque de la tombe du saint pour qu'il soit visible aux visiteurs (photo 16). Sachant que Sid l-Baghli se trouve à l'entrée du sanctuaire, avant les *qubba* de Sidi ʿAli et de Sidi ʿAbdelʿazīz, les pèlerins le visitent en premier avant de se rendre à ces derniers. D'autres le prennent pour Ben Yeffu même. Mhirda s'est aussi accaparé de plusieurs cellules qu'il loue de façon individuelle aux hôtes et aux malades. Ses manœuvres ont causé de grands conflits avec les autres shurfa, du fait, m'avouent-ils, qu'une grande partie des dons leur serait injustement dérobée. Des conflits qui dégénèrent parfois en de très violents combats. Je me suis souvent trouvé dans la position de médiateur pour réconcilier entre certains shurfa. J'étais souvent contraint de réitérer ma neutralité. Je devais, par exemple, justifier mes multiples immersions dans la *zāwiya* pour interviewer Bouchra et observer ses pratiques ou, encore, expliquer la pertinence de mes entretiens répétés avec Mhirda à Sid l-Baghli. Chaque don – un récit, un manuscrit, une entrevue, une chambre, un repas, etc. – exigeait un contre-don de ma part, l'engagement de prendre une position claire dans ces conflits.

* * *

En l'absence d'une autorité centrale capable de rassembler, de diriger et de gérer les affaires du sanctuaire et pour tempérer les intensités des conflits, les shurfa avaient justement instauré le système du *ḍawr* (qui se dit également *ḍawra* ou *nūba*), le 'tour'. Ce système de partage consiste à répartir la direction du sanctuaire entre les huit lignages. Ainsi, les responsables, ḥufḍān (sg. ḥfīḍ), de chaque *fakhḍa* dirigent, à tour de rôle, le sanctuaire et ce durant une semaine. Ils commencent le mardi jusqu'au lundi. Un autre lignage prend alors la relève le mardi suivant. Durant donc toute une semaine, les représentants d'un lignage reçoivent les visiteurs, guérissent les malades et bénéficient des dons et des revenus de location des chambrettes. Me renseignant su l'origine du *ḍawr* auprès du shrīf Jilali, j'apprends que « les descendants de Sidi ʿAbdelʿazīz et de Sidi ʿAli recevaient

---

[13] Qu'il ne faut surtout pas confondre avec la famille l-Baghli. Aucun lien, m'assure-t-on, n'existe entre les deux.

les pèlerins et les patients dans les *qubba* de leurs ancêtres respectifs. Puis, il y avait eu un grand conflit sur les visites et les dons. C'est ainsi que les fils de Sidi ʿAbdelʿazīz ben Yeffu ont commencé à demander aux visiteurs s'ils venaient visiter leur saint ou Sidi ʿAli. Et puisque les pèlerins et les malades venaient surtout chercher la *baraka* de Ben Yeffu, la majorité des dons revenait alors à ses descendants. Après, des gens se sont intervenus pour réconcilier entre wlād Ben Yeffu. Suite à quoi, on a décidé de partager les dons en deux parts égales : l'une pour les lignages de Sidi ʿAbdelʿazīz, l'autre pour les descendants de Sidi ʿAli. Et c'est de là que vient la *ḍawra* du mardi. »

Le système de *ḍawr* a certainement pu réglementer les répartitions des dons entre les différents lignages. Mais il n'a résolu le problème que de façon partielle. D'une part, des personnes – surtout le shrīf Mhirda et Bouchra (et son mari Mustapha) – se situent en dehors de ce système. Ils ont, pour ainsi dire, instauré des institutions parallèles et permanentes, Sid l-Baghli et la *zāwiya*, qui détournent une partie non négligeable des dons. D'autre part, la question du leadership continue d'attiser les passions et les conflits ; des clans ici et là se forment pour soutenir l'une ou l'autre candidature. C'est lors du *mūsm* que l'on s'aperçoit de la fragilité de ce système de partage. Les conflits y surgissent de façon frappante. Durant ces célébrations qui durent plus qu'une semaine, le *ḍawr* est suspendu ; les représentants de tous les lignages doivent exercer en même temps. Une course alors pour occuper les espaces thérapeutiques (*maḥkama*, *khalwa*, tombes) se déclenche et déclenche les plus âcres animosités. Mais c'est l'appropriation des chambrettes, dont le prix de location augmente considérablement, qui provoque les confrontations les plus violentes entre les protagonistes qui cherchent, souvent par la force, à en accaparer le maximum[14]. Fort et craint, Mhirda prend la part du lion[15]. Et même Bouchra – qui bénéficie pour elle seule du loyer des chambrettes de la *zāwiya* – s'y mêle, occupant des cellules avec la force du mot et du gourdin.

Par ailleurs, la tension et le conflit entre sanctuaire et *zāwiya* sont permanents. Les shurfa ne contestent pas seulement l'occupation de celle-ci par Bouchra et Mustapha, mais ils réfutent aussi la désignation '*zāwiya*'. Bien qu'ils réclament fortement l'endroit, ils minimisent sa portée

---

14 Si durant le reste de l'année le prix de la cellule est aux environs de 5 à 10 dirhams (DH), sa valeur pendant le *mūsm* peut facilement atteindre les 300 DH.

15 Ce qui explique le surnom qui lui est donné (et qu'il ne rejette point), Mhirda, qui exprime l'idée de *mhārda* : se batailler, combattre.

sémantique et mystique. Ils l'appellent d'ailleurs *qṣer*, palais, référant à sa fonction mondaine, ou, en des termes plus dévalorisant, *ḥawsh*, un espace où s'attroupe le bétail. Mais pour Bouchra, la *zāwiya* représente l'endroit où habitait le saint Ben Yeffu, sa résidence, *ḍār sayyed* ou son *maqām*[16], réitérant souvent l'opposition entre elle et le sanctuaire. Si la *qubba*, où se trouve le tombeau du saint, symbolise un moment ponctuel de son existence, qui est sa mort, le *maqām*, lui, représente l'endroit où il a passé une grande partie de sa vie. Aussi, toujours selon Bouchra, ce lieu est-il davantage chargé de *baraka* et ses pouvoirs curatifs sont-ils plus grands. Certes, elle n'est pas une descendante biologique du saint, mais elle se réclame de lui et se considère même comme la véritable héritière de son autorité charismatique et de son don de guérison. C'est le saint lui-même qui lui apparaît en rêve, lui transmet ses pouvoirs et lui demande d'occuper son *maqām*. Pour beaucoup de shurfa (beaucoup, car, on le verra, certains ne le récusent guère), tout cela n'est que mensonges : saḥḥāra (sorcière) ? Sans doute ; shuwwāfa (voyante) ? Certainement ; authentique guérisseuse ? Jamais. Pour eux, Bouchra n'a aucune odeur de 'sainteté'. La *baraka* du saint, celle qui donne le droit d'occuper les lieux et le pouvoir pour guérir les patients, ce sont eux qui l'ont et ce n'est pas le rêve qui le dit : ce sont les documents et l'histoire qui l'attestent. L'histoire du saint bien évidemment. Quelle histoire ?

---

[16] La définition que donne Westermarck (1926:60-61) de la notion de *maqām* est très proche de la conception de Bouchra : « The word *maqām* or *mqām* is in Dukkâla applied to a place where a saint has prayed or rested during his lifetime ». Ou encore, le terme *zāwiya* « is applied to a house where a saint is living, or in which a departed saint used to live and which is now inhabited by his descendants, who they show hospitality on a large scale to his *khūddam* and poor people, and in return receive gifts from the *khūddam* » (p. 65).

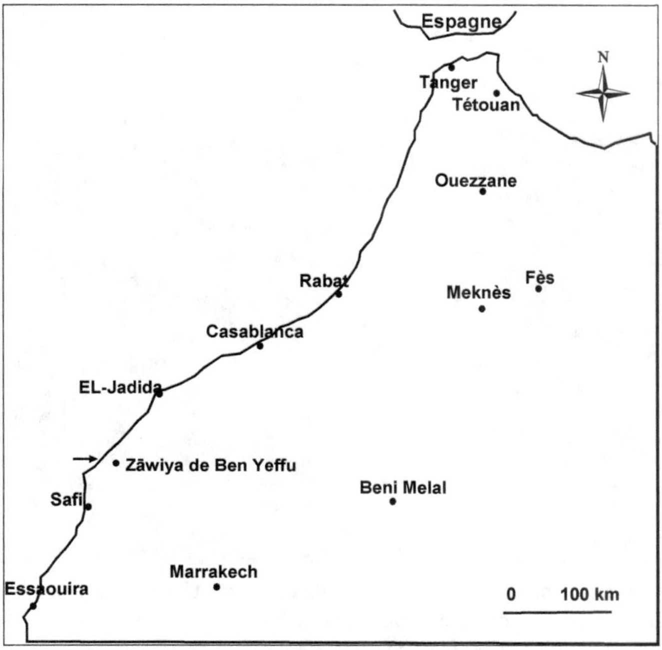

Carte 1. Localisation de la Zāwiya de Ben Yeffu (Nord du Maroc). Le village est à une vingtaine de kilomètres de l'Atlantique.

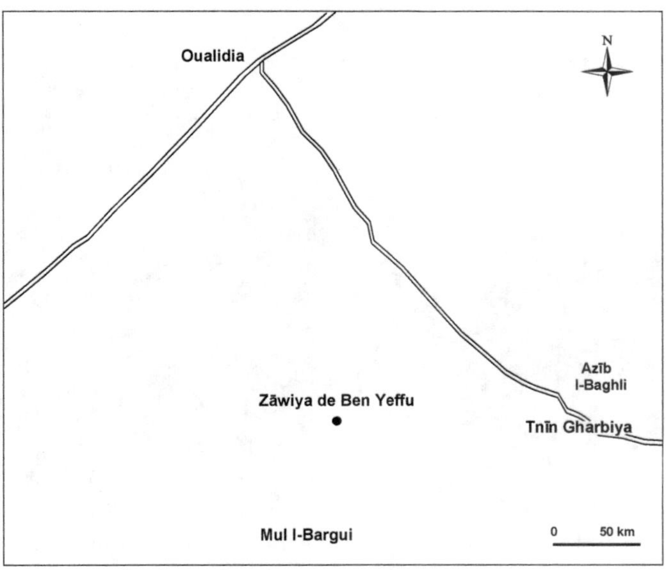

Carte 2. Ben Yeffu est à une vingtaine de kilomètres d'Oualidia et à dizaine de kilomètres de Tnīn Gharbia.

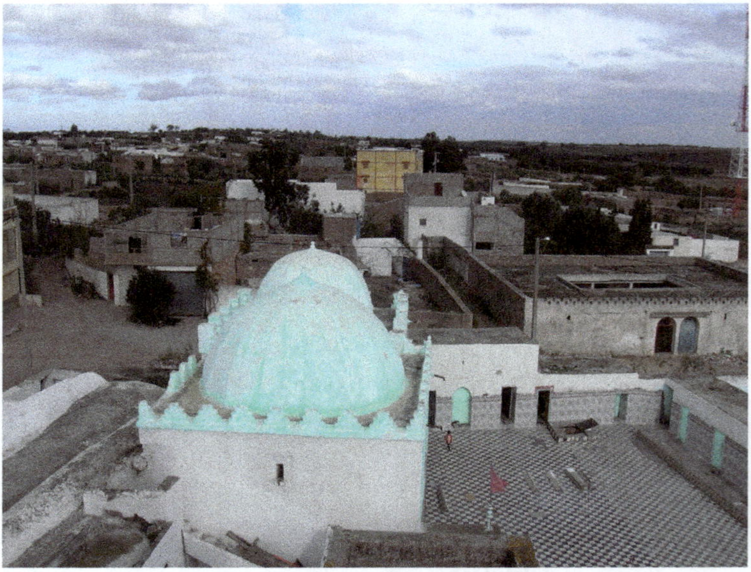

Photo 1. Une vue panoramique de la Zāwiya de Ben Yeffu. L'on voit également l'enceinte du sanctuaire surmonté de deux coupoles blanches, celle de Sidi ʿAbdelʿazīz lui-même (distale) et celle de son frère Sidi ʿAli (proximale).

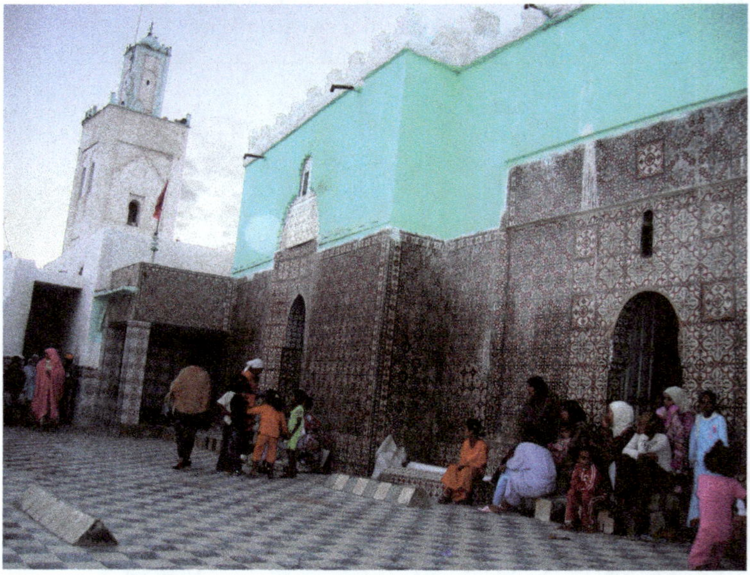

Photo 2. Vue de l'enceinte du sanctuaire où se trouve le mausolée du saint : De droite vers la gauche, on voit le couloir qui sépare les deux sections du sanctuaire, la *maḥkama*, l'entrée de la *qubba* de Sidi ʿAli, puis celle de Sidi ʿAbdelʿazīz ben Yeffu. On voit aussi le minaret de la mosquée du sanctuaire.

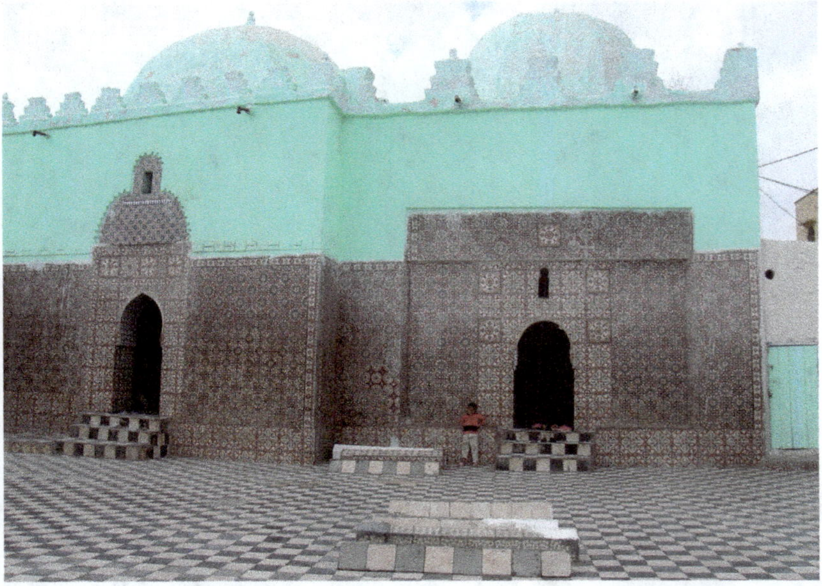

Photo 3. Vue de face des deux *qubba*: à gauche c'est l'entrée de Sidi ʿAli, à droite c'est celle de Ben Yeffu. La coupole du premier est plus grande.

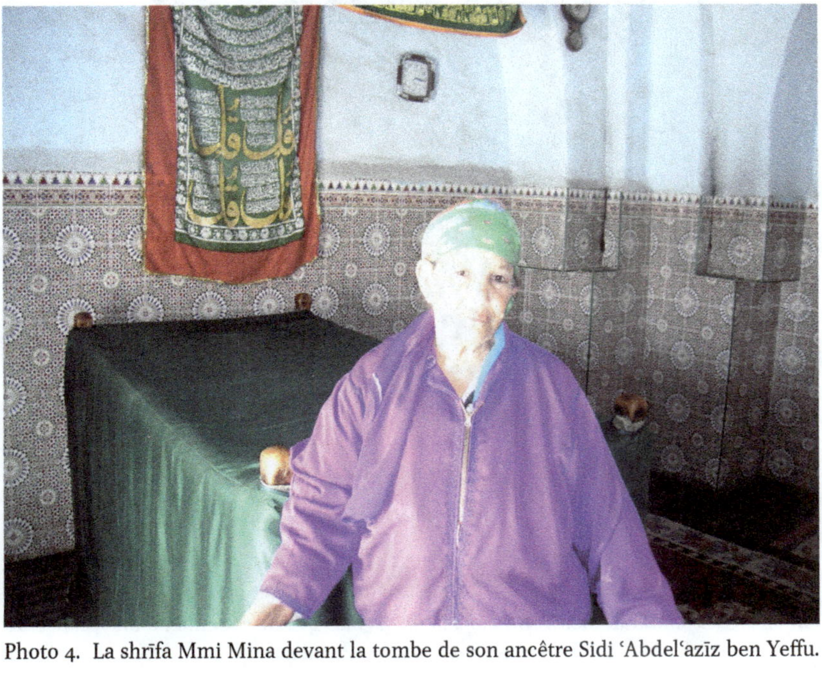

Photo 4. La shrīfa Mmi Mina devant la tombe de son ancêtre Sidi ʿAbdelʿazīz ben Yeffu.

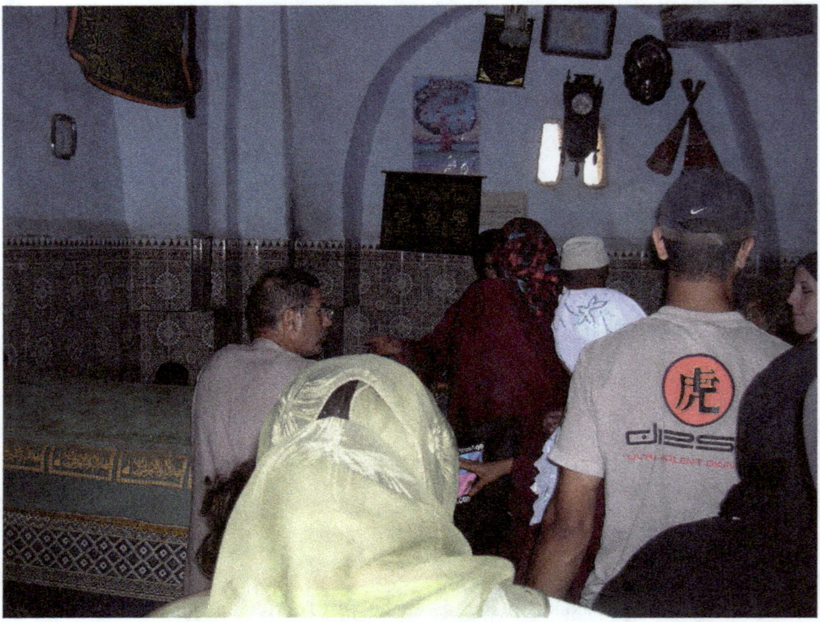

Photo 5. Des pèlerins qui visitent la tombe de Ben Yeffu.

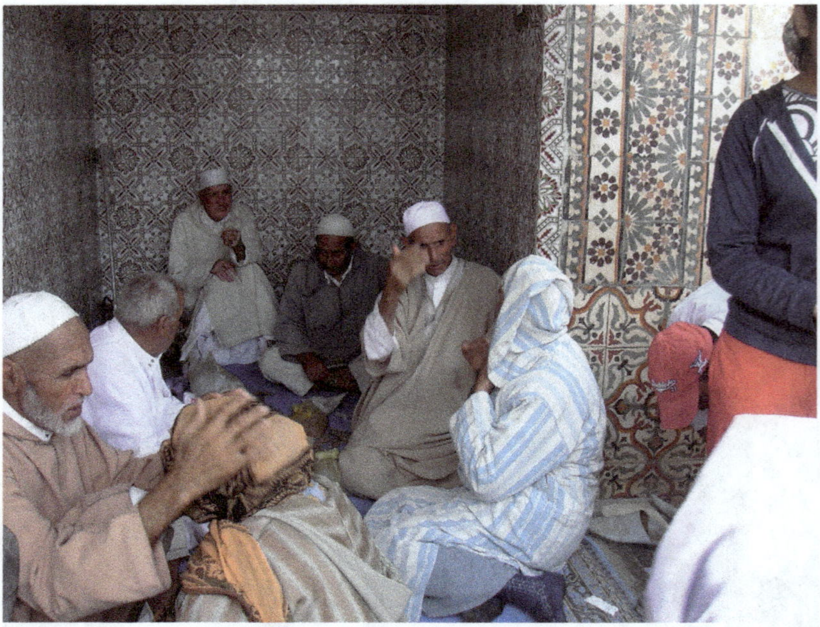

Photo 6. Des shurfa de Ben Yeffu dans la *maḥkama*. L'un d'eux entame une séance de thérapie pour soulager une femme.

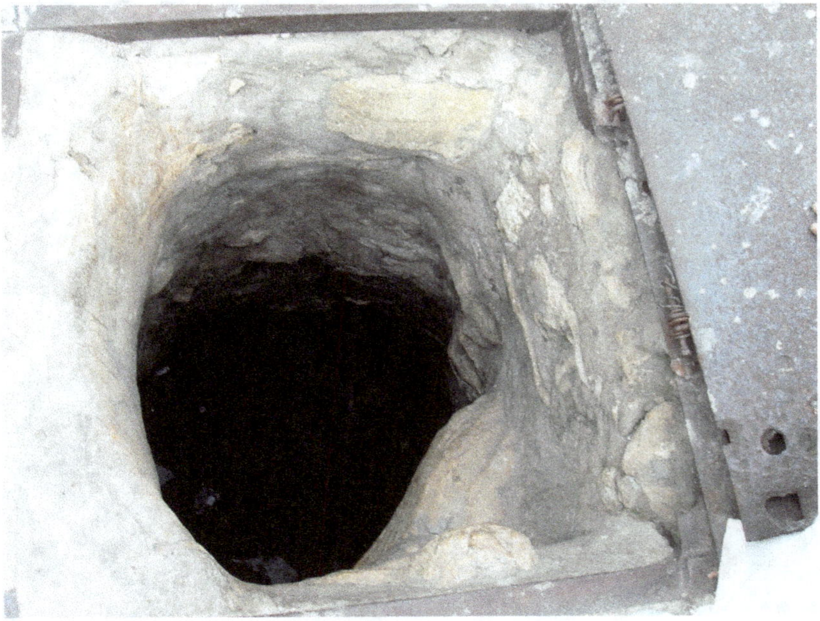

Photo 7. La *khalwa* de Ben Yeffu.

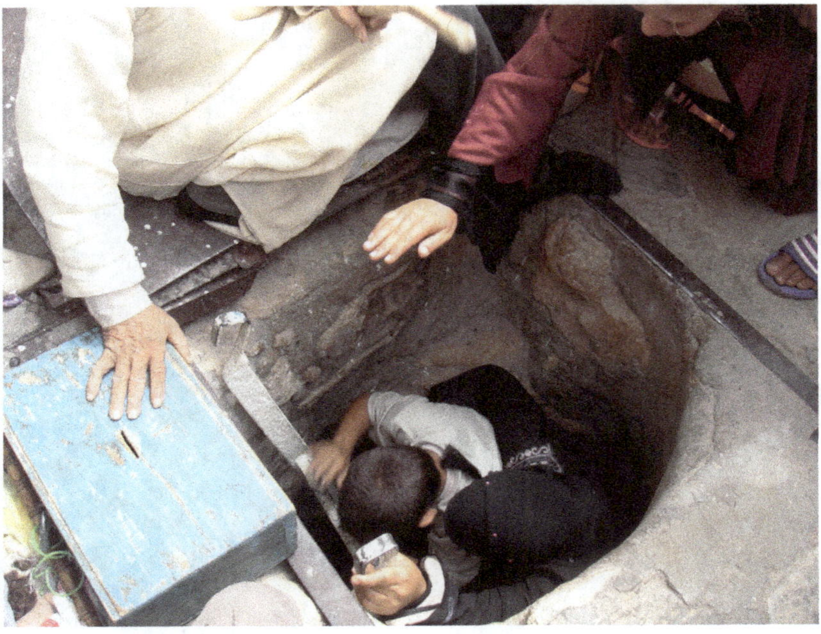

Photo 8. Une dame qui descend dans la *khalwa* avec son enfant.

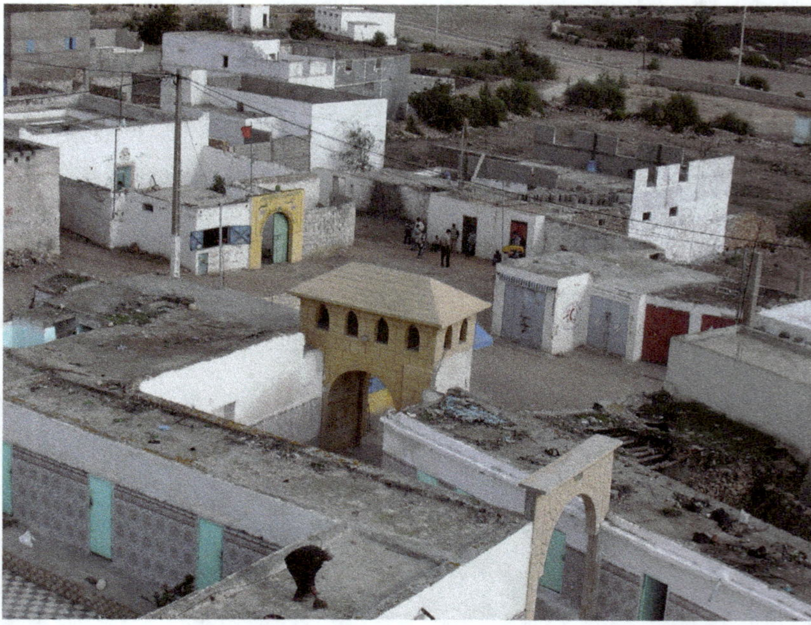

Photo 9. On voit respectivement les portes d'entrée, très semblables, du sanctuaire (proche) et celle de la *zāwiya* (au fond).

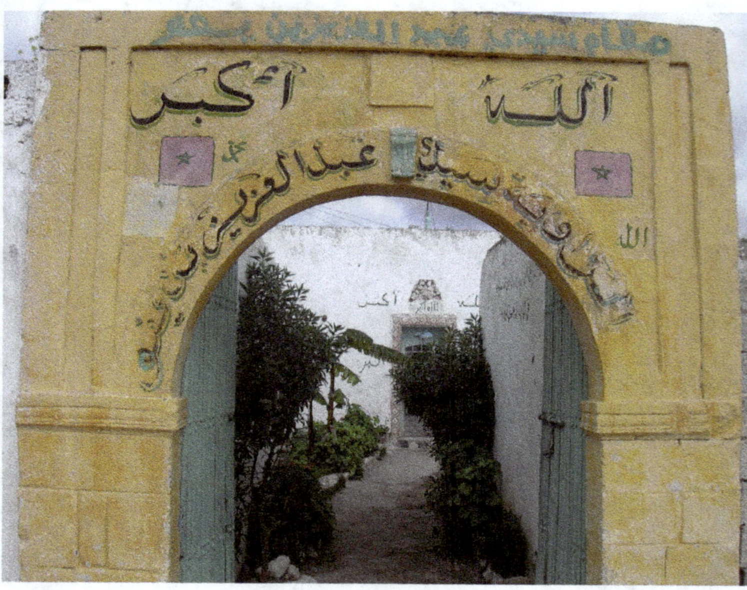

Photo 10. L'entrée de la *zāwiya*. Il y est écrit : *maqām* (résidence) de Sidi ʿAbdelʿazīz ben Yeffu (tout en haut) ; *Allāhu Akbar* (Dieu est Grand) (au milieu), puis la *zāwiya* de Sidi ʿAbdelʿazīz ben Yeffu (en bas).

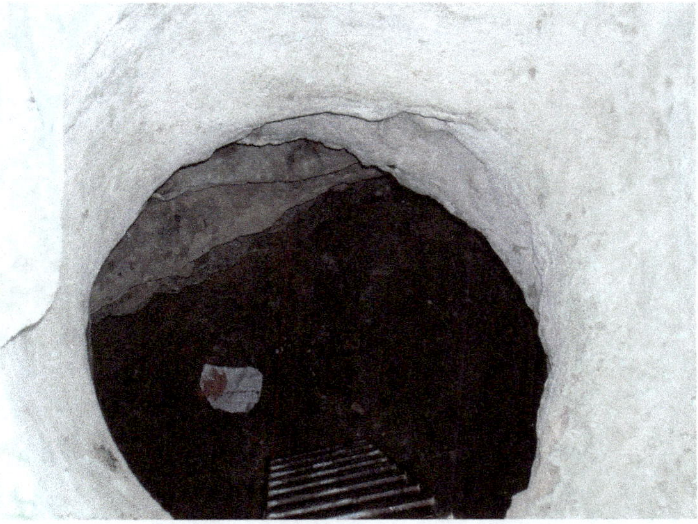

Photo 11. La *khalwa* de la *zāwiya*.

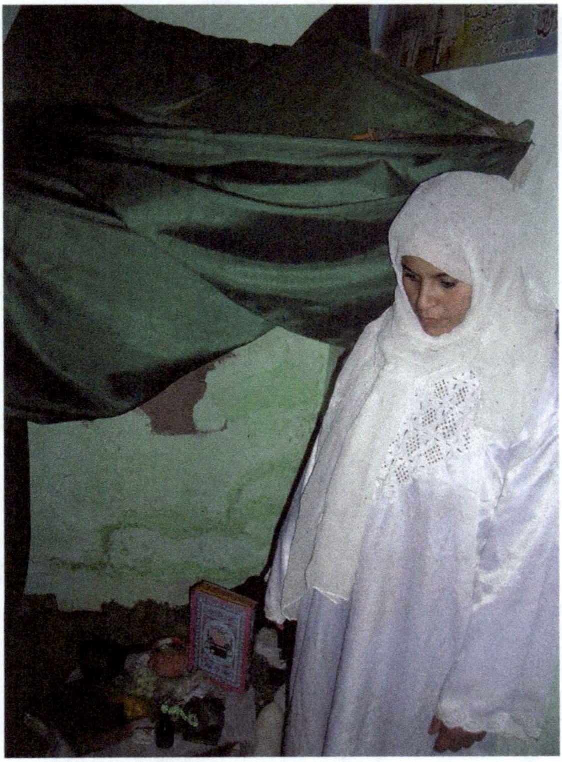

Photo 12. Bouchra devant le voile vert qui couvre la *mida*.

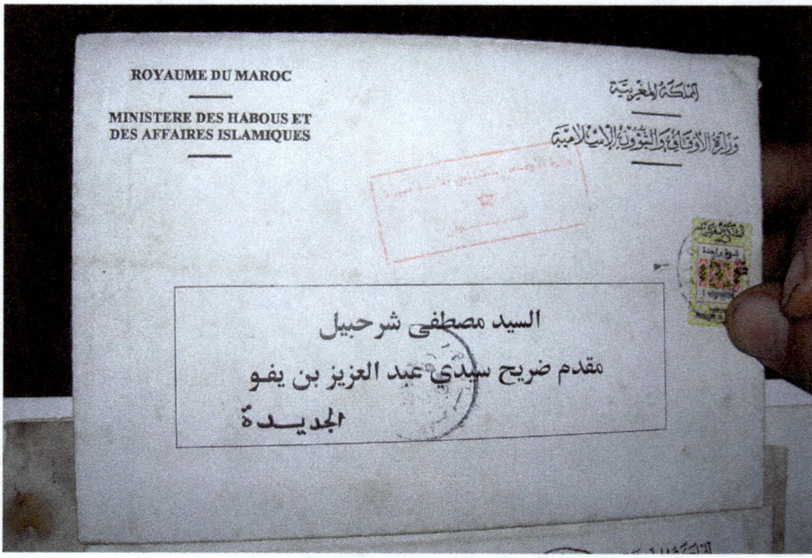

Photo 13. Invitation de la part du Ministère des Habous et des Affaires Islamiques, adressée au shrīf Mustapha, désigné comme mqaddem du sanctuaire de Sidi ʿAbdelʿazīz ben Yeffu.

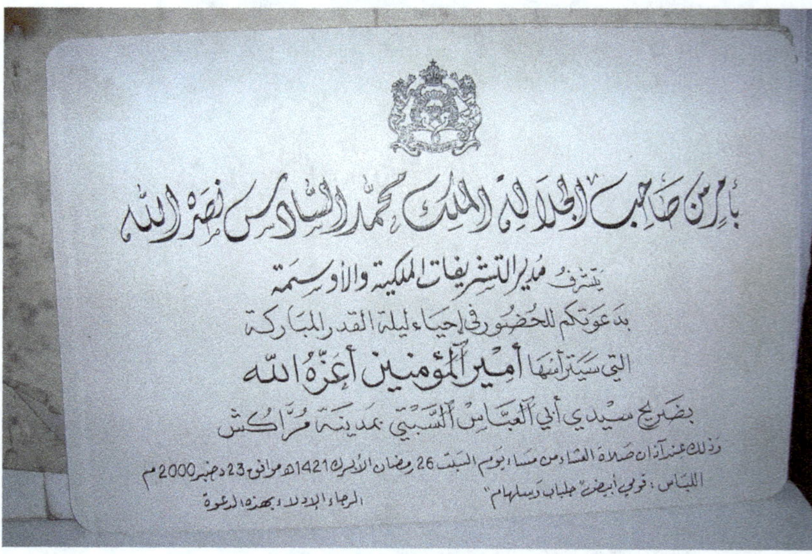

Photo 14. L'invitation dit : « Sous les ordres de sa Majesté, le Roi Mohammed VI que Dieu lui donne la victoire, Nous, Directeur des Protocoles et de la Chancellerie, avons l'honneur de vous inviter à assister à la cérémonie de *laylat al-qadr* (nuit sacrée) que le Commandeur des Croyants, que Dieu Lui accorde la gloire, préside dans le sanctuaire de Sidi Abu al-ʿAbbās al-Sabtī à Marrakech… ».

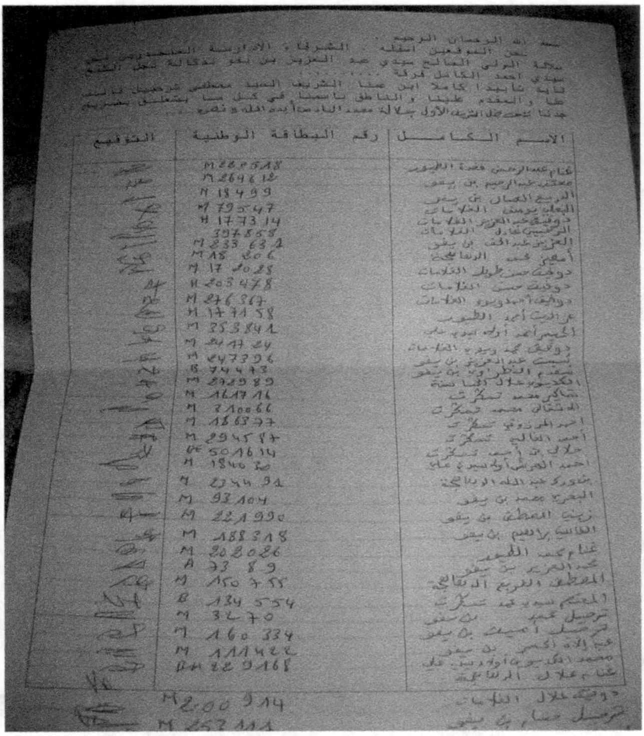

Photo 15. Liste de quelques signataires qui soutiennent la candidature du shrīf Mustapha pour devenir mqaddem, le représentant de tous les descendants du saint. Il y est écrit : « Nous, les soussignés, les shurfā' idrisides et descendants du saint vertueux Sidi 'Abdel'azīz ben Yeffu soutenons vivement notre cousin (*ibn 'amm*), le shrīf Mustapha comme notre représentant et mqaddem en ce qui concerne les affaires du sanctuaire de notre ancêtre, et cela sous la protection du Premier Sharīf, Sa Majesté Mohammed VI, que Dieu lui vienne en aide et lui donne la victoire ». Les signataires notent le lignage dont ils sont issus et le numéro de leurs cartes d'identité nationale.

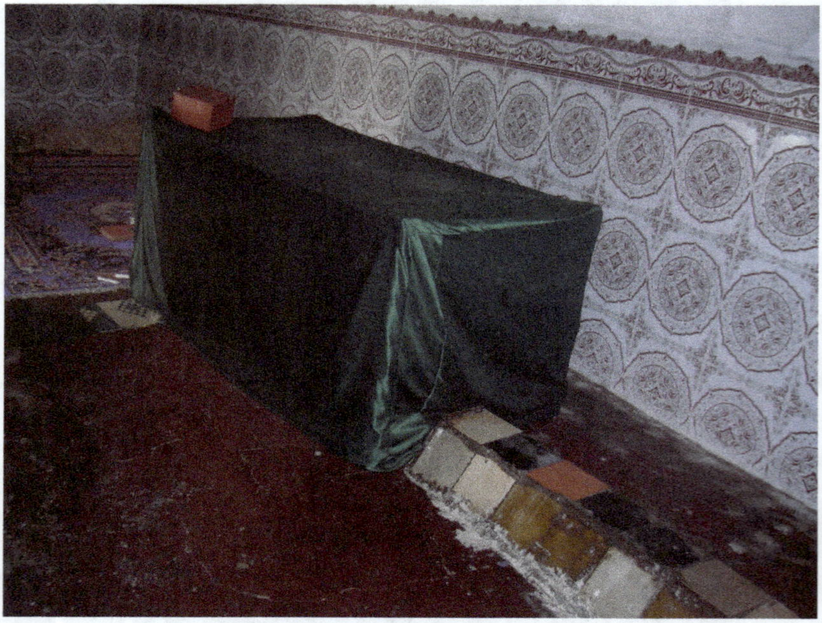

Photo 16. La tombe de Sid l-Baghli. On remarque que le catafalque, couvert d'un drap vert, a été déplacé de son endroit habituel. Normalement, il doit couvrir la tombe que l'on voit sur cette photo relevée avec des carreaux. Le shrīf Ahmed a déplacé le catafalque en face de l'entrée de la loge pour qu'il soit visible aux visiteurs.

CHAPITRE 3

HISTOIRE, MYTHE ET ORALITÉ

Disons-le tout de suite : les données historiques concernant la vie du saint sont très rares, quasi-inexistantes, et incertaines. La seule biographie qu'on possède de lui, très sommaire au demeurant, est rapportée par al-Kanūnī al-ʿAbdī (1937) dans son ouvrage hagiographique *jawāhir al-kamāl*[1]. Ben Yeffu y est désigné comme « Le maître des chevaliers, le fameux wali vers lequel affluent des femmes et des hommes pour se soigner des maladies des djinns et des possessions. Il a vécu au début du XIe siècle ». Cette date que donne l'auteur, correspondant au XVIIe siècle de l'ère chrétienne, reste très incertaine, d'autant plus qu'il ne cite pas ses sources. Il est fort possible qu'il se soit appuyé sur une version orale que lui avait rapportée un des descendants du saint. Pour sa part, al-Samlālī (1983[1936-1938]), dans son *iʿlām*, ne mentionne le saint que de façon passagère et indirecte. Dans un cours poème dédié au sultan Mulāy Sulaymān (1792-1822), Ben Yeffu y est décrit comme un homme pieux, doué d'un grand talent de prédication. En revanche, il n'est pas clair, d'après le texte, si Ben Yeffu auquel le poète fait référence désigne le saint vivant ou mort.

Le saint lui-même n'a laissé aucune œuvre écrite. Le seul poème qui lui est attribué, *sayf Ben Yeffu*, ne fait allusion ni à sa vie ni à son enseignement. Selon al-Hājj ʿAbdallah, celui qui me l'a rapporté en le citant de mémoire, le saint s'en servait pour exorciser les jnūn, c'est pourquoi, dit-il, on l'appelle *sayf*, sabre[2]. Le poème en question comporte une vingtaine de vers, sous forme d'invocations mystiques qui déplorent les conditions d'une vie devenue très difficile (sécheresse et famine), chantent les louanges de Dieu et son Prophète et incitent aux bonnes œuvres :

> Notre Seigneur, les enfants sont affaiblis, les femmes et les hommes sont affamés ;
> Les récoltes ainsi que les bêtes sont perdues et l'obscurité a régné ;

[1] Le titre complet est : *Jawāhir al-kamāl fī tarājimi al-rijāl*, qu'on pourrait traduire par : Les perles de la perfection dans les biographies des hommes de Dieu.

[2] La désignation 'sabre' donne déjà une idée de la portée belliqueuse du rituel thérapeutique. Cette question est discutée dans les chapitres 5 et 6.

Les visages sont épuisés par les péchés et le monde nage dans la mer de la perdition ;
Oiseaux dans les cieux, insectes, petites herbes, tous souffrent la sécheresse et la mort ;
Tu es, Seigneur, le meilleur qui guérit et pardonne ;
Tu es Celui qui secoure, qui console et qui fait pleuvoir ;
Le meilleur Gouvernant, le Généreux, le meilleur qui prive et le meilleur qui donne ;
Tu es Notre assurance et Notre espoir ;
Si Tu nous châties, on l'aura mérité : nos péchés sont énormes et impardonnables ;
Mais si Tu pardonnes, pardonne à tout le monde ;
Tu trouveras, O Seigneur, autres que nous pour châtier, mais nous ne trouverons personnes, hormis Toi, pour prier son pardon ;
Tu as donné et nourri celui qui T'associe des divinités ;
Oublies-tu celui qui T'adore dans l'unicité ! ?
Nous sommes vos enfants même si nous faillons et nous transgressons ;
Nous ne T'avons pas désobéi par arrogance et obstination, mais par ignorance ;
Pardonne, accepte notre repentance et redonne-nous vie ;
Couvre-nous par tes dons et ta générosité ;
Efface nos péchés, change nos destins ;
Accepte, par Ta grâce, nos cœurs ;
Verse sur nous les largesses de Tes dons ;
Et la pluie des miséricordes ;
O Celui qui a les clés des mystères ;
Ne prend pas Tes serviteurs par leurs mauvaises œuvres ;
Si Tu le fais, aucun être, une mouche soit-elle, ne pourrait rester sur terre ;
Prière et paix sur l'Élu, Muḥammad, le dernier des messagers ;
Sur sa famille et ses amis, les justes, qui ont secouru la religion sur leurs chevaux.

D'autre part, les wlād Ben Yeffu possèdent aussi un manuscrit datant de 1971 (1369 H) qui lui-même transcrit d'un autre nommé *al-jafriya* et signé au début du XVIIIe siècle (1116 H). La référence au mot *jafriya* est assez curieuse. Le terme s'applique de façon générale à un genre littéraire à résonnance eschatologique, surtout très fréquent dans la mythologie chiite. Le *jafr* correspond à un parchemin en peau hérité de ʿAli, gendre du Prophète, et qui contient les secrets de l'univers et les sciences du passé et du futur et dans lequel les imāms chiites puisent leurs connaissances. Sans doute l'utilisation du terme par wlād Ben Yeffu voudrait-il seulement souligner les liens forts, mystique et cognatique, avec ʿAli. Il n'est point dans mon objectif, ici, de discuter de l'authenticité de ce document, chose somme toute illusoire, car, outre ses anachronismes patents, il n'est pas réfutable au sens poppérien du terme ; on ne possède rien de tangible qui permettrait de l'affirmer ou de l'infirmer.

Ce qui est cependant intéressant à analyser ce sont ses dimensions sémantiques et politiques. Le texte intègre Ben Yeffu dans une double filiation : l'une mystique, avec le saint-patron de Safi, Abu Muḥammad Ṣāliḥ, l'autre généalogique, mais aussi spirituelle, avec le grand saint Ben Mshīsh et qui toutes les deux remontent jusqu'au Prophète par l'intermédiaire de ʿAli (photo 17, fig. 4). Le *ribāṭ* du premier saint a marqué, et marque encore, l'imaginaire religieux de la région des Doukkala/ʿAbda. Localement, une filiation mystique avec le saint-patron de Safi est symboliquement et culturellement très prestigieuse. La double filiation avec Ben Mshīsh est plus prodigieuse encore, car, on l'a vu, le saint représente, d'une part, le pôle du mysticisme marocain, et d'autre part, le grand symbole du sharifisme idriside.

Contrairement donc à d'autres chercheurs (Filali 2006 ; Maarouf 2007), je me garde de toute discussion théorique sur ce qui pourrait être la véritable histoire du saint. C'est moins cette absence de Ben Yeffu dans les textes hagiographiques qu'il faut analyser que la représentation que l'on se fait de cette absence. C'est justement dans ces obscures absences que l'ethnologie avance, non sans tâtonnement, pour scruter les méandres de l'inconscient et de l'imaginaire. Et aussi paradoxal que cela puisse paraître, c'est l'absence même d'écriture – surtout quand celle-ci est synonyme de pouvoir – qui conserve l'histoire dans sa 'pureté'. Les dérives de l'oralité, la fable, le mensonge mystique, pour reprendre l'expression de Leavitt (2005), sont les sources mêmes de cette conservation. C'est dans ce qu'elle a donc de plus hérétique – perversion, subversion, inversion, adjonction, déviation – que l'oralité permet un accès limpide et juste à l'écriture, à l'histoire. L'écrit, dans l'histoire du sharifisme marocain, est l'instrument d'un « faire l'histoire » ; il est ainsi le moyen de se faire un présent. L'historiographie marocaine s'encadre remarquablement dans les descriptions de De Certeau (1975:118) concernant l'écriture de l'histoire en Occident. Au sens ethnologique, dit-il, l'écriture joue le rôle d'un rite d'enterrement où la narrativité qui enterre le mort est utilisée comme moyen de fixer une place aux vivants. En se donnant dans le langage un passé, la société ouvre ainsi au présent un espace propre : « marquer un passé, c'est faire une place au mort, mais aussi redistribuer l'espace des possibles ». L'usage sociopolitique de l'écriture relègue l'oralité au statut du hors-texte (et du hors-contexte) qui, pour s'élever au niveau du dire authentique, a besoin d'une écriture qui l'historicise.

On comprend dès lors pourquoi il est difficile pour wlād Ben Yeffu d'accepter que leur ancêtre fût un personnage anhistorique. L'information généalogique, comme le dit bien Sebti (1986), est conçue comme étant la mémoire écrite du charisme, et aussi est-elle sollicitée pour confirmer que le prestige présuppose la continuité familiale. Au Maroc, comme dans bien d'autres pays arabes, l'histoire est un mot sémantiquement et sémiologiquement très chargé, un autre mot fort pour dire identité[3]. L'histoire est l'écrit qui trace et légitime le passé et la destinée de chacun. Le terme *maktūb* désigne en même temps l'écrit et le destin ; il est la preuve d'une lointaine et profonde appartenance, d'une légitimité. Dans une société comme celle de wlād Ben Yeffu, où le lignage saint est synonyme tant d'identification que de légitimation, le manuscrit qui l'authentifie a valeur de pouvoir[4]. C'est pourquoi, à chaque fois qu'ils pouvaient le faire, les descendants du saint me montraient des généalogies écrites sur du papyrus, d'anciens décrets royaux, des correspondances avec le Ministère des Habous. C'est sous cet angle qu'il faut approcher les manuscrits (ou leur absence) : non pas comme des documents d'historisation, mais en tant que références de légitimation et de pouvoir. C'est sous cet angle également qu'il faut lire les représentations que se font les wlād Ben Yeffu de l'anhistoricité de leur ancêtre.

Interrogés sur cette absence du saint dans les documents historiques, l'un d'eux m'a référé à un livre, très rare, dit-il, écrit par un auteur, al-ʿAshmāwī, et qui relate la vie de Ben Yeffu. Il s'agit fort probablement du *Kitāb al-taḥqīq fī al-nasabi al-wathīq* (Le livre des généalogies sharifiennes authentiques) écrit effectivement par Aḥmad b. Muḥammad al-ʿAshmāwī et qui traite des multiples ramifications des lignées prophétiques au Maghreb[5]. De ce manuscrit, il existe trois différentes copies à la bibliothèque nationale de Rabat – inscrites sous les numéros 2, 1351, 2299 – que j'ai pues consulter durant le printemps 2011. Dans aucune d'elles, toutefois, on trouve une référence à Ben Yeffu. La seule et brève allusion (à la page 9 du

---

3 Sur la question, voir, entre autres, Bédoucha (2004) qui rapporte la même idée à propos de ses terrains arabes, en Tunisie et au Yémen.

4 Dans son étude sur les Sharqawa, Eickelman (1976:195) affirme : « Most Sherqawa and tribesman know these chains of legirimation only through the myths and legends associated with the maraboutic tombs and shrines that dot the landscape [...]. But this interlocking of written sources, known to exist even by tribesmen, with more popular accounts of these marabouts serves to reinforce the popular acceptance of the latter ».

5 L'ouvrage et son auteur sont mentionnés dans *Les historiens des Chorfa* par Lévi-Provençal (2001[1922]:331-332) qui estime que le manuscrit a été fort probablement composé au cours du XIIe siècle de l'Hégire.

document 1351) est faite aux shurfa wlād ʻAbdelʻazīz que l'auteur compte parmi les nombreux descendants de Mulāy Idrīs. S'agit-il de notre Sidi ʻAbdelʻazīz ou d'un autre ? On ne saurait le dire. Et même si c'était lui, ni sa vie ni sa généalogie n'y sont indiquées[6].

Un autre shrīf, qui se présente comme un leader intellectuel, m'a évoqué un manuscrit que lui-même est en train de préparer en s'appuyant sur des documents précieux et qu'il projette de publier dans un futur proche. Malgré mon insistance, je n'ai jamais pu voir ni le manuscrit ni les sources dans lesquelles il a puisé ses données. Un troisième shrīf m'a donné l'explication suivante : les manuscrits qui traitent de la vie du saint étaient tous conservés par le richissime al-Hājj ʻAbdallah ben Kerrum – qui vivait à l'époque du Protectorat et que mon interlocuteur avait côtoyé de très près, car il était son neveu – dans son prestigieux palais dont il existe encore des vestiges témoignant de sa magnificence et de sa grandeur (photo 18). Accusé de trahison par les nationalistes, Ben Kerrum fut assassiné après l'indépendance et le palais brûlé avec toutes ses bibliothèques. La demeure contenait certainement de nombreux manuscrits précieux qui ont disparu après l'assassinat de leur propriétaire. Mais est-ce qu'il y avait parmi eux des écrits sur Ben Yeffu ? Il s'agit là probablement d'un mythe qui permet d'expliquer l'absence du saint dans les livres d'histoire.

Pour beaucoup de wlād Ben Yeffu, mon travail consistait essentiellement à faire de l'histoire, l'histoire du saint, bien évidemment. Parfois, lors de quelques rencontres nocturnes d'été, quand j'évoquais le récit du saint, celui-là même que ses descendants m'avaient appris, ces derniers ne pouvaient cacher leurs émotions. Le récit prenait alors une autre valeur ; il devenait écrit. Tout se passe comme si sa narration par un étranger (au lignage saint et à la région tribale des Doukkala), universitaire de surcroît, l'arrachait à son oralité et le propulsait dans l'écrit, dans l'histoire. Lors du *mūsm* de 2006, les membres de *l'Association des Descendants de Ben Yeffu,* formée à l'occasion, m'ont même demandé d'écrire un abrégé d'histoire sur la vie du saint pour pouvoir le distribuer aux pèlerins et aux visiteurs. J'ai hésité. Plusieurs membres de l'Association sont des hommes éduqués – vivant surtout à Safi, à El-Jadida et à Casablanca et qui viennent pour passer les vacances d'été et la cérémonie annuelle à Ben Yeffu – et connaissent l'histoire du saint par cœur ; mais le fait que le récit soit écrit par un

[6] À la bibliothèque nationale de Rabat, il existe un autre manuscrit d'al-ʻAshmāwī intitulé *Kitāb al-iʻtibār fī nasabi al-nabbiyyi al-mukhtār* (La généalogie du Prophète) et inscrit sous le numéro 1049. L'ouvrage est très court, d'une dizaine de pages, et ressemble plus à un résumé du *Kitāb al-taḥqīq fī al-nasabi al-wathīq*.

universitaire, qui n'est pas des leurs, se consacrant à l'étude du saint a sûrement été perçu comme une sorte de légitimation. Je n'ai pas écrit l'abrégé de l'histoire, mais mon ami Jamal qui m'accompagnait s'en est chargé. Il a fait le 'sale' boulot à ma place. Pour ne pas heurter la sensibilité, ou plutôt la rationalité, de certains membres de l'Association, il a rédigé un résumé 'rationalisé' et moins fabuleux du récit. Mais comment alors faire l'histoire d'un saint sans-histoire ?

Sans doute, j'ai jusqu'ici utilisé le mot 'mythe' de manière quelque peu abusive. Oui ! Abusive, étant donné que mes interlocuteurs n'emploient jamais ses équivalents marocains ou arabes (*usṭūra, khurāfa, khrrīf*) qui ont une connotation très péjorative, renvoyant au factice et aux constructions mensongères. Pour désigner l'histoire de leur ancêtre, wlād Ben Yeffu utilisent, plutôt, les mots *ḥkāya* et *qaṣṣa* qui veulent tout simplement dire 'récit', mais qu'il faut surtout entendre dans le sens d'histoire véridique. C'est justement cette histoire qu'on me conta, dès ma première visite à la Zāwiya en octobre 2005 : « c'est *qaṣṣa-tjaddna* », l'histoire de notre ancêtre, me dirent-t-ils. Puis, plusieurs, le même jour, me relatèrent les épisodes de cette histoire : l'origine saḥarienne de Ben Yeffu ; son passage par Marrakech et sa rencontre avec les saints de la ville et un esprit redoutable ; son arrivée à Doukkala où il s'installe et sa confrontation avec la population locale ; et, finalement, sa rencontre décisive avec le fameux Sultan Noir. Et ce sont ces mêmes séquences, que j'ai entendues et réentendues durant tous mes séjours au village, qui représentent la substance de l'histoire du saint[7].

Cependant le récit relate moins la vie du saint et son enseignement que l'ensemble de miracles et d'exploits qu'il a accomplis durant son périple. Il est donc une geste[8]. Mais la parole qui relate ces prouesses est en-deçà de l'histoire. Elle se situe dans des temps et des lieux autres et originels. En mettant en scène des hommes exemplaires, des héros, des êtres surnaturels et une géographie céleste, le récit décrit l'origine de la vie sociale et explique la naissance de la culture. Il est une parole fondatrice. Il est mythe. Mais celui-ci, comme le dit si bien Barthes (1957), ne saurait surgir de la nature des choses ; il ne peut avoir qu'un fondement historique. Il est, de

---

[7] D'autres récits – des rencontres avec d'autres saints – qu'on m'a narrés ici et là et qui ne sont pas connus de tout le monde – viennent alimenter ce noyau. Ils ne seront pas tout de suite inclus au récit que je relate ci-après, mais j'en ferai appel lors de mes interprétations.

[8] Du mot latin *gesta* qui, étymologiquement, veut dire exploits et réfère à l'ensemble de longs poèmes, composés du XIe au XIVe siècle, où sont chantés les hauts faits de personnages historiques ou légendaires (Larousse).

ce fait, une parole choisie par l'histoire. Et c'est bien là où réside sa double structure, à la fois historique et anhistorique (Barthes 1957 ; Lévi-Strauss 1958 ; Pouillon 1993)[9]. Au lieu alors de chercher à comprendre, comme dans la méthode historique classique, les événements et leur succession diachronique, c'est la portée sémiologique de cette anhistoricité même, du personnage et du récit, qu'il faut étudier et analyser. Ce qui importe donc c'est surtout le discours de l'acteur et l'interprétation qu'il donne de son histoire. Drouin (1996) le dit si bien : la tradition orale constitue une littérature hagiographique dont la partialité n'est pas en cause puisqu'elle renvoie non pas à une réalité au sens historique, mais à la vision que le groupe a de cette réalité transmise comme constitutive de son histoire réelle. C'est bien cela qui détermine ce caractère ouvert – une ouverture à l'histoire notamment – et malléable du concept mythique, le signifié, où c'est moins le réel qui est investi qu'une certaine connaissance du réel (Barthes 1957).

Selon cette approche, c'est surtout la réécriture, transmission orale comprise, de l'histoire qui est analysée. Pourquoi a-t-elle été transmise ainsi et pas autrement ? Comment cette réécriture permet-elle une identification des descendants du saint et leur positionnement par rapport aux Autres ? Une telle démarche, on le verra, a le mérite de reconsidérer l'aspect créatif et imaginatif des acteurs et de mieux saisir la conception du pouvoir dans l'imaginaire marocain et les attitudes des gens devant le changement social et politique. Ceci dit, cette analyse sémantique ne négligera aucunement la dimension historique et les rapports, directs et indirects, entre anthropologie et histoire[10]. Ainsi, l'analyse anthropologique du mythe permet

---

[9] Pouillon (1993:52) écrit à ce propos : « C'est en ce qu'elle a de trop pleinement transparent que l'histoire est mythe, précisément parce que le mythe n'est que sens ». On peut donc, ajoute-il, bien faire de l'histoire avec du mythe.

[10] Lévi-Strauss (1958:30-31) a bien montré les destins indissociables des deux disciplines. Ainsi, l'ethnologie ne peut guère rester insensible aux processus et aux développements historiques et aux expressions conscientes des phénomènes sociaux. Le but de l'ethnologie, dit-il, « est d'atteindre, par-delà l'image consciente et toujours différente que les hommes forment de leur devenir, un inventaire de possibilités inconscientes [...]. En ce sens, la célèbre formule de Marx : 'Les hommes font leur propre histoire, mais ils ne savent pas qu'ils la font,' justifie, dans son premier terme, l'histoire, et dans son second, l'ethnologie. En même temps, elle montre que les deux démarches sont indissociables ». Certes la distinction que Lévi-Strauss introduit entre histoire/conscient *versus* ethnologie/inconscient est incomplète – puisque l'ethnologie, dans cette perspective, doit se contenter de dégager la structure (un schème unique) inconsciente et sous-jacente à des formulations multiples, et permanente à travers un ensemble de successions et d'oppositions d'événements – toutefois ses remarques quant à la pertinence de la combinaison entre analyse historique et analyse anthropologique sont pénétrantes. La solidarité des deux, ajoute-il, permet de bien soupeser et évaluer dans leurs rapports respectifs les éléments du présent. Et c'est

non seulement de servir de matière pour faire l'histoire, mais aussi, et surtout, d'outil analytique pour l'interroger, secouer ses dits et jeter la lumière sur ses non-dits, ses sous-dits et ses sur-dits, et par-delà, et en retour, de comprendre les dits du présent. C'est cette lecture croisée, du mythe (et la tradition orale) à travers l'histoire et de l'histoire à travers le mythe, qui est capable d'enrichir et d'approfondir notre compréhension des deux. Car, comme l'affirme Hammoudi (1974), lu à la lumière d'autres faits historiques, le mythe finit par livrer son message historique. Écoutons donc ce récit « sans dédaigner certains repères historiques qui peuvent donner un sens à cette zone d'ombre investie par l'imaginaire » (Khaïr-Eddine 1984:24-25).

* * *

Sidi ʿAbdelʿazīz, qui sera plus tard connu comme Ben Yeffu, est originaire du Saḥara, de la Sāguia Ḥamra précisément[11]. Dans son périple spirituel (*siyāḥa*), le saint passe par la ville de Marrakech où il trouve une population terrorisée par un esprit malveillant[12]. Celui-ci souille les mosquées de la cité en y urinant avant chaque prière et interdit aux habitants l'accès à la seule source d'eau qui alimente toute la ville. Pour les laisser puiser l'eau de la source, l'esprit exige en échange une belle vierge en mariage. Ben Yeffu demande alors à rencontrer les sept saints de Marrakech[13]. En contrepartie d'un décret reconnaissant sa sainteté, Sidi ʿAbdelʿazīz leur propose de débarrasser la ville définitivement du démon. Dans un premier temps, les sept saints ne donnent pas suite à sa requête et décident de le tester pour savoir s'il est un véritable saint ou seulement un *majdūb*. Ils lui présentent alors deux plats de couscous : l'un dont la semoule est *ḥalāl* (licite) mais dont la viande est *ḥarām* (illicite), l'autre est inversement composé

---

seulement quand elles aborderont de concert leurs sujets d'études que leurs analyses respectives, de la société et de l'histoire, sont plus sûres et plus convaincantes.

[11] Dans une autre version, il s'agit de Wād al-Rayḥān que mes interlocuteurs situent également dans le Saḥara, près de la Sāguia Ḥamra.

[12] Mes interlocuteurs utilisent indistinctement les termes *ʿafrīt* et *jenn*. Les *ʿafārīt* sont surtout désignés comme des êtres surnaturels mythiques. Ils sont rarement mentionnés comme acteurs dans la possession, voir par exemple Westermarck (1926) et Crapanzano (1973, 2000).

[13] Dans une autre version, que j'ai entendue une seule fois, il s'agit de 40 saints. Notons qu'aussi bien le chiffre 7 que 40 sont des nombres culturellement très chargés. Ils reviennent souvent dans les récits, et sont aussi très utilisés dans la magie (Doutté 1984[1908] ; Westermarck 1935 ; Dermenghem 1954).

d'une semoule *ḥarām* et d'une viande *ḥalāl*[14]. Sidi 'Abdel'azīz prend la viande licite et la met sur la semoule licite et en mange. Après s'être finalement convaincus de la force de sa *baraka*, les saints de la ville l'autorisent à affronter le djinn malfaiteur. À la fin du mois, une jeune et belle fille est attachée tout près de la source où il demeure ; le saint écrit quelques mots sur un papier et attend la sortie du djinn. Quand celui-ci apparaît, Sidi 'Abdel'azīz déchire le morceau de papier en deux et souffle de toutes ses forces « ffu » ; l'esprit malveillant est aussitôt brûlé, il devient cendre. « Ffu », c'est de là que vient le nom du saint : Ben Yeffu. Reconnaissant sa force et son don divin, les sept saints lui signent le *ḍahīr* (décret) de la *wilāya*[15].

Décret en main, Sidi 'Abdel'azīz quitte la ville et poursuit son voyage jusqu'à ce qu'il arrive à Safi qu'il quitte aussitôt parce qu'il n'y trouve pas assez d'eau. Il continue alors sa route jusqu'à la région des Doukkala. Il prend son bâton de pèlerin, frappe la terre et d'un seul coup, l'eau en jaillit miraculeusement. Il décide de s'y établir. Non loin de là, les Semlala étaient en train de diviser la viande d'une vache qu'ils venaient de sacrifier. Ben Yeffu envoie son muletier (dans une autre version, il envoie son petit frère Sidi 'Ali) pour leur demander une part du sacrifice. Ils refusent. Contrarié, le saint lui donne son bâton et lui réordonne d'aller toucher la peau de l'animal. Et miracle ! Dès que le serviteur du saint a touché cette peau, tous les morceaux de la viande déjà débitée se trouvent attirés et captés par la carcasse de la vache. Celle-ci ressuscite. Le saint prend son couteau, sacrifie à nouveau l'animal et en répartit la viande équitablement. Toujours sceptiques, les Semlala décident de tester Ben Yeffu pour s'assurer de la véracité de sa sainteté : s'il est vraiment un saint ou seulement un sorcier (saḥḥār) ; ils lui présentent alors un homme paralysé (*zaḥḥāf*) en lui demandant de le guérir. Le saint s'approche du patient et souffle 'ffu', deux fois, et lui dit de se mettre debout. Le paralytique se met à marcher normalement. Convaincus de sa *baraka*, les Semlala lui prêtent allégeance (*bay'a*). Et c'est ainsi qu'a été fondée la Zāwiya de Ben Yeffu.

---

14 Si le mot *ḥalāl* est assez clair et désigne une nourriture licite (non prohibée par la *sharī'a*), le terme *ḥarām* pourrait, par contre, porter à confusion, puisqu'on ne voit pas comment une semoule de blé pourrait être illicite. Quand j'ai demandé à mes interlocuteurs quel sens ils donnent à ce terme, ils m'ont informé que la semoule pourrait être d'une origine douteuse, volée par exemple ; la viande *ḥarām* pourrait être *jīfa* (celle d'un animal non immolé).

15 Dans une autre version, ils lui apposent sur le corps (le dos et les mains) le sceau de la sainteté. J'utilise les mots comme ils sont prononcés sur le terrain : *ḍahīr* et non *ẓahīr*. Voir les modalités de transcription au début de l'ouvrage.

Mais non loin de celle-ci, dans la ville antique d'al-Madīna al-Gharbiya régnait un grand roi, al-Sulṭān l-Kḥel, le Sultan Noir. Informé de l'arrivée du saint dans la région et de ses exploits surnaturels et craignant pour son royaume la concurrence de celui-ci, le Sultan Noir vient le chercher avec toute une armée. Arrivé à la Zāwiya, le monarque exige sans appel le départ du saint loin de son royaume ; mais celui-ci, conforté par la présence d'une armée de génies, refuse et affronte le sultan et ses soldats. Contrarié et enragé par l'entêtement de Ben Yeffu, le roi et ses forces armées attaquent le saint. Mais celui-ci, d'un seul geste de la main, ordonne à ses djinns de contrattaquer et soudainement et miraculeusement les soldats du monarque s'envolent avec leurs montures dans le ciel. Battu et humilié, le roi supplie le saint de l'épargner, ce dernier accepte mais exige en contrepartie la signature d'un décret (*ḍahīr*) attestant clairement qu'il est shrīf. Le roi le promet et Ben Yeffu ordonne, alors, à ses djinns d'épargner le souverain et son armée. Le Sultan Noir signe le décret et, avant de rebrousser chemin, dit à Ben Yeffu : « je suis sultan et tu es sultan ».

* * *

Le récit relate les différents épisodes décisifs dans la vie du saint, depuis sa sortie du désert marocain jusqu'à la fondation de sa Zāwiya dans la région des Doukkala. Cependant, il ne faut pas voir dans cette succession d'événements une histoire continue et linéaire. Le mythe, comme le rappelle Pouillon (1993:38-39), raconte une histoire qui n'est pas réductible à un simple enchaînement d'épisodes, même si rien d'autre que celui-ci n'est apparemment dit. Les séquences « se suivent mais, si l'on peut dire, ne se tiennent pas, du moins pas en vertu d'une causalité qui les lierait chronologiquement [...]. Ils se répondent les uns aux autres en fonction de représentations sous-jacentes – cosmologiques, religieuses, politiques... –, lesquelles sont le véritable moteur d'une narration qui peut se dérouler sur plusieurs plans à la fois ». Telle que narrée, la geste de Ben Yeffu se déroule sur quatre épisodes différents qui se succèdent et se complètent et qui peuvent être lus à fois comme une glose et une légitimation : mystique, territoriale, thérapeutique et politique.

L'ensemble de ces dons, et les pouvoirs qui en découlent, sont exprimés en termes de *baraka*. Celle-ci symbolise non seulement le signe évident (*al-burhān*) de la sainteté du wali, mais aussi le fruit de son action[16]. La supériorité sur les saints de Marrakech, la neutralisation du génie qui

---

[16] Pour une discussion plus détaillée des notions *baraka* et *wali*, voir Rhani (2009).

terrorisait la cité, la distinction entre le *ḥalāl* et le *ḥarām*, la résurrection de la génisse immolée, la guérison du paralytique et la domination du Sultan Noir sont toutes des preuves tangibles de la *baraka* du wali. Son origine saḥarienne même et son voyage sont porteurs des plus grands signes de la sainteté. Il est de la Sāguia Ḥamra, une contrée considérée comme un berceau de la sainteté maghrébine[17]. En quittant son Saḥara natal, Ben Yeffu prend un accoutrement rapiécé (*darbala*), coupe ses attaches sociales, et erre en se dirigeant vers le nord, entreprenant ainsi la première station décisive sur la voie de la sainteté : la *siyāḥa*[18]. Le voyage de Ben Yeffu le conduit à Marrakech, une ville très réputée pour ses saints. Mais sa rencontre avec ces derniers est faite de mépris et de méfiance. Et lorsqu'il leur propose d'affronter le génie, ils déclinent fermement sa demande, le prenant pour un simple majdūb, incapable de neutraliser un esprit qu'eux-mêmes n'étaient pas aptes à affronter.

Étymologiquement, le terme marocain 'majdūb' est un dérivé de la racine verbale arabe *jadhaba*, qui signifie 'tirer à soi', 'attirer' ; il désigne toute personne attirée, séduite par quelqu'un ou quelque chose. De point de vu mystique, le 'majdhūb' est attiré par et vers Dieu ; il représente ainsi l'aspect passif de la vie spirituelle, la primauté de la grâce et de l'extase. Ce faisait, il existe une distinction notoire entre le wali et le majdhūb. Si celui-là est présent à Dieu et au monde, celui-ci, quant à lui, est présent à Dieu mais absent au monde ; on comprend alors, écrit Jamous (1994:53), « que la perfection du premier lui donne une supériorité et même une autorité sur 'l'hébétude' du second ». Le majdhūb est un saint libre qui échappe à toute autorité et ignore toute barrière humaine ou institutionnelle, transgressant ainsi les règles religieuses et sociales. Dans l'usage courant au Maroc, le

[17] La région, selon Dakhlia (1993:183), relève à la limite d'une géographie céleste, un pôle réfléchi de l'Orient (et l'Arabie originelle) et le lieu d'une véritable refondation de l'islam. Aussi intéressante qu'elle puisse être, cette interprétation appréhende, néanmoins, la région comme un *topos* et n'explique pas non plus pourquoi d'autres saints, et pas les moindres, sont, eux, originaires de l'Orient même. Je suis plutôt enclin de croire que la région s'est imposée comme un pôle de la sainteté, parce qu'elle représente dans l'imaginaire le point le plus loin du pays, une zone reculée. Elle est ainsi un symbole d'étrangèreté ; une extériorité, on le verra, essentielle à l'accomplissement de la sainteté et du politique. D'autant plus que la Sāguia Ḥamra se trouve à la limite d'une autre région mémorable, le Sūdān, le berceau des génies, un autre signe de cette étrangèreté fondatrice.

[18] La *siyāha* constitue une phase importante de l'apprentissage initiatique qui conduit aussi sûrement à la sainteté que la vie contemplative des ermites. D'innombrables saints, écrit Brunel (2001[1955]), de l'Orient ou de la Sāguia Ḥamra, ont arpenté le Maghreb, priant Dieu et sermonnant les hommes ; leur *siyāḥa* est le propre des âmes fortes, des âmes élues de Dieu. La pérambulation peut éventuellement représenter une forme permanente de sainteté pour certains individus ou certains ordres religieux, comme les Heddāwa marocains.

terme 'majdūb' est souvent employé pour nommer les saints errants, comme il peut désigner aussi un possédé par les génies[19]. Ainsi, tant dans son sens mystique que dans son usage courant, le majdūb est un saint marginal. Il est quelqu'un qui n'appartient plus à ce monde, qui est sorti partiellement ou complètement de la réalité humaine et sociale pour s'intégrer dans le monde du divin et des esprits. Vivant dans la marge, il incarne de ce fait la figure de la sainteté anti-exemplaire[20]. Et c'est probablement en tant qu'être marginal que les saints de Marrakech, représentant le centre (le monde social et l'autorité religieuse), l'ont sous-estimé et ignoré. Traiter Ben Yeffu de majdūb, c'est le rabaisser à un niveau inférieur de la sainteté. Mais notre saint fait montre de beaucoup de caractère et domine l'esprit redoutable qui martyrisait toute la ville de Marrakech. En dominant le monde des jnūn, il domine celui des humains et achève sa quête de sainteté. De saint marginal, il passe au centre. Une transition marquée surtout par la fondation de sa propre Zāwiya, un signe bien révélateur de la maîtrise et de la reconnaissance.

Mais « deux serpents ne peuvent cohabiter dans le même antre », dit l'hagiologie marocaine à propos de la rencontre de deux saints puissants dans le même territoire. L'un d'eux doit absolument quitter pour aller fonder sa propre voie, ou *zāwiya*, ailleurs. Tout en reconnaissant sa sainteté et la puissance de sa *baraka*, les saints de Marrakech supplient Ben Yeffu de quitter la ville. Il ne s'y objecte guère et la laisse aussitôt, continuant son voyage et cherchant un terroir où s'établir. Il passe tout d'abord par Safi où il ne peut s'installer, car, dit le mythe, il n'y trouve point d'eau. Dans une variante du récit, le saint quitte Safi, non pas à cause de la difficulté de la vie dans la région – tout au contraire la culture, et donc l'eau, était abondante – mais à cause de la débauche de ses habitants[21]. Pour Ben

---

19 Sur le majdūb (majdhūb), voir (Dermenghem 1954 ; Premare 1985 ; Jamous 1994 ; El Bachari 1997 ; Rachik 1998).

20 Sur cette notion de sainteté ant-exemplaire, voir Rachik (1998).

21 Il n'est pas invraisemblable de croire que cette deuxième variante est postérieure à la première, et qu'elle intervient justement pour la corriger et donner une justification morale au départ du saint et non une raison purement écologique. Tout en référant, au passage, aux relations conflictuelles et concurrentielles qui, à un moment de l'histoire, ont marqué les rapports entre les deux tribus limitrophes : 'Abda et Doukkala. Si bien que ces tensions sont devenues, aujourd'hui, anecdotiques. Le 'Abdi est généralement dépeint par son voisin le Doukkali comme vicieux, rusé et malicieux. Le Doukkali, de l'autre côté, est décrit comme quelqu'un de fort, très combatif, mais idiot. Un autre récit que j'ai recueilli dans la région permet de bien illustrer la nature de ces rapports. Arrivant de son Yémen natal, le saint Mulāy 'Abdessalām traverse l'Afrique et descend à Safi. Les habitants le chassent, il les maudit : « Gens de Safi ! Qu'Allāh rende vos premiers et vos derniers des *safīh*

Yeffu, les habitants de Safi sont des gens dont le 'ddīn' est 'khāsr' : leur religion, leur morale s'entend, est corrompue. Certes, la corruptibilité des habitants de Safi constituerait une raison moins contradictoire avec l'esprit prodigieux qui caractérise tout le récit, mais l'enchaînement de celui-ci permet d'opter, toutefois, pour la raison écologique comme critère déterminant de l'itinéraire du saint. Quand, plus tard, il se rend dans la région des Doukkala, il sonde la présence d'eau souterraine par son bâton. Et frappant la terre, une source en jaillit. La région, raconte-t-on, était *khla*, un désert, un vide, et grâce à la *baraka* du saint, elle est devenue un *jnān* (jardin) où l'on trouve toute sorte de fruits en abondance[22].

Ce prodige – qui rappelle vraisemblablement le geste de Moïse frappant la terre de son bâton pour en faire jaillir l'eau – est assez caractéristique de la sainteté marocaine et les récits hagiographiques et mythiques qui le relatent sont très prolixes[23]. Il est un signe que ces récits partagent. Ils mettent, presque tous, en scène le vide terrifiant, l'aridité absolue et l'impossibilité de la vie que la présence soudaine d'un saint transforme en espace riche et hospitalier. Plusieurs histoires que j'ai recueillies dans la région et ailleurs relatent éloquemment ce pouvoir hydraulique pourvoyeur de vie. Non loin de la Zāwiya de Ben Yeffu, le saint Mul l-Bargui, que nous verrons plus loin, lui-aussi fait sourdre une source et transforme la région qui était déserte et inhabitable (*khla*) en un jardin verdoyant, qu'on désigne aujourd'hui par *Jnān s-Sayyed*. En outre, la geste de Mulāy 'Abdallah ben Ḥsein que j'ai entendue à Tamesloht (sud de Marrakech), et que rapportent aussi Pascon (1983) et Hell (1999), est, à ce sujet, très instructive. Invité, à l'instar de Ben Yeffu, à quitter Marrakech, le saint s'aventura

(vicieux, dépravés) ! » Et décide de s'installer, plus loin, dans les Doukkala. Ce côté coléreux et sévère du saint, très évident aussi dans le récit de Ben Yeffu, n'étonne guère. À ce propos Dermenghem (1954:15) écrit : « Les saints populaires sont facilement sévères, irascibles, susceptible et jaloux [...]. Ils punissent durement des manquements ou des offenses apparemment légères. Ils supportent mal la contradiction ou la résistance, déchaînent les catastrophes sans prendre le temps de la moindre réflexion ».

22 Par ailleurs, le poème *Sayf Ben Yeffu* est aussi appelé *ṭalab al-ghayth*, l'imploration de la pluie et qui raconte les conditions d'une vie difficile, marquée par la sécheresse et la famine qui ravage la culture et les créatures (hommes, fauves, insectes). Ce qui fait dire à Maarouf (2004:113-114), avec raison, que Ben Yeffu « might have come to l-Gharbiya region to use his *baraka* for digging forth water to cultivate the land. He is believed to have dug forth the spring of water in the region, called 'Ain l-Ghur ». Et c'est cette même source, me dit-on, qui alimente la ville de Safi aujourd'hui. Tout se passe comme si le saint contribuait à abreuver la ville de Safi, là où il n'y avait guère d'eau lors de son passage.

23 C'est probablement aussi la raison pour laquelle les sources au Maroc sont généralement le siège d'une pratique rituelle.

dans le désert le plus aride où il fit jaillir, grâce à sa *baraka*, une source et chassa tous les animaux sauvages et ainsi créa l'oasis de Tamesloht.

Sachant que ces *jnān* sont généralement considérés comme espaces interdits, leur présence pourrait être expliquée par la *baraka* posthume des saints. Ce qui contribue probablement à leur biodiversité et à la conservation de certaines espèces végétales sensibles à l'action anthropique. Mon interlocuteur, celui qui m'a rapporté le récit de Mul l-Bargui, a insisté pour dire qu'il est strictement interdit de couper les branches des arbustes du *jnān* et d'y faire paître le troupeau, faute de quoi on encoure une grave malédiction. Dans un article où il a étudié une région présaharienne, Simenel (2004:121) réitère le rôle capital que joue la *baraka* posthume des saints dans le développement et la conservation de ces espaces verts. Il écrit :

> Les espaces sanctuaires abritant des édifices religieux (zaouïa, mausolée, cimetière) liés à des communautés rurales sont qualifiés d'*agdal*. La diversité biologique de ce type d'espace, dont témoigne notamment la présence de nombreuses espèces rares ou en voie de disparition dans le pays Ait Baamran, est expliquée par la baraka du saint local. Les espaces sanctuaires sont considérés par les habitants de ce pays comme des espaces pacifiés et interdits par la menace perpétuelle de la malédiction des saints et des morts qui y sont enterrés. Cette malédiction impose à tout intrus de respecter certaines prescriptions écologiques comme celle de ne pas couper les branches des arbres, de ne pas utiliser le couvert végétal comme fourrage ou de ne pas y exercer de pratiques agricoles ; l'écosystème doit donc y être préservé. De nombreux récits oraux s'appuyant sur des toponymes quadrillant les espaces sanctuaires, relatent leur construction et l'efficacité de la malédiction par des représentations mettant en scène les jnoun et les animaux sauvages.

Certes la *baraka* posthume explique bien la présence de ces jardins interdits, mais il y a lieu de croire aussi que le récit est probablement le reflet d'une réalité historique attestée. Rappelons, ici, que le grand wali Sidi ʿAbdallah al-Ghazwānī, celui-là même qui envoya Mulāy ʿAbdallah ben Ḥsein à Tamesloht, a largement contribué, grâce à ses pouvoirs spirituels et son savoir-faire, à l'irrigation et au peuplement des zones environnantes inoccupées. Outre son don hydraulique, le saint apparaît aussi, dans ces récits, comme un spécialiste de l'agriculture qui s'adonne avec un grand succès au jardinage et à l'élevage. Et c'est probablement grâce à ce don écologique que les saints marocains ont activement contribué aux changements sociaux et aux mouvements démographiques en permettant la sédentarisation des groupes nomades ou des tribus vivant essentiellement de la transhumance.

Dans un environnement marqué par l'aridité, le don de la vie – qui prend une valeur hydraulique liée probablement à un savoir-faire – apparaît souvent comme un miracle, un véritable don surnaturel[24]. Dans les récits mythiques, l'autorité écologique du saint renvoie à un pouvoir sur le *khla* ; un vocable dont le champ sémantique est très large. S'il signifie étymologiquement l'étendue désertique, les lieux très peu fréquentés et le vide, il renvoie aussi à toute une série de notions associées : *dār ta-khlā-t* signifie une demeure aussi bien hantée que désertée ; un tel est frappé (*darbu*) par le *khla*, ou *makhlī*, renvoie à l'idée de perdition et d'effondrement ; quelqu'un de *mkhalwi* est un solitaire, mais désigne aussi un possédé par les esprits ; les gens du *khla* se dit des adeptes de la confrérie des Gnawa pour qui le *khla* symbolise *l-ghāba*, les brousses peuplée d'esprits et de bêtes redoutables. Les lieux propres à cet univers sont multiples : en plus du désert, on compte le monde souterrain, les grottes ainsi que tout au-delà d'une frontière particulière. En un mot, le *khla* représente un « contre-monde »[25] ; un univers situé en dehors de l'ordre commun, un monde de désordre marqué par l'irruption du surnaturel et du sauvage

---

24 Cette articulation du savoir-faire hydraulique et du sacré a été observée par Berque (1978[1955]:249) dans la société du Haut-Atlas. L'histoire raconte qu'un jour un vieillard noir vint se réfugier dans la famille de l'interlocuteur de l'auteur. « On lui donna asile, mais il ne fut pas traité comme il se doit. Quand le lendemain on apprit que l'étranger avait passé la nuit en extase, le père de la famille vint auprès de lui s'excuser de la négligence avec laquelle il avait été traité. La crainte commençait à nous poindre d'une vengeance de ce personnage méconnu. Mais toutes nos offres ne purent venir à bout de son humilité. Nous comprîmes qu'il connaissait tous les lieux de la terre. Il se proposa à nous les décrire. Sa qualité de saint commença dès lors à nous impressionner. Mon père, avide de profiter de sa baraka, le mena dans notre verger, qui manquait d'eau. Le vieillard nous assura qu'une source cachée jusque-là y jaillirait si l'on creusait à l'endroit qu'il indiquerait. Bien mieux il s'offrit à passer avec nous contrat. Si l'on trouvait de l'eau, il faudrait lui servir une redevance annuelle. Dans le cas contraire, il s'engageait à nous demander, par écrit, de l'ensevelir tout vif dans ce trou vainement creusé. Le contrat fut passé en bonne et due forme, et mon père se rendit à Marrakech pour recruter des ouvriers et à acheter des outils. A son retour, le saint était mort. Nous n'avons jamais su l'endroit exact de la source et, depuis ce temps-là, nous avons vainement cherché dans tous les coins du verger : mais sans doute que l'eau n'est plus, maintenant que le saint est parti ». Émile Laoust (1920:426-427) rapporte un autre exemple très significatif : « Il est chez nous, écrit-il, un sorcier ; (les gens) du pays privé d'eau envoient le chercher ; arrivé (chez eux), on égorge un mouton (à ses pieds) en disant : 'nous te demandons Sidi de nous indiquer quelques sources (nappes souterraines) ; juge de nos tourments, nous n'avons pas d'eau. Nous te prions (nous nous adressons à Dieu et à toi) de faire tous tes efforts pour nous en procurer !' [...]. Et il va avec eux et ayant atteint 'l'œil de la source' (le point d'émergence), il frappe (le sol) avec son bâton en leur disant : 'apportez quelques pierres'. Il les met là où il a frappé avec son bâton, il en fait un petit kerkour, et dit 'voici où vous égorgerez !' ».

25 L'expression est de De Certeau (1973:33).

(Jamous 1995 ; Hell 1997, 1999). Le saint – Ben Yeffu, Mul l-Bargui, ʿAbdallah ben Ḥsein et bien d'autres – possède souvent ce pouvoir de régner sur le *khla*, avec son aridité et ses créatures terrifiantes, ce qui lui permet aussi d'ériger l'ordre social et fonder la cité[26].

En fait, tout ce que le saint gagne sur ce contre-monde représente son *ḥawz* qu'il s'approprie pour en faire l'étendue de son territoire. Le *ḥawz*, selon Pascon (1970, 1983), désigne un espace sûr gagné sur la négativité que représente le *khla*. L'étymologie du mot rend bien compte de cet acte d'extension et d'appropriation. La racine verbale du mot, *ḥāza*, signifie l'action d'accaparer, de s'approprier, de poursuivre de soi vers l'extérieur et de repousser pour mieux posséder une chose. Dans notre récit, ce passage vers le *ḥawz* est mis en scène dans le prochain épisode quand Ben Yeffu fonde sa Zāwiya et délimite son territoire. Il est intéressant de remarquer ici que c'est grâce à un autre don de la vie que Ben Yeffu devient le saint-patron des habitants de la région. Armé de son bâton/cane, celui-là même qui a fait jaillir la source, le saint, d'un simple coup, fait renaître la vache sacrifiée. Cette résurrection est le signe incontesté de ce pouvoir vivificateur[27], un pouvoir bien reconfirmé plus tard, quand Ben Yeffu souffle la vie dans les jambes d'un paraplégique. Sa *baraka* reconnue, le saint est aussitôt adopté par les habitants comme un saint-patron.

Mais c'est dans un autre récit que cette identification territoriale s'articule de manière plus évidente. Quand Ben Yeffu arrive dans les Doukkala, il rencontre un autre saint, Mul l-Bargui[28]. Ils décident alors de tracer la frontière entre leurs terroirs respectifs. Ils se mettent d'accord sur le moyen suivant : après la prière de l'aube et la lecture d'un *ḥizb* de coran, chacun dans sa *zāwiya* respective, ils marcheront l'un en direction de l'autre jusqu'à ce qu'ils se croisent[29]. Le point de leur rencontre aura ainsi désigné la limite des deux territoires. Rusé, Mul l-Bargui sort avant même l'appel à la prière et marche aussi rapidement qu'il le peut. Ben Yeffu, quant à lui, fait tranquillement sa prière et lit pieusement son *ḥizb*, puis marche. Il ne marche pas beaucoup, par contre, car il rencontre aussitôt son pair ; il comprend

[26] Sur l'action du saint comme un geste civilisateur qui transforme l'espace inculte en cité, voir surtout Elboudrari (1985).

[27] Ce rapport conséquent entre la vivification de la terre morte et la résurrection des morts fait probablement écho au texte coranique où la reviviscence de la terre est présentée comme un indice fort du pouvoir 'ressusciteur' de Dieu. Voir par exemple sourate 30, verset 50 (Berque 1995[1990]).

[28] Le sanctuaire de Mul l-Bargui se trouve dans le village qui porte le nom du saint. Il est à moins de dix kilomètres de la Zāwiya de Ben Yeffu.

[29] Le *ḥizb* est une unité de division du Coran qui correspond au 1/60.

tout de suite sa supercherie et le maudit : « qu'Allāh te prive de *wlād* (descendance) comme tu m'as privé du *blād* (territoire) », lui dit-il. Les deux saints se séparent, l'un avec un pays étroit et stérile et l'autre avec de vastes terres fertiles et une malédiction qui le privera de toute descendance. Le récit est un commentaire *ad hoc* sur la question territoriale et écologique. Il explique, en même temps qu'il justifie, pourquoi Ben Yeffu, malgré l'étendue et la grandeur de sa *baraka*, n'hérite que d'un terroir étroit, alors que son rival, dont la *baraka* est plus faible, possède de vastes terres. En plus du caractère limité des terres à Ben Yeffu, le sol y est presque incultivable à cause de l'affleurement de la dalle calcaire, tandis que les terres à Mul l-Bargui sont fertiles et l'activité agricole plus intense[30]. Contrairement à la région de ce dernier qui se situe entre le sahel et la plaine, sur un plateau où se développe un sol rouge riche et fertile, notamment au niveau des dépressions, la zone où se situe Ben Yeffu forme la région la plus pauvre des Doukkala[31].

Mais il existe une compensation notoire à cette stérilité écologique : une descendance nombreuse. Huit lignages (*fakhḍa*), on l'a vu, se réclament aujourd'hui de Ben Yeffu. La fertilité biologique de Mul-Barghi, quant à elle, est très controversée. Il est connu dans la région pour n'avoir laissé aucun héritier. Lors de mes multiples visites à son sanctuaire, je n'ai jamais rencontré des présumés descendants du saint. Quand j'ai demandé à des passants où sont les shurfa de Mul l-Bargui, leur réponse était sans appel : « il ne faut jamais poser cette question ici ; ne sais-tu pas que le saint n'a laissé aucun descendant ? » Les deux symboles culturels que sont *wlād* et *blād* sont ainsi mis dans une relation de corrélation où la fertilité biologique se présente comme une compensation sûre à la stérilité écologique. Certes

---

30 Du point de vue géomorphologique, les deux terroirs appartiennent à deux zones distinctes. La région de Mul l-Bargui se situe entre le Sahel et la plaine de Doukkala, dans un plateau crétacé karstique sur lequel se développe un sol rouge décarbonaté riche et fertile, notamment au niveau des dépressions. À signaler que cette zone est d'une façon générale dépourvue de réseau hydrographique superficiel, mais elle est riche en eau souterraine (la nappe de Crétacé), ce qui explique l'abondance des puits et l'intensité agricole, quoique que cette dernière soit traditionnelle. La zone de Ben Yeffu, quant à elle, est l'entité principale du Sahel central, elle est constituée d'un allongement de dunes gréseuses plio-quaternaires perméables, ce qui l'a privée d'un écoulement superficiel et d'un manteau de sol cultivable. Tout ce que l'on trouve ce sont des sols squelettiques ou sableux pauvres en matière organique et en argile. Sur le plan hydrographique, on ne trouve que des sources jaillissantes au sein de quelques dépressions comme celles de *'Ayn l-Ghur* (Bammi et al. 2007 ; Mouhiddine 2007 ; Rhani et al. 2009).

31 Il s'agit d'une zone rocheuse et pierreuse qu'on désigne par le terme 'ḥarrusha' ; elle est pratiquement inculte ; seulement quelques parcelles peuvent être cultivées occasionnellement (Michaux-Bellaire 1932 ; Fosset et Noin 1966).

sans *blād*, les *wlād* sont probablement dépossédés et pauvres, mais sans *wlād*, le *blād* est aussi dépossédé et pauvre. Qui s'en occuperait et qui le défendrait ? D'autres, tôt ou tard et par la force des choses, le prendront.

Le rapport intense entre ces deux symboles est devenu proverbial au Maroc : « on meurt pour ses *wlād* ou son *blād* ! », dit l'adage. Le mot *wlād*, ici, ne désigne pas seulement la progéniture mais aussi la mère dont elle descend. Celle-ci est souvent assimilée à ses enfants : elle est *umm l-wlād*, la mère des enfants, ou elle est carrément incluse dans le même terme *wlād*. Et aussi bien les *wlād* que le *blād* font partie du *ʿarḍ* (*ʿirḍ* en arabe), honneur, de l'homme qu'il doit absolument protéger et défendre[32]. La corrélation entre les deux vocables va encore plus loin ; les *wlād* sont souvent désignés par une métaphore culturale. Si la femme est parfois assimilée au terme *ḥart*, culture, les enfants, eux, sont signifiés par les mots *zarrīʿa*, semence, ou *ghars*, plantation. Il n'est donc pas invraisemblable d'avancer que le rapport sociologique et symbolique qu'entretient un homme avec son *blād* est aussi significatif que celui qu'il entretient avec ses *wlād*. Les deux notions renvoient à une symbolique d'attachement, de relation affective et au pouvoir de possession. Bref, le terme *blād*, comme celui de *wlād*, représente un symbole d'appartenance, d'interdépendance et d'identification. Rabinow (1975:27-28) écrit à ce propos :

> The word [*blād*] emphasizes a more intense relationship of attachment, sympathy, a mutual partaking as well as a strong claim of domination and control [...]. It is a statement about a quality of relationship – an aggressive statement of a deep, empathic, empathetic attachment of a mutual spiritual branding.

En effet, le symbole *blād* a une charge spirituelle, voire mystique, très signifiante. Il est aussi un signe de sainteté. Souvent le saint marocain est désigné par l'expression *Mul l-blād*. Ce rôle de patronage permet non seulement l'appartenance à un territoire mais aussi l'intégration dans une chaîne généalogique, avec tout ce que cette filiation, fictive ou réelle, procure de privilèges sociaux, économiques et politiques. La sainteté permet, ainsi, une double identification : socio-écologique et territorial, d'une part ; historico-politique et généalogique, de l'autre. La suite du récit le confirme. À l'issu de sa rencontre avec le Sultan Noir – une rencontre qui fera l'objet d'une analyse séparée dans le chapitre suivant – Ben Yeffu obtient le décret de *sharaf*, la preuve écrite d'une appartenance à la lignée du Prophète. Et

---

32 Il faut noter que les conflits des paysans autour des frontières des terroirs sont parmi les litiges les plus fréquents devant les tribunaux marocains.

à l'instar de toutes les autres acquisitions (sainteté et territoire), c'est grâce à son autorité cosmique, son pouvoir sur les jnūn, que le saint obtient ce titre de noblesse. Déjà lors de sa rencontre avec les saints de Marrakech, souvenons-nous en, il fait montre de ce pouvoir en neutralisant un esprit redoutable dont la cité entière fut l'otage. Il le montre aussi plus tard, chez les Semlala, quand il guérit l'un des leurs d'une paralysie. Son patronyme 'ffu' désigne ce pouvoir. Il est le souffle qui brûle l'esprit et le chasse aussi bien de la cité que du corps possédé.

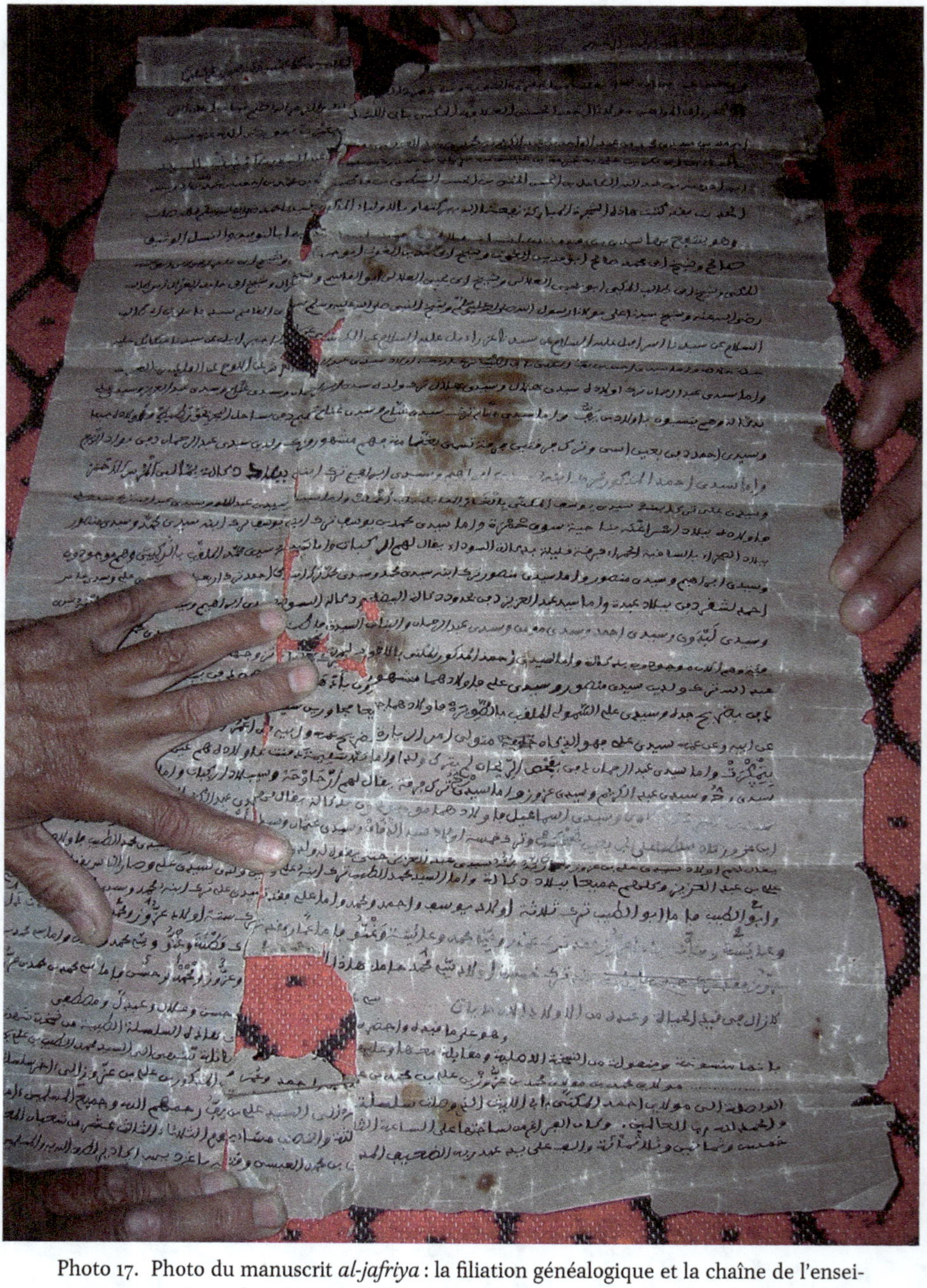

Photo 17. Photo du manuscrit *al-jafriya* : la filiation généalogique et la chaîne de l'enseignement mystique du saint Ben Yeffu y sont indiquées. Une traduction schématique du manuscrit est représentée ci-après, dans la fig. 4. Le manuscrit en question m'a été gracieusement montré par al-Ḥājj ʿAzzouz, dont on voit la main sur la photo.

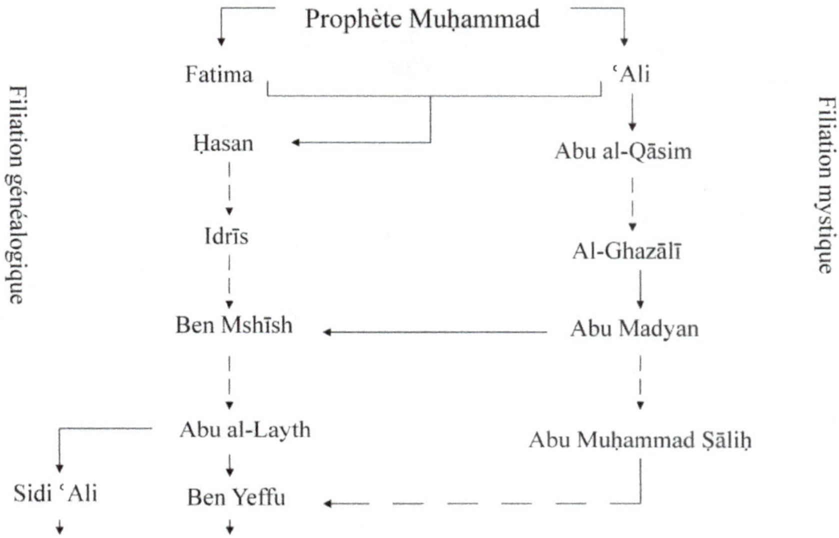

Fig. 4. Représentation schématique du manuscrit *al-jafriya* (photo 17). Deux filiations, l'une mystique et l'autre généalogique, remontent jusqu'au Prophète Muḥammad. La flèche qui mène d'Abu Madyan jusqu'à Ben Mshīsh est une initiation mystique. La flèche bidirectionnelle entre Fatima, la fille du Prophète, et ʿAli est une union de mariage. La flèche discontinue symbolise la succession de plusieurs ancêtres que j'ai omis de mentionner. Voir aussi fig. 2.

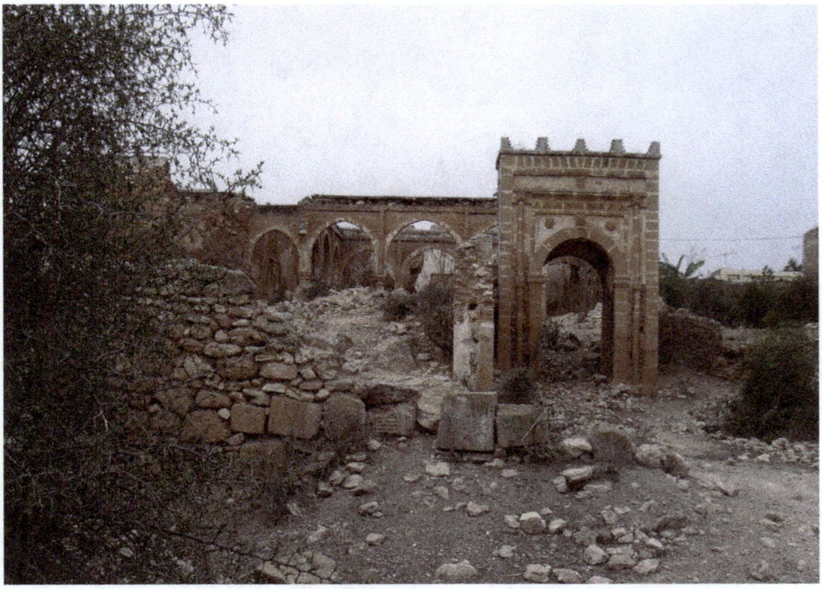

Photo 18. Les vestiges du Palais d'al-Ḥājj ʿAbdallah Ben Kerrum

CHAPITRE 4

QUAND LE SAINT RENCONTRE LE SULTAN
Justice sociale ou noblesse personnelle ?

« Je suis Sultan et tu es Sultan ! »[1] Ce sont, rappelons-le, les derniers mots que dit le Sulṭān l-Kḥel à Ben Yeffu. Interrogés sur le sens qu'ils donnent au mot 'sulṭān', certains shurfa n'évoquent pas seulement le pouvoir spirituel et charismatique de leur ancêtre, mais également sa souveraineté temporelle. Le saint fut, m'affirme-t-on, un monarque à part-entière, exactement comme l'est Mohammed VI, le roi actuel du Maroc. Aussi fut-il, selon certains, un véritable sultan qui régnait sur une partie du Maroc grâce à deux armées, l'une humaine, l'autre djinniesque ; et, puisqu'il associait ces deux formes de *baraka*, ce fut-il lui, plus que le roi, qui méritait le titre de sultan. Deux moments importants dans la 'vie' du saint symbolisent cette double autorité. Le premier est le fait d'avoir surpassé le pouvoir spirituel des fameux saints de Marrakech, le second est d'avoir surpassé, cette fois, le pouvoir temporel du Sultan Noir. De telles victoires, on l'a vu, sont perçues non seulement comme le signe incontesté, *al-burhān*, de la supériorité de la *baraka* du vainqueur, mais aussi, et surtout, un indice de l'élection divine et, partant, la preuve de la légalité de ses prétentions politico-religieuses[2].

Une scène très similaire à celle qui oppose Ben Yeffu au Sultan Noir a également été rapportée par Geertz (1992:49). Elle illustre bien cette tension qui existe entre ces deux fondements du pouvoir. Selon un récit mythique rapporté par les descendants du saint al-Yūsī, celui-ci descendit de ses montagnes natales en quête de sainteté, en plein bouillonnement spirituel au tournant du XVIIe siècle. Il rencontra, par la suite, le sultan 'alawit Mulāy Ismā'īl qui l'introduisit même dans sa cour en tant que conseiller spirituel. Mais al-Yūsī commença aussitôt à critiquer les traitements cruels réservés aux ouvriers du palais. Le sultan ordonna au saint de quitter sa ville :

[1] En marocain : *ana sulṭān wnta sulṭān* !

[2] Sur la question, voir Jamous (1981), Hammoudi (1997, 2001) et Rhani (2008).

> Al-Yousi sortit du palais et alla planter sa tente dans le cimetière en lisière de la ville [...]. Quand le sultan apprit cela, il envoya un émissaire demander au saint pourquoi il n'avait pas quitté la ville alors que le sultan le lui avait demandé. « Dis-lui, répondit al-Yousi, que j'ai quitté sa ville et suis entré dans la cité de Dieu ». Entendant cela, le sultan entra en rage et, enfourchant son cheval, se rendit en personne au cimetière, où il trouva le saint en prière. L'interrompant, ce qui en soi était un sacrilège, il l'interpella : « pourquoi n'as-tu pas quitté ma ville comme je te l'ai ordonné ? » Et al-Yousi de répondre : « J'ai quitté ta ville, je me trouve dans la cité de Dieu, le Puissant, le Saint ». Fou de colère, le sultan s'avança pour attaquer le saint et le tuer. Mais celui-ci, prenant sa propre lance, traça une ligne sur le sol et, quand le sultan voulut la franchir, il sentit que les jambes de son cheval s'enfonçaient peu à peu dans la terre. Pris d'effroi, Moulay Ismail se mit à invoquer Dieu, criant à al-Yousi : « Dieu m'a transformé ! Dieu m'a transformé ! Excuse-moi, accorde-moi ton pardon ! » Le saint dit alors : « Je ne demande aucun bien, aucun honneur, seulement que tu reconnaisses par décret royal le fait que je suis un chérif et un descendant du Prophète, digne des honneurs, des privilèges et du respect correspondants ».

Remarquables sont les similitudes entre la rencontre d'al-Yūsī avec Mulāy Ismāʿīl et celle de Ben Yeffu avec le Sultan Noir ! Les deux monarques voulant chasser les deux saints de leurs royaumes respectifs se voient miraculeusement défaits. Le cheval de l'un s'enfonce dans la terre, celui de l'autre s'envole dans le ciel. Et après une victoire spectaculaire, les saints vainqueurs demandent une reconnaissance royale attestant de leur appartenance à la famille du Prophète.

* * *

Référant à l'histoire d'al-Yūsī, Munson (1993) réitère l'importance capitale de ses écrits pour reconstruire l'imaginaire collectif de l'époque et pour comprendre le sens politique et anthropologique de la confrontation entre le saint et le roi. Sans doute cette approche hybride, qui combine anthropologie et histoire, est en mesure d'apporter un complément substantiel à la lecture geertzienne, essentiellement interprétative. Mais force est de constater que Munson a fini, sans peut-être le vouloir, par privilégier l'écrit au détriment de l'oral – d'autant qu'il n'apporte aucune ethnographie originelle de la rencontre. Cette dépréciation tacite, pour ne pas dire inconsciente, de la portée historique de l'oralité, des mythes et des 'folkstories', pour utiliser sa propre terminologie, se lit dans la définition même qu'il donne de l'histoire. La réduisant à l'étude de ce qu'il qualifie de 'real texts' – comme s'il existait d'autres qui le sont moins ou qui ne le sont guère – l'auteur n'appréhende-t-il pas ainsi les vrais textes comme des vérités ?

Comme s'ils reflétaient fidèlement la logique et la dynamique sociales ? L'auteur ne s'interroge ni sur les hiatus qui existent entre les idées mystiques – typiques du soufisme marocain comme celles rapportées par al-Yūsī dans ses écrits – et leurs articulations par les croyances et par les pratiques politiques et rituelles, ni sur la portée critique des textes imaginaires et leur capacité effective à subvertir les textes réels et à éclairer certaines zones d'ombre de l'histoire qui ont été notamment obscurcies par les véritables textes et les conditions de leur production.

À l'interprétation geertzienne qui tend à encadrer le mythe de la rencontre dans une tension wébérienne entre charisme héréditaire et charisme personnel, Munson oppose une lecture qui inscrit la confrontation dans un combat pour la justice. Le mythe de l'homme de Dieu juste (*Myth of the righteous man of God*) semble devenir la trame explicative du rapport conflictuel entre le saint juste et le sultan injuste. L'auteur va jusqu'à affirmer, imprudemment, que la tension entre la *baraka* miraculeuse et la *baraka* généalogique n'est jamais évoquée dans les récits hagio-mythiques. Il écrit (p. 20) : « We shall see that most of Geertz's story belongs to a well-established genre of hagiography, but this particular point is anomalous. Saints do not usually make such requests in folk-stories ». Munson fait ici référence à la fin de la rencontre quand le saint demande, ou exige, au sultan un décret attestant son appartenance à la lignée prophétique. Il prend ainsi un autre récit, rapporté par René Brunel (1926), dans lequel le saint fondateur de la confrérie des ʿIsawa, Sidi Ben ʿIsa, se confronte lui-aussi à Mulāy Ismāʿīl, comme un exemple typique du wali qui utilise sa *baraka* pour punir un sultan injuste. Sante doute la question de la justice (et l'injustice) est capitale dans ce récit, mais, pour être signifiante, il faudrait la situer dans sa trame mythologique et sociopolitique globale. Surtout celle qui met en scène la tension entre autorité surnaturelle, le don du *taṣarruf*, et pouvoir politique.

Dans son ethnographie, Brunel insiste, lui-aussi, sur la centralité des textes vrais – les deux approches se rejoignent ici même si les motivations sont très différentes. Ainsi, au lieu de questionner les textes imaginaires et d'en tirer des hypothèses sur, notamment, l'activisme politique du saint, il condamne, non sans répugnance, les anachronismes historiques et l'invraisemblance des traditions qui l'empêchent de pouvoir pousser très loin ses investigations. Captif des faits historiques et des écrits qui l'authentifient, Brunel s'est contenté de souligner l'absence de données suffisamment véridiques pour avancer une quelconque hypothèse sur l'engagement politique du saint[3]. L'attitude de Ben 'Isa, écrit-il, « à l'égard du pouvoir central est insuffisamment établie pour ne pas dire pas du tout [...]. Devant le silence des hagiographes, il semble logique de penser qu'il resta volontairement à l'écart de la vie politique ».

L'engagement du saint est, pourtant, bien dit et symbolisé par les multiples séquences du mythe qui relatent les tensions et les conflits répétés entre le saint et le roi[4]. Comment peut-on expliquer, par exemple, que Ben 'Isa fut persécuté par un Mulāy Ismā'īl qui redoutait les conséquences néfastes de sa popularité grandissante ? On pourrait aussi s'interroger sur le rapport qui existe entre cette rencontre mythique, entre le saint et le roi, et la question du sharifisme, pourtant bien saillante – même dans ce contre-exemple de Munson. On n'apprend rien de plus si l'on persistait à vouloir voir l'appartenance controversée du saint Ben 'Isa à la famille idriside et les âpres discussions qui l'entourent sous le seul angle de la véracité historique et de conclure tout simplement par l'affirmatif ou l'infirmatif. Comme l'anachronisme historique, la filiation sharifienne fictive (ou douteuse) est porteuse d'un message sémiologique et sociopolitique qu'il faudrait déchiffrer et analyser. On devrait, à cet égard, se demander pourquoi dans cette confrontation (ou rencontre) avec le sultan 'alawit, le mythe inscrit souvent le saint dans une lignée idriside ? On pourrait, enfin, se demander pourquoi la tradition orale forge-t-elle, pour utiliser les propres termes de Brunel, un Mulāy Ismā'īl imaginaire et pas un autre ?

Ce sont des questions qu'on pourrait tout aussi adresser à Munson dont la thèse ne permet pas d'expliquer cette récurrence significative des récits et des personnages qui y sont mis en scène[5]. Certes, il existe un Sulṭān Kḥel historique, le roi mérinide Abu al-Ḥasan 'Ali (r. 1331-1351)[6], mais le

---

[3] On retrouve le même raisonnement dans son autre monographie sur les Heddāwa, Brunel (2001[1955]).

[4] Des tensions entre sultans et saints qui, historiquement, se sont accentuées après le XVIe siècle. Voir à ce sujet (Bel 1938 ; Morsy 1972 ; Eickelman 1976). Ce dernier auteur écrit : « Because of this shared basis of legitimacy [*baraka*], the sultanate was limited in its capacity to attack the ideological basis of maraboutism, although individual marabouts were on occasion killed, imprisoned, or exiled *when their influence became a threat* » (pp.27-28). C'est moi qui souligne.

[5] Pour quelques récits qui rapportent les confrontations du sultan Mulāy Ismā'īl avec des saints, voir entre autres Brunel (1926), Geertz (1968), Gellner (1969), Morsy (1972), Crapanzano (1973), Jamous (1981) et Beck (1989). Pour le Sultan Noir, voir Eickelman et Draioui (1973), Jamous (1981), Mana (1988), Naamouni (1993), Maarouf (2007) et Rhani (2008).

[6] Le célèbre historien marocain du XIXe siècle Aḥmad b. Khālid al-Nāṣirī (2001) l'identifie à Abu al-Ḥasan 'Ali. Ce sultan, écrit-il, est le plus grand, le plus prestigieux et le plus fameux de tous les rois Mérinides et il est aussi celui qui a laissé le plus de monuments

Sultan Noir de la tradition orale est surtout un personnage mythique qui, souvent, se superpose avec la figure de Mulāy Ismā'īl[7]. On est en droit, donc, de se demander pourquoi c'est particulièrement ce sultan qui a fini par marquer profondément l'imaginaire marocain et pourquoi, en même temps, dans nombre de récits la question du *sharaf* est centrale. L'ascension de Mulāy Ismā'īl au pouvoir ne représentait-il pas, en fait, un tournant décisif dans l'histoire du pays quand la généalogie prophétique fut *établie* comme source de légitimation du pouvoir politique et de l'autorité religieuse ?

Il est sans doute vrai, comme l'affirme Munson, en s'appuyant sur les travaux de Kably (1986), que le *sharaf* était théoriquement accepté comme fondement de légitimation bien avant l'avènement des 'alawits, surtout à l'époque sa'dienne où il était devenu un élément déterminant dans le jeu politique – ce qui en soi constituait une réelle mutation dans le mode de légitimation –, mais c'est surtout sous le règne de Mulāy Ismā'īl que l'idéologie sharifienne a su atteindre une centralité qu'elle n'avait jamais connue auparavant. D'autant que les historiographes sont unanimes sur le fait que le nombre de shurfa a augmenté à partir du moment où Mulāy Ismā'īl institua une politique de concorde sharifienne qui s'exprimait essentiellement par des privilèges socio-économiques dont des dons sultaniens et des exemptions fiscales. Aussi le *sharaf*, qui définissait principalement une réalité spirituelle, était-il devenu le mobile social par excellence. Des saints et leurs descendances ont tenté de s'insérer dans la lignée prophétique,

---

au Maghreb et en Andalousie. Il est connu chez le peuple, ajoute-t-il, par le nom de Sulṭān l-Kḥel, car sa mère, 'Anbar, était *ḥabashiyya* (abyssine). Il était donc mulâtre (*asmar*), conclut-il. Si l'on croit plusieurs auteurs, dont des contemporains de Mulāy Ismā'īl, celui-ci serait, lui-aussi, le fils d'une servante noire qui servit son père Mulāy 'Ali al-Sharīf pendant sa captivité par le roi de Sūs, Abu Haṣṣūn al-Sūsī (alias Bu Dmī'a) (Pidou de Saint-Olon 2002[1694] ; Busnot 2002[1714] ; Defontin-Maxange 1929). Tout en indiquant cette naissance en captivité, al-Yafrany (1995) – un auteur contemporain de Mulāy Ismā'īl – et 'Abderraḥmān ibn Zaydān (1993) – un historien de la dynastie 'alawit – ont rédigé deux biographies très élogieuses du souverain dans lesquelles ils ne font, toutefois, aucune allusion à son ascendance noire. Le deuxième auteur reconnaît, tout de même, que sa mère fut une esclave (*amah*).

[7] En effet, nombre de mes interlocuteurs identifient le Sultan Noir à Mulāy Ismā'īl – notamment dans les récits de Ben Yeffu, Sidi Raḥḥāl et Sidi Mas'ūd b. Ḥsein (voir infra). S'appuyant sur des récits oraux, Doutté (1905) n'exclut pas non plus cette hypothèse. Selon lui, le souverain 'alawit avait le teint presque noir et, à l'instar du Sultan Noir, était, lui-aussi, un grand bâtisseur. La forteresse de Bula'wān que mes interlocuteurs, à Sidi Mas'ūd b. Ḥsein, attribuent au Sultan Noir a été édifiée (ou du moins réédifiée) en 1704 par Mulāy Ismā'īl. Sur l'une de ses façades, une inscription bien conservée en atteste : « Kasbah édifiée sous le règne du victorieux, puissant, conquérant avéré, notre seigneur Ismaïl » (Michaux-Bellaire 1932:174).

soit en obtenant un décret sultanien légitimant cette appartenance, soit par un témoignage mythique (et/ou onirique) qui certifiait la réalité de la filiation, soit par le biais des deux (Laroui 1977 ; Sebti 1986).

S'agissant de notre cas bien précis, les descendants de Ben Yeffu réfèrent justement au mythe et aux décrets royaux pour attester de la véracité de leur *sharaf*. Interrogés sur le décret original que livra le Sultan Noir à leur ancêtre, ils réfèrent à d'autres délivrés par des sultans ʿalawits – l'orignal est pensé être perdu avec les documents qui relatent l'histoire du saint (voir chapitre 3). Le plus ancien de ces *ẓahīrs*, que j'ai pu consulter, fut signé par Sidi Muḥammad ben ʿAbderraḥmān (r. 1822-1859) et le plus récent fut décrété par le roi Mohammed V (r. 1927-1961). Les aïeuls de celui-ci, Mulāy ʿAbdelḥafīd (r. 1908-1912), Mulāy ʿAbdelʿazīz (r. 1894-1908) et Mulāy al-Ḥasan (r. 1873-1894) ont eux aussi décrétés des *ẓahīrs*. Chaque souverain renouvelle les décrets de ses prédécesseurs, prorogeant ainsi ce qui leur a été promis et attesté (*ʿuhida lahum*) comme respect et vénération (*tawqīr wa iḥtirām*), et réitérant les protections et les prérogatives qui leur ont toujours été accordées (Photos 19, 20, 21, 22)[8]. Certains décrets explicitent solennellement la nature de ces faveurs. Celui de 1304 H, décrété par Mulāy al-Ḥasan, réaffirme que ʿAli l-Baghli, le mqaddem de wlād Ben Yeffu de l'époque, doit être exempt d'impôts, alors qu'un autre arrêté par le souverain Mulāy ʿAbdelʿazīz (en 1313H) correspond à une autorisation qui permet à ce même ʿAli d'exploiter le souk du Tnīn (al-Gharbiya) et bénéficier de ses revenus.

Cette réalité sociohistorique est illustrée par une autre séquence du mythe de Ben Yeffu, rapportée par Maarouf (2004, 2007) dans laquelle le Sultan Noir récompense le wali pour l'avoir épargné, par une sorte de permission légale qui l'autorise à exploiter les terres qui s'étendent de Marrakech à l'Océan. Elle est relatée, de manière plus générale, par d'autres récits mythiques qui révèlent les soubassements socio-économiques que sous-entend le décret sultanien[9]. En plus d'élucider une telle réalité, l'histoire rapportée par Jamous (1981), pourrait aussi servir de contre-exemple

---

8 Ni la forme du décret ni son contenu ne sont spécifiques à wlād Ben Yeffu. Les *ẓahīrs* royaux accordés aux shurfa marocains représentent souvent une autorisation pour exploiter des terres ou une exemption fiscale. C'est ce que l'on désigne par le terme général d'*inʿām*, gratification ou donation.

9 Voici, par exemple, la fin du récit mythique rapporté par Mana (1988:207) : « Le Sultan Noir est venu avec une harka aux environs de la zaouïa de Talmest parce que les serviteurs (*Khodam*) des Regraga refusaient de payer l'impôt au makhzen. Mais la harka s'embourba au milieu des plantes aquatiques de la rivière verte. Sur son cheval, le sultan immobilisé implora le pardon de l'ancêtre de la zaouïa de Talmest, qui ne dénoua l'enchevêtrement

à la thèse de Munson, en illustrant tant la centralité du titre honorifique que la relativité de la question de la justice. Le récit met en scène le saint Sidi ʿAbdessalām ben Ṣāleḥ et, encore une fois, le sultan ʿalawit Mulāy Ismāʿīl. Arrivant d'Algérie dans le pays des iqarʿiyen – au moment où le souverain faisait la guerre aux Espagnols pour leur reprendre l'enclave de Melilla – le saint se présenta devant le sultan et lui demanda l'acquisition d'une plaine qui était à cette époque recouverte d'une épaisse forêt et peuplée d'animaux sauvages. Mulāy Ismāʿīl rejeta violemment la demande du wali car, dit-on, il se méfiait de lui. Il l'interrogea sur sa volonté d'acquérir cette forêt incultivable ; mais le saint ne répondit pas. Il porta la main sur sa bouche et son front et aussitôt la forêt brûla, découvrant ainsi une plaine riche et fertile. Pris de peur devant ce miracle, le monarque eut un mouvement de recul. Mais il finit par accorder la plaine à Sidi ʿAbdessalām en l'exemptant, lui et ses descendants, d'impôts sur cette vaste terre. De plus, il lui donna le droit de porter le titre de *sharaf*[10].

Sans doute l'appel à la justice est-il caractéristique de certains récits mythiques, comme la demande du *ẓahīr* de *sharaf* en caractérise-t-il d'autres, et c'est bien la lecture croisée, et non exclusive, des deux qui est en mesure de nous révéler le message historico-culturel du mythe. Celui-ci devrait non seulement être lu et analysé à travers le prisme d'une histoire-écrite, mais il doit être aussi situé dans le réseau complexe d'autres mythes, de différentes régions, qui parlent de la confrontation entre le saint et le sultan – sans oublier, bien sûr, les récits où ni l'enjeu généalogique ni la question de la justice ne sont mentionnés[11]. Une telle lecture croisée, qui

---

où était pris l'immense convoi, qu'après avoir obtenu la garantie de la levée de toute imposition sur la région soumise aux Regraga », voir infra.

[10] Le mythe rapporté par Mana (1988:207-208) pourrait tout aussi servir de contre-exemple : « Le *Sultan Noir* convoqua Sidi Brahim ou-Himi qui était le patron du pays [des Regraga] mais celui-ci refusa. Alors le sultan se dirigea vers la région à la tête d'une *harka* (expédition punitive). Le saint s'en plaignit à son disciple Sidi Ali Krati [...] : Peut-être que ma fin est proche, lui-dit-il. Bénis-moi de ta *baraka* et je ferai face à la soldatesque, répondit le disciple. Et le shaykh rajeunit tandis que son disciple vieillit. En arrivant, le sultan demanda à celui qu'il croyait être le *shaykh* : Pourquoi n'as-tu pas obéi à mes ordres ? La question fut posée trois fois sans recevoir de réponse. Excédé, le Sultan Noir ordonna qu'on élève un bûcher sur lequel on plaça une marmite d'eau. On jeta le saint homme dans l'eau en ébullition. Le sultan attendit la fin de la cuisson, mais lorsque le couvercle fut enfin soulevé, il découvrit le saint devenu lumineux. Après lui avoir accordé un dahir de respect et de protection pour les Regraga, le *sultan* lui demanda : De quelle magie te sers-tu pour produire un tel prodige ? Du prodige de la *chahada* (profession de foi [attester que Dieu est Unique et que Muḥammad est son Prophète]). Regarde mon nouveau prodige ! Et d'un seul souffle, il dispersa tous les soldats Royaux qui s'envolèrent au ciel avec leurs chevaux ».

[11] En revanche, même dans ces récits, comme on le verra, les figures de Mulāy Ismāʿīl et du Sultan Noir sont centrales.

associe justice sociale et noblesse personnelle, s'illustre bien dans un mythe que j'ai recueilli en Haut-Atlas. Il raconte la relation conflictuelle entre le saint-idriside Mulāy Brahim et, encore une fois, le Sultan Noir :

> Mulāy Brahim avait une *zāwiya* à Marrakech où il exerçait comme juge. Grâce à sa vertu et sa justice, les gens, de différentes régions, se réunirent autour de lui. Ceci déplut beaucoup au Sulṭān l-Kḥel, qui finit par ordonner au wali de quitter la ville. Mulāy Brahim se résigna et partit à Tamsloht chez son grand-père, le saint Sidi ʿAbdallah ben Ḥsein. Mais celui-ci lui ordonna de fuir dans les montagnes. Il lui dit : « Vas là-bas ! Tu auras une grande renommée ». Entre temps, les soldats du Sulṭān l-Kḥel avaient poursuivi le saint. Et lorsqu'ils s'approchèrent de lui, une tornade les empêcha de le capturer. Ils retournèrent alors chez le sultan et l'informèrent qu'ils avaient perdu ses traces. Il leur ordonna de repartir et continuer les recherches. Et lorsqu'ils apprirent que Mulāy Brahim se dirigeait vert le la région de Kik (le Mulāy Brahim actuel), les soldats se mirent tout de suite à sa poursuite. Et quand ils furent tout près de l'endroit où il s'était réfugié, des tiques redoutables les envahirent : quand elles piquèrent les chevaux, le sang caillait dans leurs veines et lorsqu'elles attaquèrent les soldats, le sang giclait de leur peau. De nouveau, ils retournèrent chez leur sultan et lui rapportèrent ce qui s'était passé. Le sultan réalisa dès lors qu'il était en face d'un grand saint. Il signa ainsi un *ḍahīr* de *wilāya* et de *sharaf* et le délivra à Mulāy Brahim.

On voit là comment sont associés, dans un même récit, l'idée de la justice et l'obtention du titre honorifique. C'est la popularité du saint-juge juste, sentie par le sultan comme menaçante pour son pouvoir temporel, qui est à l'origine de cette confrontation entre les deux. Un conflit au terme duquel c'est le premier qui triomphe du second grâce à ses facultés miraculeuses[12]. Une telle autorité cosmique oblige même le sultan à reconnaître tant la sainteté de Mulāy Brahim que sa noblesse. Certes, ce n'est pas le saint qui

---

[12] Voici un autre récit où ni la noblesse ni la justesse ne sont un enjeu décisif. Il met en scène le pouvoir surnaturel du saint Sidi Masʿūd ben Ḥsein qui lui permet de repousser l'agression du Sultan Noir et de son armée. Le récit m'a été conté par l'un des gardiens du sanctuaire du saint : « Sidi Masʿūd ben Ḥsein était contemporain du Sulṭān l-Kḥel. Quand celui-ci vint, la nuit, dans la région, il vit une lumière qui émanait de l'endroit où s'était retiré le murābiṭ Sidi Masʿūd. Le sultan dit à ses soldats : 'à qui cette lumière ?' Ils l'informèrent qu'elle était au wali Sidi Masʿūd ben Ḥsein. C'est alors que le sultan vint chez le saint et lui demanda s'il pouvait ravitailler ses soldats ainsi que leurs chevaux. Sans hésiter, le saint dit : 'oui !' Avec une double poignée (*ḥafna*) d'orge, il sustenta les chevaux et avec une poignée (*lugma*) de couscous (*ṭʿām*) il nourrit les soldats. Stupéfait, le sultan demanda à Sidi Masʿūd si ce qu'il venait de voir était un signe de sainteté (*faqr*) ou un signe de sorcellerie (*kahāna*). Le saint répliqua : 'ce que vous voudrez !' Puis Il appela sur le champ : 'Ô Sidi Mḥammad s-Sharqi ! Ô Sidi Buḥaddu l-Fḥel ! Ô Sidi Muḥammad l-Fḥel ! Avec les abeilles et les guêpes, secourez-moi contre le Sulṭān l-Kḥel !' Puis, soudainement, les insectes envahirent les lieux et chassèrent le sultan et ses soldats jusqu'au Chaouia ».

réclame de son propre chef le décret qui en atteste – comme c'est le cas dans les récits de Ben Yeffu et d'al-Yūsī – mais le récit relate, avec insistance, l'importance de l'obtention du titre honorifique.

* * *

Tel que narré, le mythe se présente, me semble-t-il, comme un commentaire critique de ce moment décisif de l'histoire marocaine quand le sultan-sharīf-ʿalawit, Mulāy Ismāʿīl en l'occurrence, s'est accaparé du pouvoir et, moyennant force et faveurs, a largement dominé les hommes de Dieu. Aussi le mythe ne dit-il pas l'histoire, mais l'enchaînement de ce qui pourrait être une histoire idéale dans laquelle c'est l'homme du charisme, le saint, qui triomphe, grâce à ses forces surnaturelles, de l'homme du pouvoir et de la force, le souverain, et non le contraire[13]. En revanche, dans cette dialectique de la force et du charisme, le récit n'énonce pas seulement la supériorité de celui-ci sur celle-là, mais révèle aussi une réciprocité de légitimation entre ces deux sources de pouvoir. Si le saint est légitimé dans son statut de sharīf par le souverain, celui-ci se voit reconnaître son autorité de roi-sharīf par celui-là même qui pourrait potentiellement la lui contester[14]. Ainsi, au terme d'une opposition morale, le saint, qui en était le représentant par excellence, légitime le principe généalogique de la sainteté. Il reconnaît, en même temps, l'incomplétude de sa sainteté et son illégitimité par rapport au pouvoir temporel. Le sultan, en signant le décret

---

13 Peut-être l'histoire des rapports d'al-Yūsī avec le pouvoir ʿalawit permettrait-elle d'illustrer le message historique, ou contre-historique, du mythe de la confrontation entre le saint et le roi. Car, contrairement à Ben Yeffu, principalement un saint sans-histoire, al-Yūsī, lui, est une figure historique. En sa personne, comme le rappelle Berque (1958), convergeaient les deux courants principaux de l'islam marocain : celui de l'hagiologie populaire et celui de la spéculation savante. Certes, rencontre entre al-Yūsī et Mulāy Ismāʿīl il y eut, mais ses épisodes ne s'étaient probablement pas déroulés de la même manière que dans le récit mythique. La rencontre historique entre les deux fut surtout épistolaire. Dans un premier temps, le saint envoya une épître à Mulāy Ismāʿīl dont l'audace et la lucidité l'impressionnèrent tellement qu'il l'invita à Meknès, la capitale. Mais craignant probablement la vengeance du monarque, le saint déclina l'offre. Et à la fin de sa vie, al-Yūsī revint à la charge et écrivit deux autres épîtres au souverain. Dans l'une d'elle, on lit : « J'écris cette épître. C'est pour le moment, tout ce que je puis ». Et Berque (1958:91) de préciser le ton menaçant de cette dernière expression : « À qui connaît les malices du style professoral, ce « pour le moment » fait l'effet d'une menace. C'en est une effectivement ». Mais n'exprime-t-il pas, aussi, l'impuissance du wali à affronter le sultan au-delà de la remontrance épistolaire ?

14 Sur cette question, voir l'analyse que fait Jamous du mythe de la rencontre entre Mulāy Ismāʿīl et Sidi ʿAbdessalām ben Ṣāleḥ.

du *sharaf*, ne reconnaît-il pas, implicitement, le saint comme un véritable concurrent, un prétendant potentiel au pouvoir ?

En tout cas, le fait d'inscrire exclusivement la confrontation entre l'homme de Dieu et le sultan dans un mythe de la justice sociale réduirait le premier à un simple demandeur de réformes sans la moindre ambition révolutionnaire. Dans certaines de leurs versions, les récits représentent toutefois le saint avec des aspirations politiques qui dépassent le simple appel à la justice sociale. Et il est même, parfois, considéré comme un sultan qui mériterait plus que le souverain ʿalawit de gouverner, car outre sa noblesse qu'il partage avec ce dernier, il incarne aussi l'idéal de l'autorité mystique qui le rend, du moins dans l'imaginaire, plus sensible à la justice sociale.

Dans un autre récit, que j'ai récemment recueilli dans la région de Tassaout, relatant le conflit du Sultan Noir avec le fameux saint Sidi Raḥḥāl al-Kūsh, celui-ci, à l'instar de Ben Yeffu, est décrit comme un *sulṭān* qui, grâce à ses facultés surnaturelles, triomphe majestueusement de son alter ego temporel[15]. Commentant la représentation iconographique qui immortalise cette confrontation (photo 23), une personne présente dans le mausolée du saint Sidi ʿAbderraḥmān – la photo y est affichée – me dit : « le Sulṭān l-Kḥel c'est Mulāy Ismāʿīl. Mais Sidi Raḥḥāl est lui-aussi sulṭān. Il est sulṭān sur les humains et sur les jnūn. Certes, Mulāy Ismāʿīl a la *baraka*, mais la *baraka* de Sidi Raḥḥāl est plus grande ». Outre cette identification, politiquement et sémantiquement chargée, du Sultan Noir avec le souverain ʿalawit, ce récit met en scène un homme de Dieu triomphant d'un souverain injuste grâce à sa maîtrise du monde ensauvagé et son contact avec l'invisible (les jnūn). Une idée qu'on retrouve, par ailleurs, dans le récit de Ben Yeffu et dans les interprétations qui lui sont données. Pour m'expliquer la différence qui existe entre l'autorité du wali et celle du sultan, un des wlād sayyed me confie que la souveraineté au Maroc (*mulk*) a deux faces : l'une manifeste, visible (*ḍāhir*), que représentent Mohammed VI et sa famille ʿalawit, et l'autre cachée, invisible (*bāṭin*), que représentent Ben Yeffu et les Idrisides en général. Le *mulk bāṭin*, celui du saint-idriside, serait plus signifiant et plus significatif que le *mulk ḍāhir*, superficiel, du roi-ʿalawit.

[15] Le mythe de sidi Raḥḥāl, je l'ai recueilli en 2009 dans la ville de Kelaa-des Sraghna et au sanctuaire de Sidi ʿAbderraḥmān, le saint-patron de cette même ville et l'un des descendants de Sidi Raḥḥāl. Voir le récit à la fin du chapitre.

À travers l'étude des récits des 'Isawa et des Ḥmadsha rapportés respectivement par Brunel (1926) et Crapanzano (1973), Jamous (1994, 1995) a bien saisi cette séparation qui existe entre l'autorité cosmique et invisible du saint et l'autorité temporelle et visible du souverain. Tandis que la première, estime-t-il, concerne l'univers supra-humain et infrahumain, le monde de la marge, la deuxième s'applique à l'ordre social et politique. Mais il s'agit là, à mon sens, moins d'une dichotomie de principe que le résultat d'un processus historique et politique, fait de conflit et de tension entre les deux autorités. On pourrait, en effet, avancer une autre lecture du mythe et dire que c'est, peut-être, l'échec dans la macro-politique (le triomphe du sultan temporel) qui réduit le saint (le sultan spirituel) à l'exercice d'une micro-politique, liée à un pouvoir surnaturel et ses répercussions techniques et sociologiques, la guérison notamment. Mais, en même temps, ce savoir-faire pourrait éventuellement conduire à une popularité, une niche de pouvoir donc, que le roi trouverait menaçante pour son absolue autorité. C'est probablement cette double lecture, avec l'ambivalence significative qui la caractérise, que le mythe voudrait nous transmettre. Une ambivalence que traduit l'éloquente déclaration qui met fin à la rencontre du Sultan Noir avec Ben Yeffu : « Je suis sultan et tu es sultan ». Et qu'exprime avec plus de panache l'autre variante du récit dans laquelle c'est le saint qui s'identifie lui-même, de manière agressive, comme sultan, en disant au soldat venu le chercher : « va lui dire [au Sultan Noir] : tu es sultan et je suis sultan et que celui à qui Dieu a tendu la main [pour signifier : celui qui croit avoir l'aide de Dieu] se lève ! »[16].

[16] Cette dernière version du mythe est rapportée par Maarouf (2004).

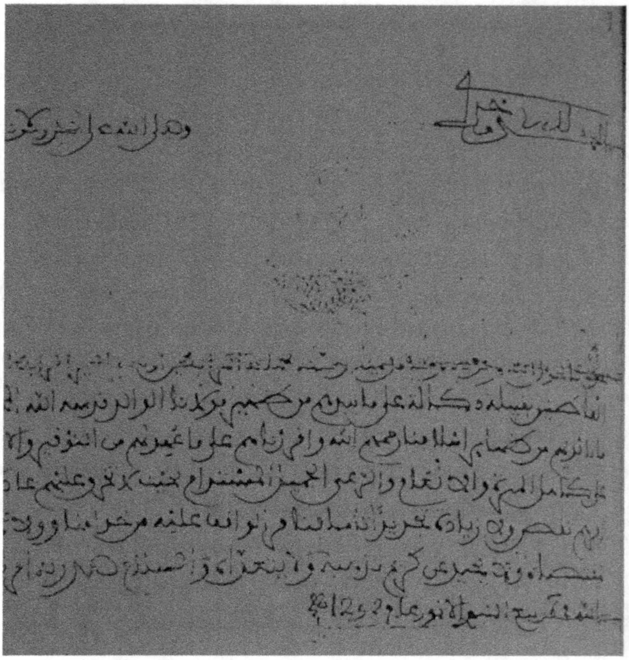

Photo 19. *Ẓahīr* du Sultan Muḥammad ben ʿAbderraḥmān, 1292 H : « Nous avons renouvelé, avec l'aide de Dieu et Son assistance, aux *murābiṭūn* et descendants du *murābiṭ* Ben Yeffu qui se trouvent dans la tribu des Doukkala, les *ẓahīrs* de nos aïeuls et Nous leur renouvelons ce que leur a été promis: le respect, la bienfaisance, la générosité [...] ».

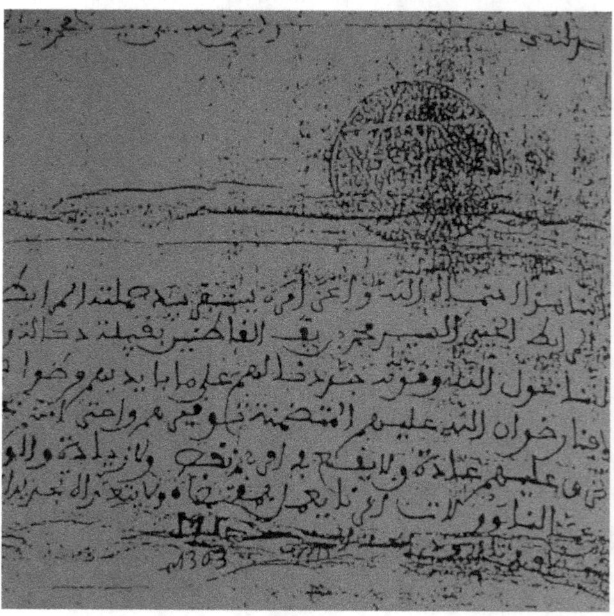

Photo 20. *Ẓahīr* du Sultan Mulāy al-Ḥasan, 1303 H : Les mêmes expressions qui sont formulées dans le décret précédent.

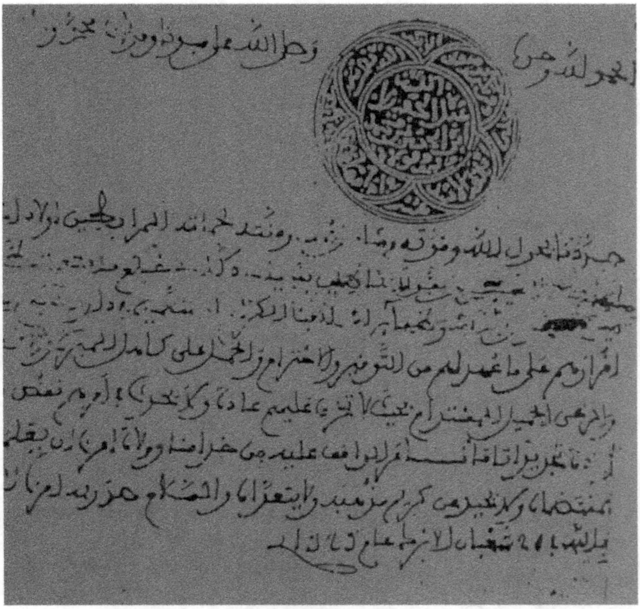

Photo 21. *Ẓahīr* du Sultan Mulāy ʿAbdelḥafīd (1325 H) : Les mêmes formules que dans les *ẓahīrs* précédents.

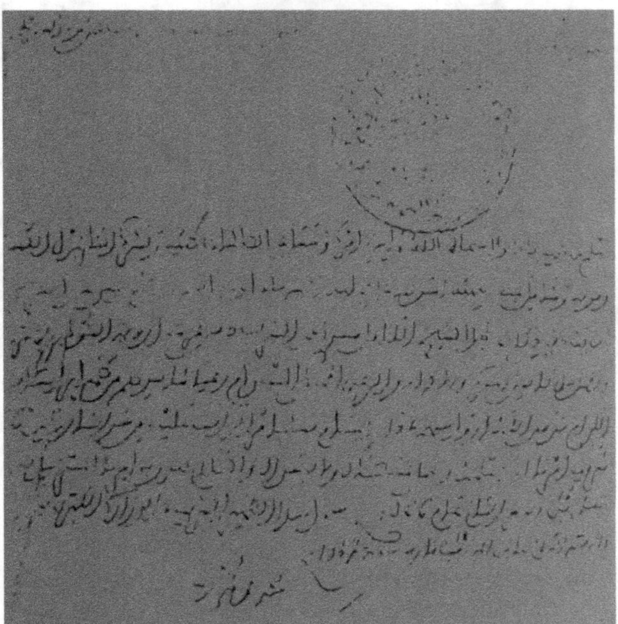

Photo 22. *Ẓahīr* du Sultan Mohammed V (1366 H/1947) : « Par Notre *ẓahīr*, Nous accordons aux shurfa et descendants du wali ṣāliḥ (saint vertueux) Sidi ʿAbdelʿazīz Ben Yeffu, qui est enterré à Doukkala – lui-même fils du Shaykh Parfait, Sidi Aḥmed le Sharīf, qui est enterré à Tamzert –, le respect, la générosité et la bienfaisance par considération aux *ẓahīrs* qu'ils détiennent et qui ont été décrétés par nos Aïeuls Magnanimes […] ».

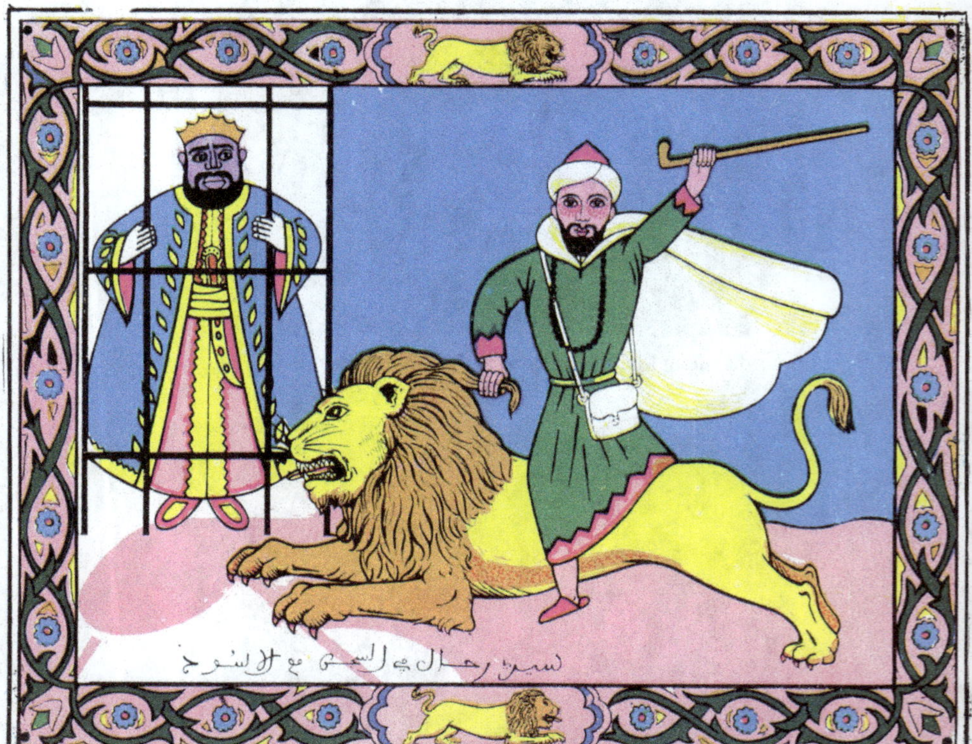

Photo 23. Le saint Sidi Raḥḥāl chevauchant un lion féroce dans la prison, sous le regard stupéfait du Sulṭān l-Kḥel.

Le mythe de Sidi Raḥḥāl

Sidi Raḥḥāl descendit de sa montagne Jbel l-Khḍer, où il s'était retiré pour méditer, pour aller chercher de l'eau à la source. Il y trouva des femmes venues aussi puiser de l'eau. Elles lui dirent: "Ô Sidi Raḥḥāl! Et si tu nous chantais une chanson?" Il leur répondit: "hélas! Je ne sais chanter". Elles insistèrent. Puis il leur demanda de chanter après lui: "Secoue les cœurs comme une secousse (*hazza*)! Ô Celui qui a la gloire (*'azza*)". Puis, il s'envola au Jbel l-Khḍer où se trouvait sa *khalwa*. Les femmes devinrent des colombes et le suivirent. Elles restèrent en sa compagnie, priant Allāh avec lui. Sidi Raḥḥāl était un sulṭān et était habillé comme les salāṭīn [pl. de sulṭān]. Il avait la *hiba* des sultans [il inspire respect et crainte]. Inquiets de l'absence de leurs filles, les parents partirent chez le Sulṭān l-Kḥel et lui dirent qu'un certain Sidi Raḥḥāl avait enlevées et emprisonnées leurs filles. Le sultan envoya ses vizirs l'un après l'autre à Jbel l-Khḍer et tous revinrent sans réponse. Le roi ordonna alors à son grand vizir, Ḥarusi, d'aller en personne chercher les filles, en le menaçant: "si tu ne les ramènes pas, je te couperai la tête". Ḥarusi partit et trouva Sidi Raḥḥāl, mais il le vit auréolé des signes des grands sultans. Et une lumière émanait de lui. Les femmes, autour de lui, étaient comme des princesses. Quand il vit ces choses extraordinaires, Ḥarusi retourna chez le Sulṭān l-Kḥel. Il lui rapporta ce qu'il vit et ajouta: "désolé Mon Seigneur! Je ne pouvais ramener les sultans". Contrarié, le Sulṭān l-Kḥel ordonna que l'on tuât Ḥarusi. Mais juste avant qu'on lui coupât la tête, le vizir créa: "Ô Sidi Raḥḥāl secoure-moi!" Le saint s'envola sur le champ et vint à sa rescousse. Il l'emporta de sa *takka* [ceinture en tissu] et s'envola avec lui pendant sept jours [...]. Mais quand la ceinture se déchira, le saint jeta le vizir dans la Sāguia Ḥamra et lui dit: "Ô Ḥarusi, si la ceinture ne s'était pas déchirée, je t'eus jeté dans une terre où il n'y ni *shayṭān* ni *sulṭān*!" Plus tard, le Sulṭān l-Kḥel invita le saint dans son palais et le reçut avec tous les signes de la gloire et de l'hospitalité. Pendant la réception, le sultan s'excusa auprès de Sidi Raḥḥāl pour aller faire ses prières. Il alla, cependant, chercher ses gardes et leur demanda, en secret, de saisir le wali et de le jeter en prison avec les lions affamés. Et ce qui devait arriver arriva. Le lendemain matin, le Sulṭān l-Kḥel vint à la prison pour observer de ses propres yeux ce qu'il en était devenu de Sidi Raḥḥāl. Mais à sa grande surprise, il le trouva entrain de chevaucher le lion le plus féroce. Le sultan reconnut immédiatement la suprématie de la *baraka* du wali et lui demanda pardon.

CHAPITRE 5

LES MAÎTRES DE LA POSSESSION

Justice, belligérance et médiation

Le récit – pas seulement celui de Ben Yeffu, mais aussi les autres – pourrait être lu comme un commentaire *ad hoc* sur l'histoire politique du Maroc. Il révèle avec force ce tournant décisif dans l'histoire du pays, quand le *sharaf*, dans sa forme ʿalawit, s'est imposé comme un fondement de la royauté, tout en soulignant les conséquences sociopolitiques de cette césure qui s'est progressivement établie entre l'autorité invisible du saint-sharīf-idriside et l'autorité temporelle et visible du roi-sharīf-ʿalawit. En témoigne l'écrasante majorité des mausolées – que j'ai visités et étudiés, aussi bien dans la région des Doukkala/ʿAbda qu'ailleurs au Maroc – qui sont dirigés par des shurfa qui se définissent comme idrisides et qui sont généralement des thérapeutes qui traitent les maux et les maladies causés par les esprits jnūn. Outre les récits et les rituels de guérison, qu'on analysera ci-après, plusieurs chansons que j'ai recueillies dans le sanctuaire de Ben Yeffu qualifient le saint de sultan guérisseur. Dans l'une d'elle, on chante :

> Mon grand-père [Ben Yeffu] est *sulṭān*
> Il guérit le paralytique et le possédé
> Il nourrit l'affamé et abreuve l'assoiffé
> Les gens de tout le Maroc, de Meknès, de Fès et de Marrakech, viennent le visiter.

Cette chanson fait écho à une autre variante du mythe dans laquelle Ben Yeffu n'exige pas des saints de Marrakech un décret de sainteté, mais, plus exactement, une attestation lui léguant, et à lui seul, le pouvoir absolu de manipuler le monde des génies. Une telle autorité est aussi dite dans un autre récit, plus parlant, où le saint est mis en rapport avec deux grands autres spécialistes de la possession. Après que Ben Yeffu eût fondé sa Zāwiya, me raconte le shrīf Ahmed, tous les saints du Maroc décidèrent de s'y rendre pour lui donner allégeance, attestant ainsi de sa suprématie et de la puissance de sa *baraka*. Tous les saints du Maroc furent présents, à l'exception de deux : Buya ʿOmar et Sidi Masʿūd ben Ḥsein. Se renseignant sur leur absence, Ben Yeffu apprit qu'ils étaient en *siyāḥa* et étaient tellement loin qu'ils ne pouvaient se rendre à la Zāwiya pour assister à la cérémonie.

Cette rencontre, ou absence-de-rencontre, pourrait être lue à la fois comme une légitimation et comme une justification. Une légitimité, car tous les saints du Maroc reconnaissent la suprématie de Ben Yeffu. Une justification, car deux saints, et pas les moindres, étaient absents. Buya ʿOmar et Sidi Masʿūd ben Ḥsein partagent avec Ben Yeffu la même spécialité thérapeutique ; ils sont deux grands maîtres de la possession. Mais l'absence justifie la présence ; elle explique pourquoi ces deux saints continuent encore aujourd'hui à conserver ce don de guérison. Car si, hypothétiquement, et c'est bien cela que le récit voudrait nous transmettre, ils étaient eux aussi présents à la cérémonie et avaient prêté allégeance à Ben Yeffu, celui-ci aurait été le seul à maîtriser l'univers des jnūn et de la possession. Le mythe explique, en somme, la répartition du don thérapeutique entre différents sanctuaires spécialisés dans le traitement des maladies djinniesques.

Les descendants de Sidi Masʿūd ben Ḥsein racontent eux aussi un récit qui fonde leur légitimité thérapeutique. Le tombeau du saint est un haut lieu de culte[1]. Le sanctuaire, comme tel, est plus grand et plus spacieux, l'architecture et l'ornement sont plus raffinés et complexes et rappellent certains sanctuaires citadins. Comparé à Ben Yeffu, le sanctuaire de Sidi Masʿūd ben Ḥsein est assez impressionnant, aussi bien par son espace thérapeutique (trois *khalwa*, une grande *maḥkama*, un grand lieu de sacrifice) que par la *qubba* qui abrite la tombe, spacieuse et bien entretenue. Sidi Masʿūd ben Ḥsein, dit la tradition, était le disciple de l'illustre saint Sidi Mḥammed s-Sharqi. Il le rencontra alors qu'il était encore un enfant et le convainquit de ses dons spirituels et surnaturels.

> La serveuse de Sidi Mḥammed s-Sharqi tournait le moulin pour moudre le blé, et quand elle vit le jeune Masʿūd, elle le pria de l'aider. Il lui demanda alors de le laisser s'occuper de cette tâche ; et avec sa *baraka*, le moulin commença à tourner tout seul. Le petit Masʿūd insista pour qu'elle n'en souffle pas un mot à son Maître, sinon elle serait frappée de cécité. Ne le prenant pas trop au sérieux, la serveuse raconta ce qu'elle avait vu à Sidi Mḥammed s-Sharqi et aussitôt elle devint aveugle. Celui-ci comprit alors qu'il était en présence d'un grand saint ; il le supplia de quitter son territoire, lui promettant un grand don s'il se décidait à partir. Sidi Masʿūd consentit et exigea la chienne chasseuse (*sluguiya*) du maître de Boujaʿd. Quand il le vit partir avec la chienne, le fils de Sidi Mḥammed s-Sharqi voulut l'en empêcher. Mais son père le dissuada, arguant que si Sidi Masʿūd se retournait, tout serait pris de feu. Plus tard, Lalla Gaṭṭaya, la chienne, donna naissance

---

[1] Le sanctuaire de Sidi Masʿūd ben Ḥsein se trouve à Ḥadd wlād Frej, à une centaine de kilomètres du village de Ben Yeffu.

à trois chiots, Sidi Ḥrīr, Sidi Mrīr et Sidi l-Ghaṣṣāb. C'est avec tous ces chiens que le saint chassait les djinns.

Le grand wali Sidi Mḥammed s-Sharqi (ou Buʿbīd s-Sharqi) apparaît souvent dans les récits mythiques comme transmetteur idéal de la sainteté et de la *baraka*. Crapanzano (2000:70) rapporte un récit très similaire à celui qui m'a été narré par wlād Sidi Masʿūd ben Ḥsein. Il met en scène Sidi ʿAli ben Ḥamdush, le saint fondateur des Ḥmadsha, accaparant la *baraka* de Sidi Mḥammed s-Sharqi :

> Sidi ʿAli était le caïd de Moulay Ismaïl. Moulay Ismaïl était un homme féroce qui coupait la tête des menteurs. Un jour, il ordonna à Sidi ʿAli de ramener Buʿabid Charqi. Sidi ʿAli se rendit au-devant de Charqi avec ses troupes. Charqi demanda à Sidi ʿAli s'il était venu pour l'emmener. Sidi ʿAli répondit par l'affirmative. Charqi donna alors à Sidi ʿAli un moulin manuel et lui dit de le tourner. Sidi ʿAli tourna le moulin et, lorsqu'il s'arrêta, le moulin continua à tourner tout seul. Sidi ʿAli jeta quelques grains dans le moulin. Une femme noire vint à lui et s'exclama que le moulin moulait le grain tout seul. Sidi ʿAli dit à la femme de se taire et appela la cécité sur elle par ses malédictions. La femme devint immédiatement aveugle. Lorsque Charqi vit que la femme était réellement aveugle, il chassa Sidi ʿAli, tomba immédiatement malade et se mit à vomir dans un seau. Il ordonna alors à la femme aveugle de le débarrasser de ses vomissures. Se déplaçant à tâtons le long du mur, elle amena le seau à la porte, sur quoi Sidi ʿAli, qui s'était caché là, se saisit vivement du seau et but toutes les vomissures. C'est ainsi qu'il obtint de Buʿabid Charqi un complément à sa propre baraka[2].

Sidi Masʿūd ben Ḥsein a donc acquis sa *baraka* d'un grand symbole de sainteté ; ce qui représente une autorité prestigieuse et, de ce fait, une légitimité incontestable. La tradition orale l'instaure comme un illustre chasseur de jnūn. Les shurfa m'ont informé que grâce à ses chiens, qui incarnent en fait la *baraka* de Sidi Mḥammed s-Sharqi, leur ancêtre chassait les esprits comme du gibier et les emprisonnait dans ses *khalwa*. Lors du rituel thérapeutique, surtout dans les cas de djinns récalcitrants, les shurfa-guérisseurs font appel, en premier lieu, à ces chiens. Ces derniers ont la valeur de saints, comme l'indiquent fort bien les qualificatifs de sainteté qui précèdent leurs noms, *lalla* (pour le féminin) et *sidi* (pour le masculin). Les

---

2 Dans une autre variante, Sidi ʿAli ben Ḥamdush ne reçoit pas la *baraka* uniquement de Sidi Mḥammed s-Sharqi, mais de quarante autres saints : Sidi ʿAli « fait tourner tout seul les moulins de quatre-vingts des femmes de Charqi. Une femme noire le raconte à Charqi, Sidi ʿAli rend la femme aveugle et Charqi, reconnaissant la sainteté de Sidi ʿAli, lui donne deux pains et lui annonce qu'il va recevoir le reste de Moulay Idirss. À Moulay Idriss, Sidi ʿAli rencontre quarante saints qui conservent du pain pour lui » (Crapanzano 2000:77). Le pain symbolise la *baraka*, voir infra.

saints-canidés sont enterrés dans le même mausolée que Sidi Masʿūd ben Ḥsein, tout près de sa tombe. Les visiteurs embrassent leurs tombes et les invoquent, tout comme ils le font pour le saint lui-même. Selon wlād Sidi Masʿūd ben Ḥsein, il n'y a pas l'ombre d'un doute que leur ancêtre est le plus grand spécialiste de la possession, plus grand que Buya ʿOmar et Ben Yeffu. Et que, eux, ses fils, sont capables de guérir les cas les plus difficiles qu'on n'a pas pu traiter dans ces deux derniers sanctuaires.

Le même récit, ou peu s'en faut, que celui que racontent les descendants de Ben Yeffu pour instaurer leur ancêtre comme le grand spécialiste de la possession au Maroc, est relaté par les descendants de Buya ʿOmar, et pour la même raison. Selon la tradition orale, ce dernier est appelé le dompteur du djinn et de la djinniya. Ces mêmes récits racontent qu'avec le consentement du Prophète, quarante-quatre saints parmi les plus éminents ont tous légué leur *baraka* à Buya ʿOmar pour contrôler l'univers des jnūn et de la possession (Naamouni 1993 ; Filali 2006). Le sanctuaire de Buya ʿOmar est aujourd'hui le plus grand sanctuaire des maladies liées à la possession dans tout le Maroc. Moins connu au début du siècle passé, il est devenu « très à la mode et fortement sollicité » (Aouattah 1993:142)[3].

Tel que narré par les shurfa de Ben Yeffu, le récit est une tentative pour expliquer cette répartition du pouvoir thérapeutique entre différents sanctuaires réputés et, par là-même, chercher une légitimité contre-narrative. Cette hypothèse trouve sa corroboration dans le discours même des shurfa.

> Ben Yeffu, m'affirme l'un deux, est plus puissant que Buya ʿOmar et Sidi Masʿūd ben Ḥsein. Il est exclusivement le sultan des jnūn. Ceux qui vont chercher guérison dans les autres sanctuaires finissent toujours par venir chez nous pour se soigner. S'il s'avère que ces deux saints attirent aujourd'hui plus de visiteurs et de patients, cela ne veut aucunement dire que leur *baraka* est plus forte. C'est Ben Yeffu qui est le véritable saint et sultan qui gouverne le monde des jnūn.

« Buya ʿOmar n'est qu'un majdūb », me dit un autre shrīf. On trouve là le même argument avancé par les saints de Marrakech pour rabaisser le pouvoir de Ben Yeffu quand il voulut affronter le démon qui les effrayait et terrorisait leur ville. Qualifier Buya ʿOmar de majdūb, c'est le rabaisser à un niveau inférieur de la sainteté. En aucun cas, il ne pourrait être le grand

---

[3] Westermarck (1926:363-364) cite Sidi ʿAbdelʿazīz Ben Yeffu et Sidi Masʿūd ben Ḥsein parmi les saints spécialistes des maladies causées par les jnūn. Il ne fait, cependant, aucune allusion à Buya ʿOmar.

Maître de la possession. Le même shrīf me rapporte à propos de Sidi Masʿūd ben Ḥsein, cette fois, qu'il était le disciple de Ben Yeffu. C'était ce dernier, et non Sidi Mḥammed s-Sharqi, qui lui avait offert la chienne chasseuse des jnūn. Tout le savoir, tant religieux que thérapeutique, dont pourraient se vanter les descendants de Sidi Masʿūd ben Ḥsein provient donc de la *baraka* de Ben Yeffu. Comme Buya ʿOmar, Sidi Masʿūd ben Ḥsein est lui-aussi un saint inachevé, un simple disciple du grand Maître.

Cette confrontation mythique, indirecte, entre les trois saints en témoigne d'une autre, réelle et actuelle celle-ci, entre les trois sanctuaires et de leur hiérarchie à l'échelle nationale. Si Buya ʿOmar est incontestablement le spécialiste de la possession le plus connu dans tout le Maroc, le rapport de hiérarchie entre Ben Yeffu et Sidi Masʿūd ben Ḥsein est moins évident. Mais ce qui est évident, par contre, c'est que Ben Yeffu est assurément le sanctuaire le plus pauvre. Une pauvreté qui est, elle aussi, mise en scène de façon mythique. Un shrīf de Ben Yeffu m'a raconté un jour que le saint avait laissé sa *khbiza* pour sa descendance chez Sidi Masʿūd ben Ḥsein. « Si les fils de Ben Yeffu, ajoute-t-il, démêlent leurs différends et arrivent un jour à s'entendre, ils vont trouver la *khbiza* que nous a laissée notre ancêtre chez Sidi Masʿūd ben Ḥsein ». Le terme *khbiza* est le diminutif de *khubza* ; il désigne littéralement le pain. Selon Westermarck (1926), une personne qui possède la *khubza* est quelqu'un ayant acquis la *baraka* en partageant le repas d'un saint ou en mangeant de ses restes[4]. Le pain, on le verra, est un symbole récurrent de la *baraka* tant dans les récits que dans les rituels. Ce genre de transfert de la *baraka* par la nourriture est assez courant dans l'hagiographie marocaine et est même devenu caractéristique de la culture du pays ; car « partager la nourriture » se dit également « partager la *baraka* ». Mais outre son aspect spirituel, assez évident du reste, la notion de *khubza* revêt aussi un caractère matériel. Elle désigne la chance et la réussite dans la vie, deux autres termes qui peuvent tout aussi bien définir la *baraka*. Un « tel est *bi khbiz-tu* » se dit de quelqu'un qui est chanceux, inventif, malin et débrouillard[5]. La *khubza* est la *baraka* en tant que bénédiction divine et chance dans la vie. Dire que la *khbiza* de Ben Yeffu est chez Sidi Masʿūd ben Ḥsein c'est avouer la malchance et la pauvreté matérielle qui hantent les shurfa.

---

[4] Le pain, selon Drouin (1996), symbolise la consécration d'un saint dans sa recherche mystique.

[5] À ce propos, Chtatou (1996:83) écrit : « In current modern Moroccan Arabic the expression *'flan ʿandu khubza kbira'*, 'so and so has a big loaf of bread', means that the person in question is very resourceful and possesses God-given blessedness ».

Il n'y a pas le moindre doute que Ben Yeffu continue, aux yeux de ses fils, à rayonner spirituellement ; la *khubza* qui leur fait défaut ici ne concernerait nullement l'aspect charismatique, mais plutôt le côté matériel et économique. Un autre shrīf croit que Ben Yeffu a légué à sa descendance un trésor qui se trouve non pas chez Sidi Mas'ūd ben Ḥsein, mais chez le grand Sidi Mḥammed s-Sharqi. L'argument le plus fort à l'appui de cette hypothèse, c'est la condition qui est posée, d'emblée, pour retrouver ce pain/trésor perdu : le dénouement des conflits qui existent entre wlād sayyed. À maintes reprises, j'ai entendu les shurfa de Ben Yeffu admettre que les relations conflictuelles sont la cause primordiale de l'appauvrissement de leur sanctuaire. « Tant que les fils Ben Yeffu ne résolvent pas leurs conflits, ils resteront pauvres et nécessiteux », m'avouent-ils souvent[6].

Il va sans dire que ces trois sanctuaires ne sont pas les seuls endroits au Maroc où l'on traite de la possession ; loin s'en faut[7]. Si le récit met en scène uniquement Buya 'Omar et Sidi Mas'ūd ben Ḥsein, c'est parce qu'ils sont, probablement, les deux lieux de culte qu'il est difficile d'ignorer, l'un pour sa célébrité nationale, l'autre davantage pour sa proximité géographique. Mais au-delà de ces différences et de ces rivalités de légitimation que révèle le récit, il y a lieu de croire que celui-ci dit également la remarquable ressemblance qui existe entre ces trois sanctuaires et les rituels de possession qui s'y tiennent et qui les distinguent des autres. Ces trois lieux partagent le même rituel et procédé de guérison. Il s'agit, d'une part, d'un maraboutisme thérapeutique et d'une possession juridique, de l'autre. La thérapie maraboutique distingue les saints, en tant que maîtres de la possession, des autres spécialistes, particulièrement les confréries à visée thérapeutique – les Gnawa, les Ḥmadsha, les Jilala et les 'Isawa.

On pourrait se demander pourquoi le récit ne mentionne pas ces ordres, et leurs saints fondateurs, bien que leurs adeptes soient des experts avisés

[6] Mais de l'autre côté, les shurfa de Sidi Mas'ūd ben Ḥsein nient catégoriquement l'existence de cette *khubza*. Ce n'est probablement pas parce qu'ils refusent un tel privilège, mais par peur de laisser croire, s'ils admettent une telle hypothèse, qu'à l'origine de leur réussite et de leur pouvoir thérapeutique serait cette *khubza* laissée par Ben Yeffu et non la *baraka* de leur propre saint. « Nous n'avons aucune *khubza* ici, de qui que ce soit. Nous avons la *baraka* de notre ancêtre », me dit l'un d'eux.

[7] Juste dans la ville de Casablanca, par exemple, Akhmisse (1983) cite quatre spécialistes de la possession et de la folie (Sidi 'Abderaḥmān, Sidi Mas'ūd, Sidi MBarek Bugadra et Sidi Ben Yeshu). On pourrait y ajouter d'autres noms célèbres : Sidi Mershish, au Nord sur le littoral ; Sidi 'Ali Bu Jnūn, le Père des djinns, dans le Gharb ; Sidi Musa à Salé, ainsi que Mulāy l-'Arbi Bujam'a dans le Sūs. Aouattah (1993) avance, sans donner de détails, le chiffre de dix sanctuaires spécialistes de la possession et de la pathologie mentale à travers tout le Maroc. L'auteur se contente, toutefois, d'analyser le cas de Buya 'Omar.

de la possession. La raison en est toute simple. Un mythe met souvent en scène les éléments, bien que d'apparence opposée, qui partagent le même univers symbolique. Les confréries représentent un cheminement thérapeutique très différent, et par sa symbolique et par sa ritualité, du traitement maraboutique. Les rituels de guérison confrériques s'inscrivent plus dans ce qu'Aouattah (1993) désigne par psychothérapies dansées qui comportent certaines formes de théâtralité et de musicothérapie. Les rituels maraboutiques sont, quant à eux, très simples dans leur gestualité. Leurs aspects théâtraux, chorégraphiques, chromatiques et musicaux sont occasionnels et très rudimentaires[8]. Si dans ceux-ci, la possession est généralement considérée comme un acte hostile et indésirable, et dans laquelle les esprits sont regardés comme des agresseurs qui assaillent la personne et s'emparent d'elle en l'occupant, dans ceux-là, à l'opposée, la possession est généralement vécu comme un acte hospitalier où l'esprit est accepté et même désiré par son hôte. Il s'agit dans ce cas d'une possession initiatique où le possédé pourrait, à son tour, devenir médium et guérisseur.

La division classique de Luc de Heusch (1971) entre exorcisme – où l'on assiste à une expulsion de l'intrus et à la purgation de son hôte – et adorcisme – où l'on favorise plutôt la cohabitation, voire l'alliance, entre les deux – pourrait servir, dans un premier temps, comme une opposition analytique. Mais, dans un deuxième temps, on le verra, il faut souligner l'hétérogénéité de cette structure oppositionnelle où hospitalité et hostilité sont en œuvre dans un seul et même rituel. En effet, ces deux modes de traitement sont pratiqués par des guérisseurs qui s'inscrivent dans deux univers symboliques différents, mais non opposés. Si l'approche confrérique favorise généralement l'adorcisme en se servant de cérémonies rituelles, la *lila* par exemple – où l'on a recours à la musique, à la danse et à des représentations chromatiques et olfactives –, il arrive des fois que le thérapeute adopte des pratiques hostiles (inspirée de l'exorcisme

[8] Bien que le rituel de la possession à Buya ʿOmar possède un caractère musico-chorégraphique (la *ḥadra*), il ne peut, cependant, être associé aux musicothérapies confrériques. Premièrement, parce que la séance de possession, comme d'ailleurs l'utilisation de la flûte, est d'introduction récente et est organisée uniquement pour répondre à une demande grandissante de certains possédés de passage dans le sanctuaire et qui réclament des danses de possession. Deuxièmement, très peu sont les patients qui participent à cette séance et même ceux qui le font, ne l'exécutent que dans un but de divertissement (Naamouni 1993). Troisièmement, le *srīʿ*, qui est la crise de possession comme telle, n'est accompagné d'aucune performance musicale ou chorégraphique. Et quatrièmement, les noms de certains djinns invoqués lors de cette séance de possession (Shamharush, Lalla Malika, Sidi Mimun, Lalla Mira, Lalla ʿAïcha et Basha Ḥammu) font sentir une influence confrérique.

maraboutique). L'approche maraboutique (celle pratiquée par les shurfa, mais aussi par les fuqha) privilégie, quant à elle, l'exorcisme, en se servant du pouvoir prophylactique du texte coranique et en recourant souvent à une réelle expiation[9].

* * *

Le terme *maḥkama* – l'endroit où pratiquent les shurfa guérisseurs – laisse déjà entrevoir la dimension judiciaire et expiatoire du rituel maraboutique où le djinn et sa victime sont jugés devant un tribunal[10]. Le verbe *yaḥkm* et ses dérivés *ḥakma* et *ḥukm* désignent à la fois autorité, savoir-pouvoir et jugement. Desparmet (1932:214-15) a bien esquissé les traits saillants de cette possession juridique : « les marabouts guérisseurs, écrit-il, opèrent de façon identique. On se les présente comme des dompteurs de monstres ou des justiciers terrassant des malfaiteurs et des oppresseurs ». Et « au lieu de prendre la forme d'un duel, d'allure plus ou moins mystique, la lutte peut se résoudre en un procès ». Par ailleurs, ce qui donne aux rituels de possession cette dimension judiciaire, c'est la croyance répandue dans le pouvoir du tribunal du Roi Salomon sur le monde des jnūn. Ce tribunal est dirigé par le qāḍī (juge) des génies et régi selon *qanūn* sidna Sulaymān (les Canons de Salomon) ; « il s'agit d'un code qui régit les devoirs et les droits des fils d'Iblis dans leurs rapports avec les fils d'Adam, et par suite, la charte

9 Le fqīh (pl. fuqha), écrit El Khayat (1978:71), « est un personnage intermédiaire entre le sorcier, le sage, l'érudit, l'exorciste, le mage, l'interprète des rêves souvent considéré lui-même comme un illuminé. Il excelle dans les pratiques de magie et de sorcellerie, puisqu'en cela réside son rôle social ». Il est avant tout un maître d'école coranique, il joue également le rôle d'officiant dans un grand nombre de cérémonies et de rituels (naissance, mariage, circoncision, funérailles, etc.) ; à toutes ces fonctions, il faut ajouter son rôle important de thérapeute. Mais dans ce domaine, affirme Aouattah (1993), le fqīh opère un glissement vers la pratique de la magie, en confectionnant des talismans, des philtres d'amour, des charmes destructeurs, séducteurs ou protecteurs.

10 La notion de *tribunal* n'est pas spécifique à Ben Yeffu. À Sidi Mas'ūd ben Ḥsein, l'espace où se tiennent quotidiennement les shurfa est aussi dit *maḥkama*. Mais c'est à Buya 'Omar que cette notion prend une dimension plus élaborée. Il s'agit d'un véritable appareil judiciaire, structuré comme un tribunal moderne, avec des juges, des magistrats et des avocats ainsi qu'un conseil juridique permanent qui a pour rôle de traiter de différents qui surviennent entre humains et esprits. « Comme les tribunaux humains, ces tribunaux sont répartis selon chaque juridiction suivant un système hiérarchisé [...]. Les djinns sont répartis dans ces tribunaux, selon leurs exigences, leurs caractères et selon l'infraction commise, mais surtout selon le pouvoir de chaque saint sur telle ou telle catégorie de djinns, et la pathologie que ces derniers infligent à leur victime » (Naamouni 1993:101). Cet arsenal juridique est renforcé par des djinns serviteurs qui sont considérés comme des esprits pieux et bienfaisants ; ils jouent le rôle d'avocats. C'est à eux qu'incombe de protéger et de défendre le possédé pendant le procès.

de sauvegarde octroyée à l'humanité par le Législateur du monde des Esprits » (Desparmet 1932:16)[11].

À Ben Yeffu, la notion de tribunal est fortement, mais vaguement, inspirée de l'idée des Canons du Roi Salomon. Selon les shurfa, la *maḥkama* n'est que le reflet spatial d'un autre tribunal, occulte celui-ci (*ghaybi*), dirigé par le saint lui-même. C'est Ben Yeffu qui y est le grand juge. Toutefois, le tribunal n'a pas de structure bien définie, les shurfa, ainsi que certains patients, croient généralement que le saint, aidé par des djinns acolytes, tranche des différends entre possédants et possédés. Ainsi, les notions de tribunal (*maḥkama*) et de jugement (*ḥukm*) peuvent prendre des sens très différents. D'après mes observations, le *ḥukm* peut désigner un contre-don, obligatoire en effet, pour un vœu que le saint a exaucé (la santé, la fertilité, le mariage, le travail, par exemple). Dans ce cas, la notion de *ḥukm* peut consister en une offrande renouvelée ou seulement en une visite ou un séjour annuel au sanctuaire de Ben Yeffu.

L'exemple suivant donne une idée du sens de contre-don que peut prendre la notion de *ḥukm*. Il s'agit d'un instituteur, du village même de Ben Yeffu. Il se dit tantôt malade, tantôt majdūb et fqīh. « Moi et ma femme voulions des enfants, mais ne nous pouvions en avoir. On a tout essayé. C'est le wali Sidi 'Abdel'azīz ben Yeffu qui est venu à notre rescousse. Mon *ḥukm* est de passer 24 jours par an au sein de son sanctuaire. Tous les ans, une partie de mes vacances estivales je les passe ici avec ma femme et mon fils Sidi 'Abdel'azīz », m'explique-t-il. Si le fils porte le même prénom que celui du saint, avec l'épithète même de la sainteté, *sidi*, c'est parce qu'il est le don de Ben Yeffu. Le contre-don est ce séjour annuel au sanctuaire.

La notion de *ḥukm* peut renvoyer à une crise de possession au cours de laquelle le patient et son djinn se débattent devant le tribunal. Tout comme elle peut prendre le sens d'une période purgatoire que le patient doit passer avant de recouvrer la santé. Dans ce cas, le patient est retenu dans l'attente du jugement final du tribunal. Cette rétention se traduit par l'incapacité du possédé de quitter le sanctuaire de Ben Yeffu. Si la notion de *ḥukm*, comme purgatoire, concerne généralement le possédé, elle peut parfois s'appliquer même à l'esprit possesseur. Le djinn se dit *maḥkum* (jugé) par le saint et condamné à être emprisonné dans le corps du patient. Le djinn est donc obligé de purger une certaine période d'emprisonnement avant

---

11 Le tribunal de Buya 'Omar est justement conçu à l'image de celui du Roi Salomon. Selon les descendants du saint, les règles de la *maḥkama* sont contenues dans ce fameux *Qanūn* qui lui aurait été donné par l'Assemblée des saints.

de pouvoir quitter, se libérer de son hôte ; ici c'est le possédé qui sert de purgatoire.

En voici un exemple : un patient se présente devant la *maḥkama* et après un bref interrogatoire, le djinn parle. Il s'agit d'une *jenniya* âgée de 160 ans qui se nomme ʿAïcha. L'esprit n'émet aucune résistance à converser avec le shrīf qui l'interroge ; il se montre même compréhensif et attentionné. Le guérisseur l'interroge sur les raisons de son agression et lui demande ce qu'il exige pour libérer sa victime. C'est alors que la *jenniya* lui explique qu'elle est emprisonnée dans le corps de cet homme et qu'elle en souffre. Elle est condamnée par le tribunal du saint Ben Yeffu, dit-elle, à y purger un mois complet. Durant toute cette période, le possédé doit être présent dans le sanctuaire. « Après ce mois, je quitterai volontiers, sans aucune conditions », précise-t-elle. Dans de telles situations, où l'esprit est reconnu comme condamné par le *ḥukm* du saint, certains shurfa ne recourent pas à la violence pour le déloger. D'autre considèrent cette plaidoirie comme une ruse (*ḥila*) pour échapper à la torture. La ruse djinniesque est un thème assez connu des guérisseurs. Il arrive, par exemple, que le djinn, incroyant ou d'une autre confession que l'islam, déclare sa conversion à la foi musulmane pour s'épargner l'hostilité du thérapeute.

Les termes de *ḥukm* et de *maḥkama* recouvrent donc différents champs sémantiques. L'exemple suivant donne une idée de leur plasticité sémiologique. Il nous renseigne également sur certains comportements et obligations que le patient doit observer durant toute la période du *ḥukm*. Il s'agit de deux possédés, Ahmed et Mohammed, qui ont le *ḥukm* 'associé'. Les deux hommes sont de Salé, le premier est âgé d'une cinquantaine d'années, le second est dans les débuts de la trentaine. Ahmed est possédé depuis une trentaine d'années alors que Mohammed l'est depuis huit ans seulement. « C'est moi qui ai emmené Mohammed dans cette voie (de guérison), quand il devenait fou », me dit Ahmed. Avant l'arrivée à Ben Yeffu, les deux hommes ont séjourné dans plusieurs sanctuaires, dont le dernier était Sidi ʿAli bu Jnūn, dans le Gharb, où ils sont restés 15 mois. Les deux amis voient le même rêve, un homme, dont la barbe est blanche et qui porte au cou un chapelet, les appelant à se rendre chez lui. Sans confusion, ils l'identifient à Ben Yeffu alors qu'ils n'ont jamais entendu parler de lui auparavant. Aussitôt, ils se rendent à son sanctuaire. Les deux possédés croient que leur jugement est associé, l'un ne peut guérir sans l'autre : « nous serons délivrés en même temps, et c'est au tribunal de Ben Yeffu que notre délivrance sera proclamée », précise Ahmed. « Le jugement de Ben Yeffu est le dernier », réitère-t-il. Il croit que sous l'égide du saint, c'est un djinn qui préside le tribunal. Il a refusé, par contre, de m'en divulguer le nom par crainte que son jugement ne soit 'cassé', *tahrās l-ḥukm* (cassation). D'ailleurs, pour lui, dans tous les tribunaux des saints, à Buya 'Omar comme à Mulāy Bu'azza, les juges sont des djinns. « Notre jugement est avec les jnūn », m'explique-t-il ; les crises de possession ne sont que les manifestations des délibérations qui se déroulent au tribunal. Quand Ahmed est saisi par des crises, Mohammed m'explique que son ami est en train d'être jugé (*tayt-ḥkem*). Un jour, Ahmed m'a même montré les traces de la torture corporelle que des djinns, avec qui il s'était jugé la veille, lui ont fait subir. Le déroulement de la séance du jugement devient le synonyme de *srīʿ*, et renvoie à une crise de possession. Mohammed quant à lui, ne montre plus, depuis qu'il est à Ben Yeffu, de signes apparents de crise, car, dit-il, son *srīʿ* est occulte (*ghaybi*). Durant toute la période du *ḥukm*, les deux patients ne doivent jamais quitter l'enceinte du sanctuaire, comme ils doivent s'abstenir de tous rapports sexuels, même quand leurs femmes viennent leur rendre visite. Tous les deux m'expliquent que même s'ils désiraient copuler, les djinns qui les possèdent les en empêcheraient. Le rapport sexuel n'est autorisé que sept jours après la fin du *ḥukm*. Durant celui-ci, les deux patients ne suivent aucun rituel, aucun traitement particulier. En plus de la visite à la tombe de Ben Yeffu, l'ingestion du *ḥenna*, la terre du sayyed, diluée dans l'eau, représente le seul traitement qu'ils suivent.

Mais par-delà la multitude de sens que peuvent revêtir les notions de tribunal et de jugement, les thérapeutes et les patients se mettent d'accord sur l'idée que les possessions par les esprits relèvent de la spécialité d'un tribunal présidé par le saint aidé par des acolytes parmi les djinns. Les shurfa insistent sur la transmission de ce pouvoir juridique. Ils sont, grâce à cette *baraka* du saint, capables dans leur *maḥkama*, de démêler des différends entre esprits et humains. Ceci explique pourquoi ils y pratiquent et dirigent les rituels de guérison.

Quand un visiteur ou un patient arrive à la *maḥkama*, l'un des shurfa présent lui demande, ou à celui qui l'accompagne un don, le *ftūḥ*[12]. Il s'agit le plus souvent de sucre, de thé, d'eau de rose ou de bougies, et parfois même d'argent en espèce. Aucun traitement n'est donné sans *ftūḥ*. Comme son sens l'indique, c'est celui-ci qui permet d'*ouvrir* la séance thérapeutique. C'est la clé de la réussite, en quelque sorte, qui permet de défaire ce

12 Parfois, le shrīf n'a pas besoin de demander un *ftūḥ* ou même d'y faire allusion, c'est celui qui accompagne le patient, ou le patient lui-même, qui l'offre dès son arrivée à la *maḥkama*. Dans d'autres régions, comme à Buya 'Omar, le *ftūḥ* est dit '*byāḍ*' ou '*tabyiḍa*', blanchissement, dans le sens de bonne chance (Naamouni 1993).

qui a été fermé ou noué. J'ai assisté à certaines situations où les shurfa ont catégoriquement refusé de procéder quand le patient ou sa famille n'avaient pas de *ftūḥ* à donner ou s'ils avaient promis d'offrir un don plus tard. « Je ne peux l'exorciser sans *ftūḥ* », disait un jour un shrīf à une femme qui accompagnait sa fille malade. « Donne ce que tu peux, ne serait-ce qu'une petite bouteille d'eau de rose ! » La femme est partie et revenue, deux minutes plus tard, avec une bouteille d'eau de rose, avec laquelle elle a aspergé les personnes présentes, le shrīf-guérisseur et moi compris. C'est alors que celui-là a commencé sa séance d'exorcisme. Les shurfa insistent sur l'importance de *ftūḥ*, peu importe sa valeur, pour la réussite de la thérapie. S'ils reçoivent de l'argent en espèce, ils le prennent discrètement sans en vérifier la valeur et le mettent dans un coffret ou sous les couvertures sur lesquelles ils sont assis. En général, le *ftūḥ* ne revêt pas un caractère purement pécuniaire – vu sa valeur généralement modique, une seule bougie parfois –, mais il symbolise probablement une sorte de protection, non seulement pour le patient, mais aussi pour le thérapeute lui-même.

> The fee is also called *lĕ-ftöh*, the opening, or *dérham l-ftöh*, or *dérham š-šēh* [le dirham du shaykh] and while it is everywhere considered essential for the welfare of the doctor, I have, besides, heard the opinion that it is as necessary for the recovery of the patient as is a key for the opening of a lock. But if money is lacking, something white, like wool, eggs, buttermilk, salt, or sugar, or also some grain, may be given instead; and if the patient has nothing at all to give-for example, if the cure is performed in the open-the doctor takes a thread or piece from his clothes, spits on it, and lets it fall (Westermarck 1926:156).

Selon Westermarck, le *ftūḥ* permet, outre la réussite de la thérapie, de prévenir la contagion ; sans ce don d'ouverture, le thérapeute risque de contracter la maladie de son patient. Il arrive que celui-ci, s'il n'a pas d'argent à donner, offre quelques grains de sel que le thérapeute s'empresse de mettre dans sa bouche pour ne pas être affecté. Les shurfa de Ben Yeffu avouent rarement leur crainte d'être contaminés par leurs patients. Bien que certains reconnaissent que leur possession par les esprits pourrait être plus dangereuse, voire incurable, la croyance générale estime que, grâce à la *baraka* du saint qui lui a été transmise, le shrīf ne peut être possédé. Tous les shurfa insistent, cependant, sur l'importance, et dirai-je force symbolique, de ce don d'ouverture pour la poursuite de la cérémonie[13].

[13] Très proche de cette idée du danger de la thérapie sans don est la pratique thérapeutique du *ḥazzāb* mauritanien. Il s'agit d'un marabout qui soigne à l'aide de talismans, potions, fumigations ou de toute autre pratique dont le fondement est le texte sacré. « Cette

La cérémonie ouverte, le shrīf prend le patient par les tempes d'une main et de l'autre tape légèrement sur son corps : sa tête, son dos et ses membres. Avec ses deux pouces, il appuie sur les yeux du possédé, et alterne lectures coranique, talismanique et insufflation salivaire (*bukh*) sur le visage, particulièrement les orifices (yeux, oreilles, bouche). Le *bukh* « désigne les expirations successives de fine salive dégagée par la pression du souffle entre les deux lèvres serrées » (L'khadir 1998:224). Il représente la technique de soin caractéristique des shurfa. Dans la culture maghrébine, la salive est supposée transmettre le souffle vital, les qualités de l'individu, sa force, son caractère et son intelligence (Chebel 1984). Similairement, dans l'hagiologie marocaine, la salive symbolise souvent un puissant transmetteur de *baraka* et ce rite est observé aussi bien pour des visées thérapeutiques que pour des raisons de transmission mystique où le shaykh crache dans la bouche de l'initié (Doutté 1984[1908] ; Al-Badisi 1993 ; Al-Duhaybi 2007). C'est cette *baraka* transférée de la bouche du shrīf au corps du possédé via ses orifices, qui est sensée chasser l'esprit de son corps. Selon la croyance répandue, populaire mais également savante, le djinn entre dans le corps humain par les orifices : bouche, narines, oreilles ou yeux (Westermarck 1926:407-408). En insufflant sa salive, le shrīf tente de chasser l'esprit par les mêmes voies que celles qui l'ont conduit à l'intérieur de sa victime. Dans le même but d'affecter l'esprit par les orifices, le shrīf fait inspirer le *ḥenna* au patient[14]. Mais il arrive qu'il lui recommande d'en boire (dilué dans de l'eau) également. Le *ḥenna* est très réputé pour son pouvoir thérapeutique, et son application dans la thérapie traditionnelle a été notée par plusieurs anthropologues (Westermarck 1926 ; Crapanzano 1973 ; Naamouni 1993). Le *ḥenna* du sayyed, rapporte le premier, est utilisée pour différents traitements, de simples maux de la tête à l'infertilité féminine et au mauvais œil.

---

pratique, écrit Tauzin, est toujours dangereuse, car l'intervention du marabout auprès des démons, dans un but thérapeutique, peut se retourner contre lui ou contre ses proches et leur causer de graves difficultés. Pour éviter cela, il lui sera donné d'importantes quantités de biens ou d'argent, nommées *diyye*, terme dont le sens habituel est le 'prix du sang' payé par un meurtrier à la famille de sa victime. Ces dons ne sauraient en aucun cas contribuer à l'enrichissement du marabout ; ils doivent impérativement être redistribués. C'est à la fois l'offrande et son partage qui vont éloigner de l'homme religieux les conséquences éventuellement néfastes de son intervention » (Tauzin 1993:164).

[14] Il s'agit d'une argile qui ressort fortement du paysage de par sa couleur rouge. Selon certains descendants du saint, le *ḥenna* représente le sang de la vache que leur ancêtre avait ressuscitée puis immolée de ses propres mains, alors que selon d'autres, il s'agit du sang des jnūn.

Le terme *ḥenna* est vraisemblablement emprunté de l'autre mot *ḥenna* qu'on traduit par henné en français. Il s'agit des feuilles de l'arbuste *Lawsonia inermis* qu'on sèche et pulvérise pour produire une poudre colorante dont la teinture rouge est très utilisée comme cosmétique. Outre cette utilisation cosmétique, le henné a également des vertus thérapeutiques prisées, car il contient beaucoup de *baraka* (Westermarck 1926 ; Doutté 1984[1908]).

> Henna [henné] is called *nōr n-nbi*, the light of the Prophet, [...]. Henna is used not only for cosmetic, especially by the women, but as means of purification or protection from evil influences, and for medicinal purposes (Westermarck 1926:113)[15].

Le henné est l'un des *barūk*, le support matériel de la *baraka*, que la visiteuse emporte souvent avec elle après son pèlerinage. Lors du *mūsm* de Ben Yeffu, plusieurs naqqashāt, tatoueuses par le henné, affluent au sanctuaire pour exercer leur métier (photo 24). Certaines, que j'ai interviewées, se disent même majdubāt et ḥamdushiyyāt (de la confrérie des Ḥmadsha) et passent une grande partie de leur vie à voyager d'un sanctuaire à l'autre, en tant que pèlerines et tatoueuses. Cette pratique du tatouage par le henné est assez générale à tous les sanctuaires du Maroc ; et dans certains cas, les tatoueuses y travaillent même d'une façon permanente. C'est probablement ce caractère sacré et thérapeutique du henné, en plus de sa couleur, qui a valu à la terre du sayyed son nom de *ḥenna*.

Si le *bukh* salivaire et l'utilisation de la terre *ḥenna* sont assez communs à plusieurs shurfa du Maroc, l'utilisation de la *kalkha* est spécifique à ceux de Ben Yeffu. La *kalkha* représente la tige épaisse et creuse de la férule, *ferula cummunis*[16]. Cette plante est très recherchée pour ses qualités prophylactiques, puisque c'est à partir d'elle que l'on prépare le *fasūkh*, très utilisé dans les pratiques aussi bien magiques que thérapeutiques. Le *fasūkh* est réputé, dans plusieurs régions du Maroc, pour son pouvoir de défaire les sortilèges, de chasser le mauvais œil, d'éloigner les djinns et de soigner la stérilité (L'khadir 1998). Le *fasūkh*, que certains auteurs identifient comme la gomme ammoniaque (Westermarck 1926 ; Aouattah 1993), est un mot

---

[15] L'adage qui dit « l-ḥenna men wrāq j-jenna » (le henné vient des feuilles du Paradis) articule bien cet aspect sacré de l'arbuste. Je tiens ici à remercier Lucette Valensi de m'avoir signalé ce proverbe.

[16] C'est une ombellifère herbacée, vivace, mesurant deux à quatre mètres. La nature du sol, terre calcaire, et celle du climat dans la région de Ben Yeffu sont assez propices à la croissance de la férule. Mais l'intense activité humaine, justement pour ses qualités thérapeutiques et prophylactiques, l'a souvent réduite à l'état de racines.

qui signifie, littéralement, déliement, dénouement et annulation. Sa principale qualité est en effet celle de chasser les esprits malveillants et de dénouer les sortilèges. « C'est de la *kalkha* que sort le *fasūkh* qui exorcise (*tayṣre'*) les djinns et les brûle (*tayḥrq*). Le *fasūkh* dénoue aussi les corps noués ». Il ne faut pas, toutefois, déduire de cette parole du shrīf que la *kalkha* est utilisée à Ben Yeffu pour en extraire le *fasūkh* ; ce qu'il voulait dire, c'est que les vertus de celui-ci sont efficientes de par le simple toucher du corps malade par la tige de la férule.

Le thérapeute fait passer la *kalkha* sur tout le corps du possédé, en tapotant légèrement ses mains, ses pieds, ses jambes, son dos et sa tête. Puis il la fait passer juste au-dessous de son nez, comme pour la lui faire renifler, et l'appuie, plus ou moins fortement, sur son ventre. Et si le patient souffre dans une partie précise de son corps (paralysie partielle ou hémiplégie faciale, par exemple), le shrīf s'attarde davantage, en passant plusieurs fois la *kalkha*, sur cette partie malade. Faire respirer la *kalkha* au patient rejoint vraisemblablement l'idée de l'assaut par les orifices, surtout que le *fasūkh* qu'elle pourrait libérer est d'une odeur asphyxiante dont répugnent les djinns. Pour désigner cette aversion des génies pour les mauvaises odeurs, certains auteurs parlent de la pharmacopée puante (Doutté 1984[1908] ; Desparmet 1932). Ce dernier rapporte même certains procédés thérapeutiques qui étaient en usage à son époque où l'on instillait quelques gouttes de tels composés puants dans le nez du possédé pour extirper, à jamais, le djinn de son corps. Par ailleurs, la *kalkha* symbolise un autre pouvoir exorciseur. Elle représente le sabre de Ben Yeffu. Elle est l'épée du saint qui combat les jnūn[17]. On pourrait déjà supposer que cette symbolique du shrīf sabreur est probablement une caractéristique générale de la possession maraboutique. Car, la flagellation, qui est fortement sous-entendue dans cette métaphore de l'épée, est une pratique répandue dans les rituels d'exorcisme. Si la tige de la férule est spécifique aux shurfa de Ben Yeffu, les tiges de genêt sont les plus utilisées comme instrument de flagellation – vu leur pouvoir de libérer les malades de leurs esprits agresseurs (Aouattah 1993).

Pendant que le guérisseur impose ses mains et flagelle le corps du patient, il alterne lecture coranique et talismanique. Il invoque son ancêtre

17 L'expression « sabre du saint », on l'a vu, désigne également un poème attribué à Ben Yeffu. Jadis, m'informe-t-on, il était surtout utilisé pour exorciser les possédés. Aujourd'hui, en revanche, rares sont ceux qui l'apprennent par cœur, et même ceux-là ne le récitent plus lors des rituels.

par son nom complet, le sulṭān Mulāy ʿAbdelʿazīz ben Yeffu, et récite quelques versets du Coran. L'une des invocations, récitée lors du rituel, met en évidence le pouvoir igné de l'ancêtre.

> Ceci est la généalogie (*nasab*) du Pôle ; le saint vertueux ; le sharīf ; le sultan sidi ʿAbdelʿazīz ben Yeffu ; le Parfait [...]. Incapables de l'affronter, les djinns l'ont fui jusqu'au Sudān. Un soufflement (*nafkha*) de sa bouche se transforme en braises (*jmer*) qui brûlent les tréfonds du djinn.

Ces paroles qui évoquent le pouvoir igné de Ben Yeffu sont sensées produire le même effet sur les esprits possesseurs lors du rituel thérapeutique. En ce qui concerne la lecture coranique, les shurfa récitent, généralement, le verset du *Trône* (*āyat al-Kursī*) et les trois dernières sourates : *L'unicité* (*al-ikhlāṣ*), *L'aube naissante* (*al-falaq*) et *Les Hommes* (*al-nās*). Dans la tradition marocaine, et même arabe, ces passages coraniques sont souvent utilisés à titre prophylactique contre les djinns ; ils sont parmi les versets ardents (*al-ayāt al-muḥriqāt*) qui forment l'arsenal où l'exorciseur puise ses armes les plus efficaces (Westermarck 1926 ; Desparmet 1932 ; Aouattah 1993 ; L'khadir 1998 ; Al Ashqar 2008). La lecture du Coran, les *Ardentes* entre autres, constitue une étape préliminaire visant à transformer la possession latente en possession manifeste, c'est-à-dire à obliger l'esprit possédant à se révéler. Ce qui permet au thérapeute d'aborder les étapes subséquentes[18].

« Qui est dans cette *khashba* ? » « C'est quoi ton nom ? » C'est par ces deux questions adressées au djinn que le shrīf amorce généralement l'interrogatoire. L'identification commence par la nomination de l'esprit[19]. Si celui-ci s'annonce, commence alors un dialogue entre lui et le thérapeute qui l'interroge sur les raisons de son agression et ses conditions pour une éventuelle dépossession. Mais s'il ne s'identifie pas et garde le silence, le guérisseur hausse le ton : « parle ou je te brûle ! » Le menace-t-il. Il intensifie ses gestes rituels (*bukh*, *ḥenna*, lectures et flagellation). Si, malgré l'insistance du shrīf, le djinn s'obstine en gardant le silence, celui-là recourt à des techniques plus contraignantes et violentes. Il tord fermement la main du patient ; il le gifle avec ses deux mains ; et, le plus dur de tout, il introduit l'ongle de son pouce au-dessous de celui du patient et l'enfonce profondé-

---

18 Cette succession n'est pas toujours respectée. Des fois, le shrīf commence l'interrogatoire en même temps qu'il impose la main et la *kalkha*. C'est généralement pendant qu'il appuie celle-ci contre le ventre du patient qu'il déclenche l'interrogatoire.

19 La nomination d'un djinn possesseur est une étape décisive pour l'exorciser. Car, comme l'ont noté plusieurs chercheurs (Crapanzano 1973 ; Aouattah 1993 ; Pandolfo 1998), il y a un grand pouvoir dans le nom.

ment[20]. Cette torture oblige généralement le djinn à parler. Dans quelques cas particuliers, des djinns qui n'ont pas réagi à la violence grandissante des shurfa ont été diagnostiqués comme *zayzūn* (muets).

Après l'interrogatoire, le shrīf écrit – avec un roseau imbibé d'encre noire sur un bout de papier – quelques mots qu'il saupoudre avec le *ḥenna*[21]. Il le plie et le déchire sans en séparer complètement les deux morceaux. L'écriture correspond à quelque début de versets coraniques, les mêmes que ceux que le shrīf lit au début du rituel. Certains shurfa écrivent le prénom de la mère du patient[22], accompagné également des débuts de quelques versets coraniques. Le *sbūb* peut être aussi destiné à être ingéré. Le papier sur lequel le shrīf a écrit est utilisé pour préparer une infusion que doit boire le patient[23]. Le terme *sbūb* désigne l'écriture thérapeutique ou prophylactique. Le thérapeute spécialisé dans l'écriture talismanique est dit *sabbāb*. Il est fort probable que ce terme dérive du mot arabe *sabab* qui signifie la cause ou la raison d'être. Le verbe qui désigne l'acte de l'écriture talismanique est *sbbeb*, qui signifie probablement déclencher les causes d'une guérison ou d'une maladie[24]. De façon plus générale, le *sbūb* réfère, selon Moundib (2006:95-101), aux actions, tant symboliques qu'effectives, entreprises par les individus et les groupes pour attirer un bien et/ou éloigner un mal. Il représente donc une recherche pratique continue des moyens pour réaliser des objectifs précis ou pour changer une situation sociale déplorée. Dans ce sens, la vision du *maktūb* (ce qui est écrit) n'implique guère un fatalisme socioculturel et l'acceptation résignée de la réalité sociale handicapante, la maladie en l'occurrence, mais la recherche continue des causes, *asbāb*, qui ont engendré cette réa-

20 L'essayant sur moi-même, ce traitement est effectivement très douloureux.

21 Dans certains cas, le shrīf n'écrit pas à l'encre, mais au safran. À défaut du vrai safran, qui est trop cher, certains shurfa utilisent la *taṣfīra*, une sorte de poudre chimique de couleur jaune qu'on utilise à des fins culinaires. Il s'agit d'un procédé utilisé surtout par le fqīh, ou saḥḥār, pour écrire les talismans. L'on voit déjà s'esquisser des pratiques communes entre le 'sorcier' – celui qui confectionne le *sḥūr* – et le shrīf.

22 Dans l'écriture magique, un grand pouvoir est lié au nom de la mère. Les voyantes et les fuqha l'utilisent souvent dans les philtres. Un fqīh m'explique les raisons de ce pouvoir donné au nom de la mère dans les termes suivants : « les gens, lors du Jour du Jugement, seront appelés par les noms de leurs mères et non par ceux de leurs pères. C'est pourquoi on commence par l'écrire en premier ».

23 Dans certains cas, le shrīf peut aussi ordonner au patient d'aller jeter le *sbūb* dans la *khalwa*, après l'avoir passé sur son corps ou autour de sa tête. Ici, le *sbūb* joue le rôle de l'*ex-voto* purificateur.

24 Le *sbūb* est aussi utilisé à des fins destructives. Le *ḥjāb*, voile, ou le *ḥerz*, protection, sont deux autres vocables qui désignent l'écriture talismanique.

lité, pour pouvoir la changer[25]. Dans cette vision des choses, le *maktūb* s'actualise à la fin du *sbūb* et non avant. La personne concernée ne connaît donc son *maktūb* qu'après avoir épuisé tous les moyens pour atteindre ses objectifs. C'est donc l'homme qui tend vers son *maktūb* en déployant les moyens (*asbāb*) nécessaires pour agir sur le réel. Cet agir est défini non pas par un savoir *a priori* 'métaphysique' (*ghaybi*), mais par l'expérience humaine persistante qui cherche à modifier les conditions de vie, sans se soucier, outre mesure, du devenir des choses[26].

Intégré au rituel de guérison à Ben Yeffu, le *sbūb* est souvent conçu comme une protection contre l'esprit possesseur ainsi que contre les causes, *asbāb*, de cette possession. Craignant l'assaut du shrīf, le djinn exprime généralement sa volonté de quitter la victime mais exige pour cela un sacrifice. Il spécifie la nature de celui-ci, souvent une volaille, et parfois même sa couleur, et précise si ce sacrifice doit ou non être renouvelé annuellement. Mais il arrive que le thérapeute devine l'exigence sacrificielle de l'esprit sans que celui-ci l'exprime ouvertement. Si le *ftūḥ* est vu comme un don d'ouverture offert au shrīf, celui de la fermeture, qui scelle l'accord entre le thérapeute et le djinn, est considéré comme un présent pour l'esprit. C'est ce dernier qui l'exige au terme d'une négociation, en contrepartie de son détachement de l'hôte. Le sang de la victime apaise l'esprit. Il est aussi considéré comme l'un de leurs mets de prédilection. Le sang pour le djinn, la chair pour l'exorciseur. De ce sacrifice, s'il a eu lieu, est préparé un repas (qu'on désigne par *ṣadaqa*), généralement un couscous, que les shurfa partagent entre-eux, parfois avec des patients et des visiteurs[27].

---

[25] Voir aussi Eickelman (1976:126-130).

[26] Cette association dialectique entre le *maktūb* et le *sbūb* est superbement exprimée par l'un des interviewés de Moundib (2006:97) : « quand quelqu'un de la famille tombe malade, tu ne restes pas les mains croisées à te lamenter que c'est le destin d'Allah, mais tu vas tenter tous les moyens pour trouver un remède. Si la maladie est physique tu le chercheras chez les médecins, mais si elle n'est pas physique, tu le chercheras auprès des saints. Alors si Allah a décidé que le patient soit guéri, il le sera, sinon, tu ne pourras rien faire. Mais dans tous les cas, il faut faire le *sabab* ».

[27] Mais il est aussi d'usage que les shurfa gardent le sacrifice offert sans le tuer, surtout quand il s'agit d'un gros animal. Ils se contentent dans ce cas de lui faire saigner l'oreille, dans le but de le revendre à de nouveaux pèlerins. Dans certains cas, les shurfa vont même jusqu'à omettre de sacrifier les volailles, en procédant à un léger saignement de la crête ou de la patte. Ce qui compte dans cet acte sacrificiel, affirment-ils, ce n'est pas l'immolation comme telle, mais seulement l'écoulement du sang de la victime. Plus tard, l'animal sera revendu à d'autres pèlerins pour leur servir de don sacrificiel. Un shrīf m'avoue qu'une victime pourrait servir pour six sacrifices différents, ou même plus, avant qu'elle ne soit effectivement immolée. Il faut dire que cette forme de re-commercialisation ne concerne pas seulement les animaux sacrificiels, mais également d'autres formes de dons moins

Si le sacrifice oblige le djinn à quitter sa victime, il est des fois, cependant, qu'il manque à sa promesse et décide de continuer à résider en elle. Le djinn est alors diagnostiqué comme un esprit indocile, *wāʿr*. Dans de tels cas de rébellion, le possédé est *en principe* enfermé dans la grotte, ou juste retenu dans le sanctuaire de Ben Yeffu, jusqu'à la reddition de son djinn[28]. Car l'idée répandue est que l'incarcération ne concerne pas la victime possédée mais l'esprit agresseur. Personnellement, je n'ai jamais assisté à des cas d'emprisonnement réel, mais les shurfa et certains anciens patients m'ont rapporté de nombreux cas d'incarcération très violents. « Le possédé est enfermé jusqu'à la reddition de son djinn, ce qui pourrait prendre des jours, voire des semaines. Effrayé, le patient (ou son djinn) remonte les quatre mètres de la profondeur de la *khalwa* pour frapper aussi fort que possible sur la porte en métal cadenassée. L'agitation du prisonnier, ses émois et ses cris pour regagner sa liberté, ne sont que le symbole de la torture grandissante que subit le djinn qui l'habite », m'explique un ancien patient. Aujourd'hui, l'incarcération revêt un caractère purement symbolique : le patient descend dans la *khalwa*, pour quelques minutes, sans y être enfermé[29]. Et si le possédé séjourne pour une longue période dans le sanctuaire, il renouvelle sa descente régulièrement[30].

* * *

onéreux, comme les cierges par exemple. Les bougies, données en tant que don d'ouverture, sont revendues aux boutiques du sanctuaire à un prix plus bas, pour être revendues, par la suite, aux pèlerins au tarif habituel. Le re-commercialisation du don n'est pas spécifique à Ben Yeffu ; je l'ai également observée à Sidi Masʿūd ben Ḥsein et à Mulāy Brahim. Pour d'autres cas, voir Crapanzano (1973) et Naamouni (1993).

28 À Sidi Masʿūd ben Ḥsein, le rituel thérapeutique est très similaire. Après la période du *srīʿ* qui comprend la flagellation avec une babouche (*frād*) – qui, comme la *kalkha* des shurfa de Ben Yeffu, symbolise l'épée du wali – et les lectures coraniques et incantatoires, l'interrogatoire commence. Au terme de celui-ci, le djinn exige un sacrifice ou un repas d'hospitalité, *ṣadaqa*, puis il sort de sa victime. Mais au cas où il se rebelle, on fait descendre le possédé dans l'une des *khalwa* et on invoque les *sluguis* et les autres saints, Sidi s-Sharqi al-Baṭṭāsh, Sidi Buskikira et Sidi z-Zammuri, tous des saints chevaliers et guerriers.

29 La suppression de l'incarcération, m'informe-t-on, est en lien avec la mort, il y a quelques années, d'un patient qui était enfermé dans la *khalawa*.

30 Contrairement à Ben Yeffu et à Sidi Masʿūd ben Ḥsein, l'incarcération dans le cas de Buya ʿOmar est systématisée et prend les allures d'une institution. En plus des petites cellules sombres où sont enfermés les malades, le sanctuaire est surtout connu pour la pratique de l'enchaînement curatif. Les malades sont enchaînés des mains comme des pieds pour des durées indéterminées. « Il est d'usage également d'attacher le malade avec une chaîne de fer à la tombe, et ce durant une nuit ou plus » (Aouattah 1993:143). Contrastant leur sanctuaire avec celui de Buya ʿOmar, certains shurfa de Ben Yeffu, pour réitérer encore une fois la suprématie de la *baraka* de leur ancêtre, mettent en avant le caractère non carcéral de leur institution. « Contrairement à Buya ʿOmar, ici on n'interne pas » m'informent-ils. Il faut dire que le phénomène d'incarcération thérapeutique est assez commun aux sanctuaires spécialisés dans la possession et les maladies mentales. À Sidi

De cette description du système de guérison, une première remarque s'impose. Le rituel récupère plusieurs gestes de la geste de Ben Yeffu. Le toucher par le bâtonnet *kalkha*, qui symbolise l'épée du saint, est sensé chasser l'esprit pour revivifier le possédé. Les shurfa-guérisseurs, comme leur ancêtre, soufflent sur le possédé pour brûler le possédant. Et à l'instar de Ben Yeffu, ses descendants écrivent un talisman et le déchirent en deux et y soufflent 'ffu'[31]. D'autre part, le rituel est chargé d'une violence inouïe. Les métaphores de belligérance, d'ignition, de flagellation, de jugement et d'incarcération donnent une idée de la portée agressive de la séance d'exorcisme. Le mot même qui désigne tout le processus de possession et de guérison est chargé, lui aussi, d'une symbolique *combative* très forte. Le mot *srīʿ* dérive du verbe arabe *saraʿa*, qui veut dire combattre, batailler et terrasser. Le terme désigne aussi bien la crise du possédé, quand il est saisi par le djinn, que le rituel d'exorcisme. Le *srīʿ* est donc un combat et une démonstration de force dissuasive, impliquant une grande part de torture tant verbale (interrogatoire et menaces) que physique (gifles, coups de poings, coups de pieds, coups de bâtons, etc.) (Pandolfo 1998)[32].

Masʿūd de Casablanca, les cellules d'enfermement sont appelées lieux de pardon, les patients y sont attachés par des chaînes (Akhmis 1984 ; Aouattah 1993 ; L'khadir 1998). À Sidi Ḥmed ben Yeshu, à Casablanca également, on note l'existence de deux silos, *maṭmura*, l'un réservé aux femmes et l'autre aux hommes, qui servent d'asile pour les patients qui y sont attachés par des chaînes (Akhmis 1984).

[31] Faut-il rappeler que dans le mythe, le saint, pour neutraliser le djinn de Marrakech, écrit sur un bout de papier qu'il déchire en deux avant d'y souffler 'ffu'. On m'a fait mention d'un *sbūb* dont on croit que Ben Yeffu se servait en personne pour ses interventions thérapeutiques. Comme rapporté, ce talisman dit : « Au nom de Dieu le Miséricordieux, le très Miséricordieux. Au nom de Dieu et pour Dieu, le Confiant, le Puissant. Sa Puissance et Son Pouvoir domine le monde. Ô Celui dont le Nom est écrit, dont le Trône est érigé, Tu es Celui qui perce les mystères, le Sage de tous les sages, le Savant de tous les savants, le Généreux de tous les généreux, le Médecin de tous les médecins, mon Seigneur, notre Seigneur. Ceci est la généalogie du Pôle, la Pleine Lune, le saint Sidi ʿAbdelʿazīz Ben Yeffu, le fils de Sidi Ḥmed au chapelet rouge. Les djinns l'ont fui jusqu'au Sudān. Il a le trésor des secrets : il n'injecte pas dans les veines, il ne cautérise pas au cautère, il n'opère pas au scalpel. Le fils du sulṭān écrit des lettres sur un morceau de papier et guérit le patient avec la volonté de Dieu. C'est Lui qui guérit. Approche, ô celui qui a bonne foi (*mul nnya*). Prières et paix sur le messager de Dieu ». Il est difficile, cependant, de croire que ce *sbūb* fut écrit par le saint lui même. Car, en plus du fait que ce dernier est mis en troisième personne, le talisman évoque clairement que ce sont les fils du saint-sultan qui écrivent et non Ben Yeffu lui-même.

[32] Selon Pandolfo (1998:47, 53), les représentations marocaines du châtiment du tombeau ainsi que l'interrogatoire du Jour du Jugement Dernier servent de modèle mythique qui structure la séance du *srīʿ*. Il est à la fois un interrogatoire, une torture et un jugement du djinn : « c'est un combat, écrit-elle, dans lequel les représentations, ici le feu de l'Enfer (à travers des versets coraniques), sont utilisées comme une force de frappe. L'image, alors, éclate au cœur du mot, elle est actualisée par le rythme serré de la voix. Et 'brûler' n'est plus

Certes, à Ben Yeffu, l'hostilité du *srīʿ* ne dépasse pas souvent le champ symbolique, mais il arrive que le shrīf livre un combat assez violent, verbalement et physiquement, à l'esprit possesseur. Il le gifle de ses deux mains et lui tord violemment la main et le bras. Et pour l'obliger à s'identifier et quitter le corps de sa victime, le shrīf recourt souvent à la technique très réputée chez les exorciseurs marocains, qui consiste à introduire l'ongle du pouce au-dessous de celui du patient en pressant de plus en plus fortement. Le *srīʿ*, dans d'autres contextes thérapeutiques – celui pratiqué par le fqīh ou même par certains exorciseurs qui se réclament d'une référence islamiste[33] –, prend les allures d'une véritable torture : choc électrique, couteaux brandis, des fois chauffés et pressés contre la peau du patient, flagellation à outrance, coups de poings, de pieds, des gifles. Tous les coups sont permis jusqu'à ce que l'esprit reconnaisse sa défaite et quitte définitivement le corps de sa victime[34].

Le concept de 'frayeur' développé par Tobie Nathan (2001) permet de bien illustrer la dimension intégratrice et identificatrice de ce rituel de guérison. La frayeur, dit-il, permet une désidentification identificatrice. L'identité détruite par la frayeur (l'âme échappée) est octroyée à l'Autre-agresseur (l'esprit). C'est pourquoi la technique thérapeutique consiste à l'identifier tout d'abord et à définir ses exigences, conduisant ainsi et de façon contagieuse à une ré-identification du même-agressé (la victime). À Ben Yeffu, l'altération de l'identité du patient est désignée par un signifiant révélateur : *khashba*. Un mot qui veut littéralement dire 'planche', 'écorche charnelle' et renvoie à l'idée d'absence de l'âme du patient, une mort

---

une métaphore, encore moins un signe : le mot brûle (le patient) réellement, comme du feu ».

33 J'ai moi-même assisté à plusieurs séances d'exorcisme qui ont été dirigées par des personnes affiliées à des Mouvements Islamiques – des Salafis et même certains membres du mouvement islamique 'moderniste', le Parti de la Justice et du Développement (PJD) notamment. Le rituel ne diffère pas de celui du shrīf et du fqīh. Certains entreprennent le même genre d'interrogatoire et de torture (particulièrement la flagellation et le choc électrique) alors que d'autres, les Salafis en particulier, refusent catégoriquement tout dialogue avec l'esprit possesseur et procèdent directement à la lecture coranique et à la torture. Même si le djinn déclare solennellement son désir de dialoguer, ou encore mieux de se convertir à l'islam, l'exorciste maintient son agressivité, exigeant de lui qu'il quitte sa victime. Ce genre de déclaration, on l'a vu, est souvent interprété comme une ruse djinniesque.

34 Mais dans ce face-à-face, l'esprit n'est pas toujours un adversaire soumis et passif. Il peut riposter par des coups violents. Aouattah (1993:168) écrit à ce propos : « Le heurt des deux forces, se présente comme un combat d'homme à homme, où tous les coups sont permis. Le *Fquih* et le patient savent d'ailleurs dès le départ que ce combat ne peut être que violent. Mais ils croient l'un et l'autre dans l'issue triomphale de l'affrontement, qui nécessitera certes beaucoup d'effort et d'endurance ».

momentanée, et à la présence active de l'esprit qui prend possession de toutes ses facultés vitales. « Qui est dans cette *khasbha* ? » C'est la première question que pose le guérisseur à l'esprit possesseur lors de l'interrogatoire. Une fois identifié, ou plutôt contraint à s'identifier, et son exigence observée, le djinn quitte, et le possédé est de nouveau réanimé. « Comme si je devenais une autre », m'annonce une patiente après une séance d'exorcisme. « Comme si une autre âme m'habitait », me dit une autre.

Selon Turner (1972, 1988), la phase intégrative du drame social coïncide avec le dénouement de la situation conflictuelle soit en réintégrant les groupes divisés dans la société, soit en reconnaissant et légitimant le schisme irréparable entre les parties en conflit. La fonction première du rituel consiste donc à surmonter les clivages et à instaurer de l'ordre dans les relations sociales. En déterminant la provenance exacte d'une norme et en représentant sous une forme dramatique les droits, les obligations et le contexte culturel propres à un statut social, le rituel offre une scène sur laquelle les rôles sont joués et les conflits sont symbolisés. Dans le contexte de Ben Yeffu, cette fonction d'intégration s'apparente davantage à une médiation symbolique. Les tensions, mises en scène par la possession, seraient des contextes permettant de renforcer et approfondir les liens interpersonnels. Le rituel, dans ce cas, se présente davantage comme un processus de négociation que comme une rébellion contre un ordre établi. Il est, en fait, un méta-commentaire qui exprime en même temps les ambivalences et les contradictions des relations sociales et le désir de nouvelles formes d'échange.

Ce sont les djinns-agresseurs qui jouent le rôle de médiateurs. Ils le sont à deux niveaux. D'une part, ils permettent de rétablir des liens sociaux aux moments de crises quand la communication entre les différents protagonistes devient difficile, voire impossible – dans ce cas, les esprits se présentent comme des médiateurs communicatifs. Ils permettent, d'autre part, à la personne possédée d'accepter sa condition handicapante, en déplaçant les centres des tensions personnelles et sociales. Les esprits assurent donc deux formes interdépendantes de cohésion : l'une individuelle, psychologique, et l'autre interpersonnelle, collective. Toutefois, les djinns n'offrent pas seulement un cadre explicatif et interprétatif au patient pour articuler son expérience sociale et psychologique, ils lui donnent aussi une voix, un langage, pour dire l'indicible. Cette voix-autre permet de rétablir une communication interrompue. J'ai interviewé plusieurs femmes qui se disent *mamnuʿāt*, littéralement interdites ; elles sont sexuellement interdites de leurs maris. Plusieurs cas ont été diagnostiqués par les shurfa de Ben

Yeffu comme des unions maritales entre l'esprit et sa possédée. Dans un contexte rural, l'expression de cette relation déficiente en termes de désir est inacceptable, inaudible ; elle ne pourrait qu'attiser la tension, provoquer la rupture, voire la violence conjugale. Dire à l'homme qu'il n'est plus le lieu du désir, c'est l'atteindre dans sa virilité, au sens le plus large du terme : pouvoir, domination, puissance sexuelle[35]. Tandis que l'intercession des jnūn, en tant qu'empêcheurs surnaturels, rassure l'homme tout en renforçant la position de la femme. Une précision s'impose d'emblée. Je ne raisonne pas ici en termes de ruse, loin de là. Je ne prétends pas que les femmes simulent la possession pour éviter la confrontation et le conflit, mais je dis qu'elles articulent la tension conjugale et psychologique, le non-désir en l'occurrence, dans un langage audible, culturellement transmissible et socialement interprétable.

La notion d'empêchement est un paramètre capital dans la médiation symbolique. Le signifiant *tāb'a*, que nous avons déjà discuté, permet bien de l'illustrer. La *tāb'a* signifie littéralement la 'poursuivante', car elle pourchasse les humains et cause leur détresse[36]. Elle est représentée comme un esprit dont la personnalité est vague et mal définie, mais dont l'action maléfique est beaucoup plus destructive que celle des autres génies. Ses victimes, hommes et femmes, sont respectivement appelés *matbū'* et *matbū'a*. Mais le terme *tāb'a* renvoie aussi à l'ensemble des afflictions qui forment une série ininterrompue, d'où le sens qu'en donne Desparmet (1932) de guignon persistant. La thérapie consiste surtout en un rituel cathartique. L'affligé se baigne dans un endroit (grotte, source d'eau, entre les rochers de l'océan, etc.) réputé annihiler l'action de la *tāb'a*, tout en laissant sur place (ou en l'accrochant à un arbuste) le sous-vêtement (caleçon, soutien-gorge, t-shirt) qu'il a gardé pendant le bain. Cet *ex-voto* est censé capter la malédiction qui le hante et l'en débarrasse. Il n'existe pas un sanctuaire,

---

[35] J'ai assisté à un cas assez curieux. Un couple, dont la femme est souffrante, vient visiter le saint. Ce jour-là, une majdūba de Casablanca était aussi dans le sanctuaire. C'est elle, et non les shurfa, qui a pris l'initiative de l'exorciser. La patiente s'allonge par terre et pousse des cris et des soupirs. La thérapeute s'adresse alors au mari : « tout ce qui lui arrive, c'est à cause de toi. Pourquoi l'as-tu battue ? » Puis elle le blâme sévèrement. Intimidé, le mari s'explique : « si je l'ai battue, c'est parce qu'elle m'a demandé de lui faire une chose immorale, inacceptable, je ne peux pas faire ça ». « Ce n'est pas elle, c'est malgré elle ; elle est possédée », rétorque la majdūba. Le mari ne dit pas la chose que sa femme lui a demandée de lui faire, mais elle pourrait bien avoir un lien avec leur intimité sexuelle.

[36] Sur la *tāb'a*, voir surtout (Doutté 1984[1908] ; Westermarck 1926 ; Desparmet 1932 ; L'Khadir 1998).

le plus marginal soit-il, qui ne possède un espace réservé à cette pratique. Je ne citerai ici que deux exemples que j'ai moi-même observés.

1- Mulāy Marigh est connu dans la région de Ben Yeffu sous le surnom de *Mḥaffeḍ ṣ-Ṣabyān*, l'éducateur (le maître) des enfants, car, dit-on, sa *baraka* aide les enfants à apprendre le Coran par cœur. C'est pourquoi, les élèves des écoles coraniques environnantes, dont ceux de Ben Yeffu, lui rendent visite tous les vendredis et les dimanches et y récitent le Coran. Mais le saint est visité pour bien d'autres raisons. Lors de mes multiples visites, je n'ai jamais rencontré de pèlerins. La seule personne avec qui je me suis entretenu est une femme qui garde le sanctuaire. Ce n'est pas que le saint n'attire plus de visiteurs, mais c'est probablement parce que les visites se font plus discrètement, vu leur caractère très intime. D'innombrables *ex-voto* (caleçons, soutiens-gorges, t-shirts, chaussettes, foulards) sont noués au majestueux jujubier qui domine la *qubba* du wali. Devant l'entrée de celui-ci, à quelques mètres, se trouve un gros trou qu'on désigne par le mot *khalwa* et dont le centre est occupé par un rocher bien uniforme. Dans un premier temps, mon interlocutrice m'apprend que la *khalwa* est celle de Lalla ʿAïcha al-Baḥriya, la marine, et le rocher représente son *kursi*, sa chaise, où elle s'assied pour se baigner, avant de corriger, non sans hésitation, et de m'informer qu'ils sont au saint Mulāy Marigh. Outre l'ambiguïté qui existe au Maroc entre saints et djinns, la confusion de mon informatrice reflète probablement un double discours. Aux pèlerins, elle met en avant Lalla ʿAïcha al-Baḥriya, réputée efficace contre la *tābʿa* ; mais à des personnes, comme moi, qui n'ont pas particulièrement l'apparence d'un visiteur fervent, elle évoque le saint, pour écarter tout soupçon de *shirk*, 'associationnisme', et d'hétérodoxie. N'ayant montré aucun signe de répugnance, et avec un don de quelques dirhams, mon interlocutrice se décide de m'en dire un peu plus. Elle m'explique que « les visiteurs (il y'a aussi des hommes, moins nombreux au reste) viennent ici pour se débarrasser de la *tābʿa* ou de *l-ʿkes* (malchance). Ils prennent une douche dans la *khalwa* de Lalla ʿAïcha, assis sur son *kursi*. Ils doivent laisser sur place le vêtement avec lequel ils se sont baignés. Ils peuvent aussi l'accrocher sur le jujubier du sayyed ». Durant le bain purificateur, le *matbūʿ* et la *matbūʿa* se rasent également, comme en témoignent les nombreux rasoirs jetés dans la *khalwa*. Des cheveux ou les poils sont censés fixer la *tābʿa* et l'éloigner (photos 25, 26).

2- La tombe de Sidi Dawd est perchée sur une falaise jouxtant l'Océan Atlantique. On y pratique le rituel de la coupe des cheveux pour les nouveau-nés au septième jour de leur naissance (*sbūʿ*). Une fête est organisée à l'occasion. On prépare un couscous sur place avec les ustensiles du sayyed. Mais ce rituel est loin d'être la seule spécialité du saint. Lors de l'une de mes visites, l'ambiance était de fête. À l'intérieur du sanctuaire, des femmes et des jeunes filles dansent et chantent autour de la tombe du saint. Les hommes les observent de l'extérieur sans participer à la danse. Le responsable des lieux, un homme septuagénaire, m'explique

> qu'elles font cela, pour que le wali exauce leurs vœux. Tous les dimanches, continue-t-il, les gens viennent ici pour faire la fête. Ils préparent un couscous sur place en se servant des ustensiles du sanctuaire. Une visiteuse ajoute : « nous venons ici, à Sidi Dawd, pour perdre les esprits, nous y cherchons fête et plaisir. Sidi Dawd est le maître de la jouissance et du verre. Sais-tu cela ? » À quelques mètres du sanctuaire, on trouve une sorte d'excavation qu'on nomme les 'vagues vertes' où sont jetés de multiples sous-vêtements, cheveux, poils et rasoirs. « Dans l'espoir de se libérer du la *tābʿa* et du *ʿkes*, les pèlerins s'y baignent avec l'eau de la mer et s'y rasent. Ce sont surtout des jeunes filles non mariées qui le pratiquent », m'explique le gardien des lieux. Après la visite de Sidi Dawd, les pèlerins se rendent à Lalla ʿAïcha al-Baḥriya, à 500 mètres du sanctuaire. Le rituel de purification est similaire. On se baigne avec l'eau provenant de sept vagues différentes, qui a été soigneusement collectée dans un mortier (*mehrāz*) (photos 27, 28).

Ces deux exemples montrent bien que le non-achèvement social est pensé en termes d'empêchement. La *tābʿa*, le génie qui pourchasse, signifie sociologiquement tout ce qui est capable d'empêcher les personnes d'accomplir le rôle social que l'on attend d'elles. Aussi, le célibat, la stérilité et la mort répétée des enfants sont-ils pensés en termes de *tābʿa*. À ce sujet, le vocable *l-ʿkes* est très significatif. Il désigne étymologiquement l'*empêchement* et renvoie à toute une série de notions associées : entraver, contrarier, barrer, ...etc. Quand une personne est *empêchée* de jouer pleinement son rôle social (se marier, procréer, travailler, immigrer, etc.), on dit qu'elle a *l-ʿkes*. J'ai souvent entendu dire de la part des Marocaines et des Marocains « *ʿandi l-ʿkes* », j'ai *l-ʿkes*, pour faire allusion à cette incapacité de réussir dans la vie économique et sociale. Tout comme l'interdiction surnaturelle de la *mamnuʿa*, l'empêchement de la *matbuʿa* déplace le nœud des tensions en dehors de la personne, ce qui permet de déjouer les sentiments d'échec et de culpabilité.

Dans le même ordre d'idée, j'ai aussi rencontré plusieurs femmes à Ben Yeffu, et aussi ailleurs au cours de mes déplacements, qui m'ont exprimé leur infécondité, leur frigidité, voire la perte de la virginité en termes de jnūn. Les hommes, pour leur part, attribuent les différentes formes de dévirilisation – surtout l'impuissance sexuelle – à une agression par les esprits[37]. Certains qui ne peuvent plus contracter de relations avec les

---

[37] Crapanzano (2000:346) écrit à ce propos : « La symptomatologie de beaucoup des maladies – la paralysie des membres, les pincements aux os, l'impuissance – suggère une incapacité à jouer le rôle masculin [...]. La maladie, en particulier pour les hommes, est conçue plus ou moins consciemment comme une incapacité à vivre selon les normes idéales de la conduite masculine. C'est-à-dire que la maladie est associée à une transforma-

femmes sont pensés être soit empêchés par des *djinniyat* qui les possèdent, soit noués (*tiqāf*) par un ensorcellement (*sḥūr*)[38]. Tout se passe comme si les djinns permettaient d'expliquer, et donc justifier, pourquoi la personne, homme ou femme, est incapable de remplir le rôle social qu'elle doit idéalement jouer : être un homme viril ; être une femme féconde et désirante. En voici deux exemples bien contrastés.

1- Malika est une jeune institutrice de 30 ans, originaire de la ville d'Essaouira. Je l'ai rencontrée à Ben Yeffu en août 2006. « J'ai la maladie des jnūn. Et ça fait quatre ans que j'en souffre, terriblement », me dit-elle. Elle ajoute : « J'ai tout essayé ; j'ai organisé deux fois la *lila* des Gnawa, j'ai été dans d'autres sanctuaires, comme j'ai consulté plusieurs fuqha. C'est d'ailleurs un fqīh du Khmīs Zmamra [dans les Doukkala, à une trentaine de kilomètres de la Zāwiya de Ben Yeffu], chez qui j'ai passé vingt jours de traitement qui m'a finalement envoyée ici, à Sidi Ben Yeffu. Il m'a dit que mes jnūn sont des Ḥmer [tribu des rouges] et que je dois absolument voir un shrīf de wlād Ḥmer [l'une des familles de Ben Yeffu] ».

« A-tu consulté un psychologue ? » Lui demande-je. « Oui ! Mais, cela ne m'a pas aidée. Ils [les psychologues] ne peuvent rien. J'ai la maladie des jnūn, je le sais, je le sens ». « De quoi souffres-tu exactement ? » Elle baisse les yeux, elle ne dit rien. J'insiste, délicatement. Un shrīf qui était avec nous, l'incite à me parler ouvertement et sans crainte : « il fait une recherche sur le sayyed ; il est bien ; il est l'un de nous ». Puis elle me donne rendez-vous, le soir même, pour me raconter son histoire.

« Une nuit, dans la campagne où j'enseignais, j'étais sortie faire pipi à l'extérieur. Pendant ma besogne, j'ai senti quelque chose me pénétrer. C'est depuis cet événement que je suis tombée malade. C'est comme si la vie m'a été enlevée ; mes menstrues se sont déréglées, je ne les ai que tous les quatre, cinq, six mois ; je ne fais plus rien ; je ne travaille plus. Je n'ai plus une vie normale. Au début, ma maladie était plus grave. Mes crises étaient violentes, je tombais plus fréquemment et je cognais la tête contre les mûrs. Maintenant, ça s'est calmé un peu, mais je n'ai toujours pas retrouvé mon

---

tion en femme. Les sentiments d'incapacité, de faiblesse et d'impuissance sont symbolisés par le féminin ».

[38] Le *sḥūr*, slon Nathan (1993:113), « désigne à la fois une action de sorcellerie et un objet par l'entremise duquel le 'le sorcier' parvient à ses fins. Ce peut être un objet déposé dans un endroit déterminé : sur le seuil de la maison, dissimulé sous son lit on enseveli sous le chemin qu'il empruntera nécessairement, enterré dans un cimitière, accroché à un arbre dans un endroit désert, utilisé en fumigations ou mêlé à la nourriture ». Le *sḥūr* possède plusieurs caractéristiques : il est un objet manufacturé et composite (comme les plats cuisinés : ce que l'on désigne par le *tukāl*) ; il est composé soit d'éléments hétéroclites d'origine minérale, végétale, animale, voire humaine (cheveux, ongles) soit d'écritures magiques (on utilise des versets coraniques – parfois écrits à l'envers –, des tableau magiques, des alphabets particuliers) écrits avec une encre particulière (safran par exemple) puis dilué dans l'eau ou l'eau de rose et mélangés à d'autres éléments magiques (voir Nathan 1993:113-114).

appétit pour la vie. Avant ma maladie, tout homme qui me connaissait ne pouvait plus se séparer de moi. Mais aujourd'hui, les choses ont changé, les hommes ne peuvent même pas m'approcher ».

« Tu as quelqu'un dans ta vie, un mari, un ami ? » M'enquière-je.

« Oui ! J'avais un fiancé et on allait se marier ; mais la maladie a tout chamboulé. Il m'aimait, je l'aimais ; et notre relation intime était comblée ; mais après, tout a changé. Ce n'est pas à cause de lui, c'est de ma faute. Lui, il me désirait toujours, mais, moi, je suis devenue froide, frigide, sans désir. Notre relation était devenue impossible ».

Je l'interromps : « Est-ce que tu ne l'aimais plus ? »

« Si ! Je l'aimais toujours. Mais ce n'est pas par rapport à lui comme personne. C'est moi ; il ne pouvait plus m'approcher. S'il posait ses mains sur moi, je sentais comme si le feu me brûlait ».

« Est-ce que vous aviez eu des relations sexuelles après ta maladie ? »

« Non ! Impossible ! Il a essayé par tous les moyens de me faire l'amour, mais il ne pouvait me pénétrer, je suis fermée, comme si une barrière l'empêchait. Il ne comprenait plus rien. Puis on s'est séparé. » « Après lui, as-tu connu d'autres hommes ? » « J'ai essayé, mais c'est toujours la même chose. Quand on vient à l'intimité, je vis une véritable torture, je me brûle à chaque toucher ».

« Comment tu expliques ça ? »

« C'est sûrement un djinn qui me désire et qui me veut à lui seul ; c'est pourquoi il m'empêche de voir les hommes et de contracter toute autre relation ».

« Comment tu peux en être aussi sûre ? »

« Je le sens. Mon entourage, les Gnawa, les shurfa et les fuqha m'ont dit la même chose ».

« Est-ce que les shurfa ou les fuqha t'ont suggéré une quelconque proposition indécente ? »

« Tu connais les shurfa, qu'Allāh les pardonne ! Le fqīh du Khmīs Zmamra a essayé de me convaincre qu'il pourrait me guérir grâce à une relation avec lui. Je ne voulais pas, je ne pouvais pas ».

« Mais le djinn, lui, celui qui te désire, te fait l'amour ? Tu le sens ? »

« Oui, en quelque sorte ! Ma sœur qui dort dans la chambre qui est à côté de la mienne, m'entend toutes les nuits gémir et bouger dans mon lit comme si quelqu'un me faisait l'amour. Tous ceux qui dorment près de moi me disent la même chose. C'est lui, j'en suis certaine. Il me veut à lui, je lui plais, je ne sais pourquoi ».

2- Marzuq est venu à Ben Yeffu de Casablanca en décembre 2005 en compagnie de sa mère et de son frère. Il était un caporal des forces armées dans la ville de Tan-Tan, au sud-ouest du Maroc. Marzuq, me racontent la mère et le frère, était rentré à Casablanca pour ses fiançailles. Il était très heureux. Après ses vacances il est reparti à Tan-Tan joyeux et en bonne santé. Mais une semaine plus tard, il est tombé malade. « Quand elle a su qu'il était fiancé et qu'il allait se marier, sa copine, une femme divorcée et mère de deux enfants, qui vit à Tan-Tan, l'a ensorcelé. Elle a tout fait pour l'en dissuader, et quand elle a échoué, elle l'a ensorcelé, elle lui a fait un *tukāl* », m'explique la mère. « C'est cet ensorcèlement qui a provoqué sa maladie et la possession par les jnūn », ajoute le frère. « Il les voit, les entend et leur parle », réitère la mère. « Combien sont-ils ? » Demande-je. « Je ne sais pas. Ils sont plusieurs. Mais ʻAïcha est la plus importante ».

« Est-ce que Marzuq est toujours capable de se marier ? » C'était ma façon à moi de demander en présence d'une femme d'un certain âge et de ses fils, si la possession était liée à une impuissance sexuelle. Embarrassés, la mère et le frère ont esquivé la réponse. « Il était heureux quand il s'était fiancé », rétorque ce denier, sans rien ajouter.

Avant Ben Yeffu, la famille avait visité d'autres liens saints, Sidi Masʿūd ben Ḥsein, Buya ʻOmar. Ils ont été également chez un fqīh. « Marzuq avait une trentaine de nœuds, gros et bien enchevêtrés. Le fqīh n'a pu extraire que certains *jdāwl* [philtres]. Il m'a dit qu'il a extrait les *jdāwl* des jnūn *rabbāniyyīn* [divins], mais les jnūn juifs, eux, sont intraitables », m'explique la mère.

« Tout au début, on a consulté des psychiatres. Mais ça n'a servi à rien. Il en est même devenu plus malade et plus faible ». La shrīfa Mmi Mina, qui a intercepté notre discussion, intervient rudement : « Ceux qui utilisent *l-bra* [la seringue, médecine moderne s'entend] et viennent après demander la guérison de notre ancêtre (*jaddna*), ils ne seront pas secourus ». Embarrassée, la mère lui rétorque à basse voix, à peine audible : « on n'utilise pas *l-bra* ». Mmi Mina, qui me connaît très bien, dit à la mère : « Regarde ! Lui [en me désignant], il est venu chez nous très malade et maintenant il est en très bonne santé ». La mère me regarde longuement et esquisse un grand sourire d'espoir. Plus tard, dans la nuit, la mère m'a demandé si ce que disait Mmi Mina était vrai. J'ai eu toute la peine à lui dire 'non'.

À partir de ces deux exemples, on pourrait esquisser quelques remarques importantes. Dans le cas de Marzuq, on assiste à un double déplacement de responsabilité : sur la femme ensorceleuse puis sur les djinns possesseurs. Cette association, de cause à effet, entre l'envoûtement et la possession est très fréquente à Ben Yeffu. Souvent, les shurfa-guérisseurs identifient l'ensorcèlement comme la cause première de la possession par les esprits. Ce sont généralement les sentiments de jalousie, d'amour et de vengeance qui poussent une personne à en ensorceler une autre. « Mais comment un ensorcèlement se transforme-t-il en une possession ? » C'est une question que j'ai posée à plusieurs guérisseurs. Leur réponse est la même : le philtre, *jadwl*, confisqué généralement par un fqīh a un pouvoir sur le djinn qui l'oblige à habiter la personne envoûtée aussi longtemps que le sortilège n'a pas été détruit.

Par ailleurs, le terme *tukāl*, déjà mentionné, est aussi un signifiant culturel très fort. Il signifie littéralement 'faire manger' ; il renvoie à l'idée d'ingestion d'un mets envoûté. Tout comme le djinn possesseur, l'aliment magique habite le corps de la personne qui s'en nourrit et l'empêche d'accomplir son rôle social. Un autre terme renvoie à cette incapacité, le *tiqāf*. Un homme qui devient subitement impuissant est souvent diagnostiqué comme *mtaqqef*. Ce terme désigne un individu noué par un sortilège, ce qui l'empêche d'avoir des relations sexuelles. Cet état peut être aussi causé par une possession. Le *mtaqqef* est désigné parfois comme *malbūs*, habillé par un djinn. Mais le signifiant *tukāl* permet d'expliquer une autre forme de 'déviance' sociale. Un homme qui montre beaucoup d'amour et d'affection pour sa femme, et a fortiori quand il est soumis et dominé par elle, est désigné comme quelqu'un dont la femme lui a concocté un *tukāl*, *mwakllāh martū*. Il faut dire que dans ce cas c'est la société qui participe à ce déplacement de responsabilité. Comme si l'amour, celui de l'homme pour la femme, et ses expressions affectives sont identifiés comme des qualités dévirilisantes et, par là, exigent de la société une explication et une rationalisation socioculturelles. Le *tukāl* permet d'expliquer cette non-conformité à la norme sociale[39].

La deuxième remarque concerne la thérapie. Le shrīf-guérisseur – et on pourrait dire la même chose à propos du fqīh et de la shuwwafa (voyante) – identifie toujours les causes de la maladie dans une action externe au patient : agression par les djinns, un sort jeté par une autre personne, ou les deux à la fois. Aucune forme d'introspection n'est envisagée. Le shrīf participe, ainsi, activement au processus d'extériorisation des tensions personnelles. Son approche est à l'opposé de celle du psychothérapeute qui, lui, centre le problème sur la personne et son entourage, et, de là, attise vraisemblablement ses tensions psychologiques et sociales. C'est, sans doute, la raison pour laquelle les patients et leur famille, Malika et la mère de Marzuq notamment, soulignent le radical antagonisme entre leur maladie et celles qui sont traitées par les psychothérapeutes. Selon mes interlocuteurs patients, les psychothérapies ne peuvent soigner que les maladies

---

39 Le terme *maz'ūṭ* désigne aussi bien une personne possédée par un esprit (Crapanzano 1973 ; Aouattah 1993) qu'un homme très amoureux d'une femme. L'amour de la femme pour l'homme, aussi excessif soit-il, n'a pas besoin d'interprétation culturelle. Au contraire, il est socialisé ; il fait partie de la virilité et de la puissance attractive de l'homme. C'est plutôt l'incapacité d'aimer qui nécessite pour la femme une médiation symbolique.

des nerfs, *aʿṣāb*, et de la tête, *rāṣ* ; tandis que les maladies des djinns sont la spécialité des experts de la surnature (saints, shurfa, fuqha, shuwwafāt, confréries). Ainsi, en identifiant les causes du mal dans des agressions surnaturelles (djinn, sortilège) et en faisant participer activement le groupe élargi, le rituel maraboutique permet, en quelque sorte, de socialiser et normaliser une condition handicapante. Ce qui permet, sans doute, de réduire, en retour, les tensions psychologiques et personnelles. L'efficacité symbolique de la thérapie pourrait, notamment, s'expliquer par cette démarche à la fois participative et identificatrice – qui intervient comme un ensemble de procédés de réadaptation et de réintégration de la personne souffrante d'un handicap qui l'empêche de jouer le rôle social que l'on attend d'elle.

On sait bien, par ailleurs, que les esprits jnūn sont de races variées et de confessions différentes. Ils sont noirs (*kḥel*) ou blancs (*byeḍ*) ; et parmi eux, on trouve le juif (*yhudi*), le chrétien (*naṣrāni*), l'incroyant (*kāfr*), le musulman (*maslem*) ou le croyant (*mumn*). Les shurfa et les patients assimilent souvent les esprits judaïques aux incroyants. Les génies noirs et les juifs sont les plus redoutables et les plus difficiles à guérir. J'ai souvent entendu guérisseurs et possédés associer ces deux types d'esprits, *yhudi kḥel*, pour désigner le djinn-juif-noir comme un génie puissant, malveillant et incurable. Figure suprême de l'étrangèreté et de la cruauté, cet esprit noir permet, paradoxalement, l'identification de ses hôtes. C'est son caractère récalcitrant, étrange et effrayant qui déclenche un réel et long interrogatoire, une frayeur, un combat, puis un dialogue. Dialogue entre guérisseur et esprit, entre guérisseur et patient, entre guérisseur et le group du patient, et aussi entre l'ensemble des acteurs. Bref, la possession par le djinn noir permet une mise en scène des tensions et des conflits qui traversent l'individu, dans son rapport avec lui-même et avec son groupe. Ce qui permet une ré-articulation des relations sociales qui aide à réduire les tensions d'origine psychologique et sociale responsables de l'état du patient : le début d'un processus de ré-identification et de réintégration. Le Sultan Noir – à la fois roi et esprit – ne représente-il pas, lui-aussi, le symbole de cette altérité identificatrice. N'est-ce pas lui, l'étrange, le cruel, l'ennemi, le possédant, qui authentifie la sainteté même de Ben Yeffu et son intégration à la lignée du Prophète ?

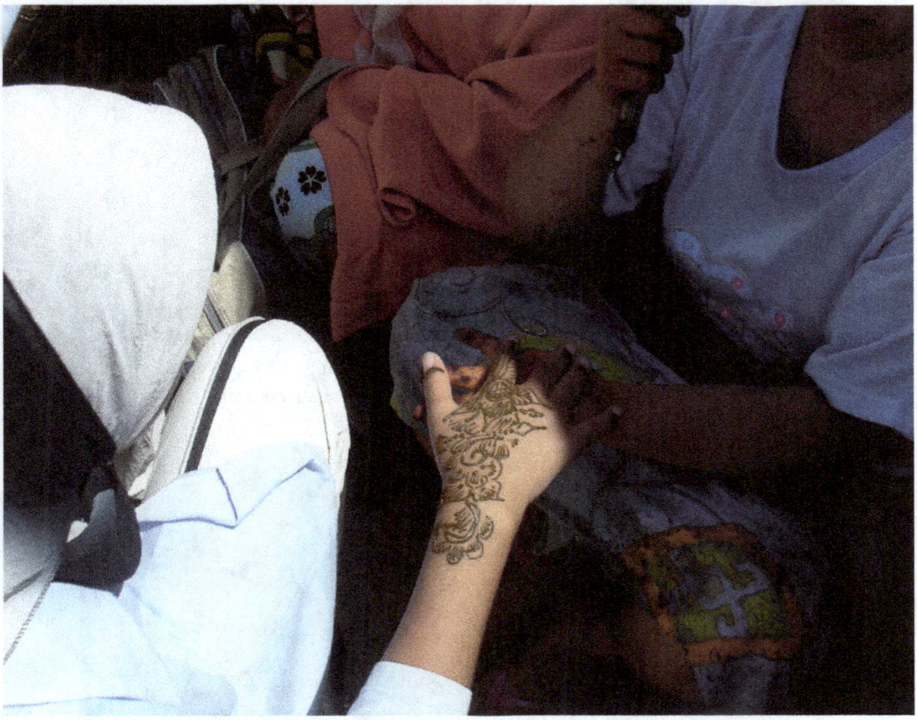

Photo 24. Une naqqāsha qui tatoue la main d'une pèlerine lors du *mūsm* de Ben Yeffu (2006).

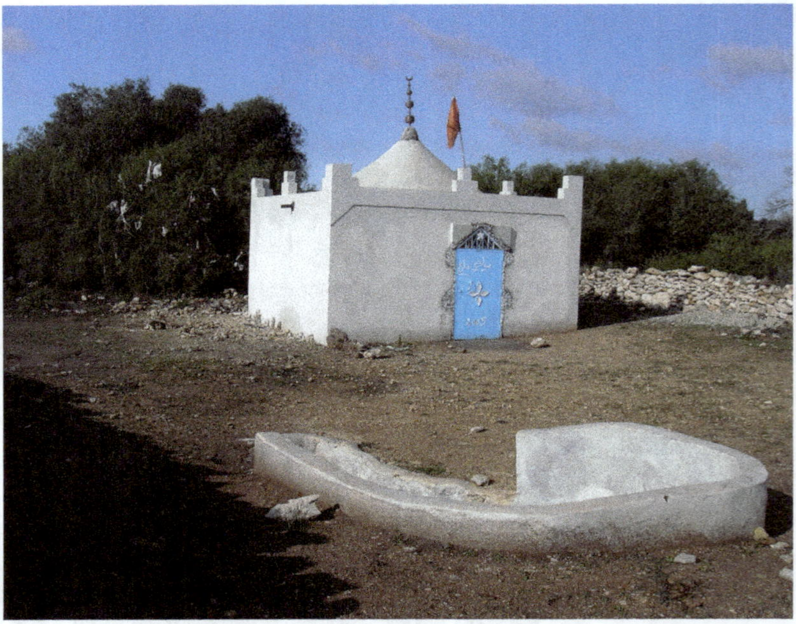

Photo 25. Le mausolée de Mulāy Marigh. On remarque l'auguste jujubier qui domine la *qubba* avec des *ex-voto* qui y sont accrochés. On voit aussi les contours de la *khalwa* de Lalla 'Aïcha (voir photo 26).

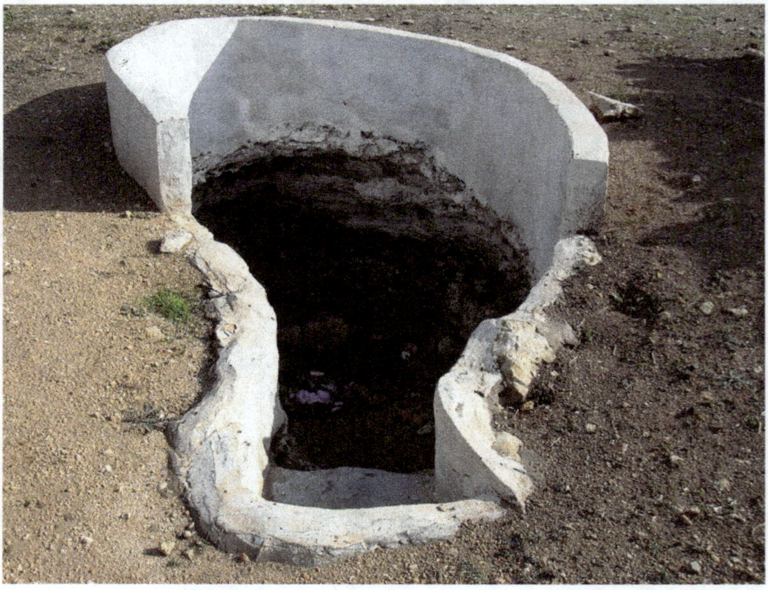

Photo 26. La *khalwa* de Lalla 'Aïcha, à Mulāy Marigh. Quelques sous-vêtements y sont jetés.

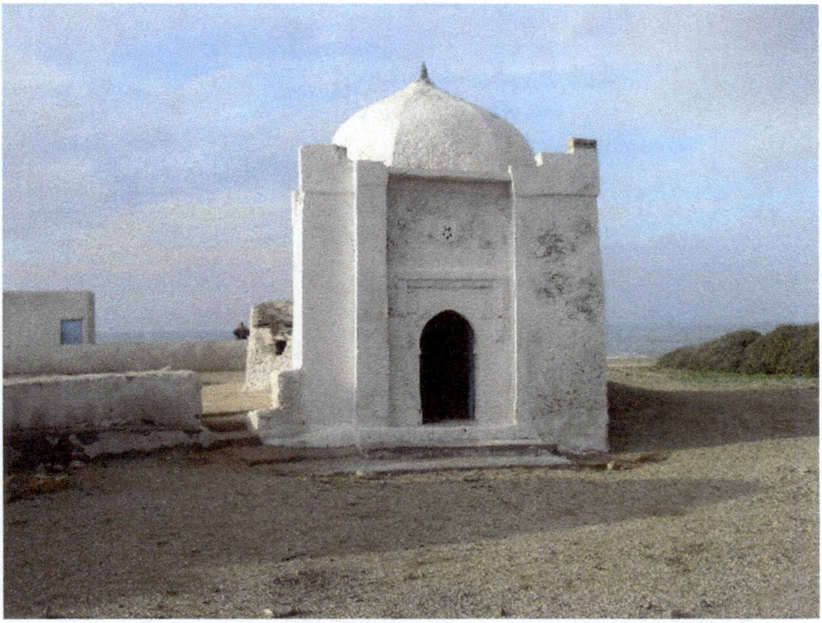

Photo 27. Le mausolée de Sidi Dawd sur la côte atlantique d'Oualidia.

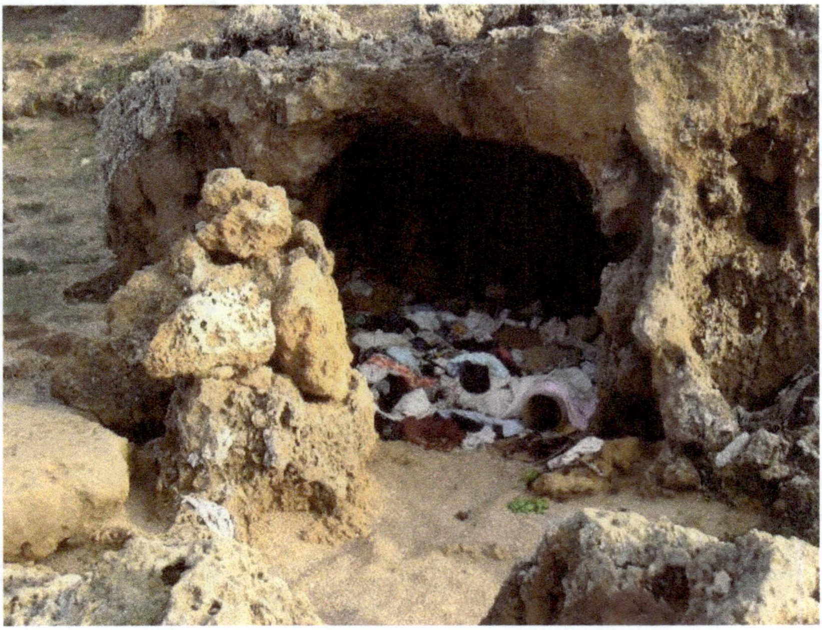

Photo 28. La grotte des sept vagues à proximité de Sidi Dawd. On remarque les innombrables sous-vêtements qui y sont laissés après le bain purificateur.

CHAPITRE 6

LE SHRĪF ET LA POSSÉDÉE

Anti-mythe, contre-rituel et pouvoir

Une lecture plus pointilleuse de la rencontre entre le saint et le sultan nous livre un autre message, un paradoxe dirai-je, quant au statut du *sharaf*. Celui-ci, nonobstant son caractère biologique et héréditaire, s'acquière par la force du prodige et du charisme. Ainsi, même si on n'est pas né shrīf, on peut le devenir. Rappelons que le *sharaf*, littéralement la noblesse et l'honneur, renvoie à l'appartenance à la lignée d'un saint qui lui-même descend du Prophète par l'intermédiaire de sa fille Fatima. Toutefois, bien que celle-ci soit à l'origine de cette filiation – et c'est là un deuxième paradoxe – seuls les hommes peuvent la transmettre. Une femme d'origine sharifienne qui se marie avec un ʿāmmi, non-shrīf, ne peut transmettre son *sharaf* à sa descendance[1]. Par contre, un homme shrīf même marié à une non-shrīfa, peut le transmettre, sans que la force du *sharaf* soit diminuée ou entachée par cette union mixte.

« Pourquoi la shrīfa qui épouse un ʿāmmi ne peut-elle pas transmettre son *sharaf* ? » Quand j'ai posé cette question à un shrīf, il m'a donné l'explication suivante : « le *sharaf* a été donné à Sidna Ḥasan et Ḥusein »[2]. Puis il me renvoie à l'imām de la mosquée, lui-même un shrīf. La réponse de ce dernier fut sans équivoque : « c'est comme si tu relâches un âne sur une jument ! » Il sous-entend, faut-il le préciser, que l'union entre une shrīfa, la

---

[1] Le ʿāmmi, ʿāmmiya au féminin, désigne aussi bien le commun du peuple que l'illettré. Bien que de nombreux shurfa soient des analphabètes, ils ne sont jamais désignés par ce terme. Plusieurs adages marocains, qui m'ont été narrés par les shurfa de Ben Yeffu, mettent en évidence cette opposition entre le shrīf et le ʿāmmi. Par exemple : *shrīf l-shrīf raḥma u l-ʿāmmi l-shrīf zaḥma* ; le shrīf pour le shrīf est une miséricorde et leʿāmmi pour le shrīf est gêne. D'autres dictons relatent la distinction sociale, voire élective, du shrīf : *shrīf matqayyed ʿlīh la zalla wa la ḥasana. Ḥasantu iddiha liḥabbu u zalttu iddiha likarhu* ; ni bonne œuvre, ni mauvaise œuvre ne seront comptées pour le shrīf. Celle-ci sera comptée pour celui qui le déteste, celle-là pour celui qui l'aime. Ou encore : *shrīf yḍrab u maytḍrabsh. Liḍarbu, iddīh tabter ula targd* ; le shrīf frappe et ne peut être frappé. La main de celui qui ose le frapper sera amputée ou paralysée. Certaines transcriptions qui sont marquées sur la carte du *sharaf* que cerains shurfa possèdent résument expressément l'ensemble de ces adages (voir photo 29). Une partie de ce chapitre a déjà fait l'objet d'une publication dans *L'Homme*, Rhani (2009).

[2] Ḥasan et Ḥusein sont les deux fils issus de l'union entre Fatima et ʿAli.

jument, et un non-shrīf, l'âne, ne peut qu'être stérile et sans issue. À l'instar de la stérilité de l'hybride du croisement entre ces deux équidés, le mulet ou la mule, l'issue de l'union mixte (entre shrīfa et ʿāmmi) est symboliquement stérile ; elle n'aboutit pas au *sharaf*[3]. « Alors pourquoi seuls les hommes peuvent-ils transmettre le *sharaf* bien que ce soit d'une femme, Fatima, qu'ils l'héritent originellement ? » À cette deuxième question, il rétorque : « Car ʿAli [gendre et beau-fils du Prophète] est lui aussi shrīf ». Mais dans ce cas de figure, le sharifisme serait un héritage de ʿAli et non du Prophète lui-même[4]. Il faut souligner, chemin faisant, que ce dernier n'a pas eu de descendance masculine ; il est fort probable que si c'était le cas, le *sharaf* lui aurait été incontestablement attribué et la descendance via Fatima serait, sans doute, écartée de cette noblesse[5]. Mais les choses ne se sont pas passées ainsi, et selon le shrīf de Ben Yeffu, le seul moyen de contourner ce deuxième paradoxe c'est d'attribuer le *sharaf* à ʿAli.

Les femmes ne semblent généralement pas contester cette vision des hommes. Une ʿāmmiya, dont la mère était shrīfa et le père ʿāmmi, formule ainsi cette succession agnatique du *sharaf* : « Moi, je suis [du verbe suivre] l'os et non la chair ». Et de préciser : « Moi, je prends l'os, je le grignote (*tankadedu*) et le mords (*tanʿaḍḍu*) ». Le *sharaf* est une filiation par l'os et non par la chair. Pour mon interlocutrice, l'héritage suit l'os dur et dressé, car celui-ci est impérissable, même jeté. Alors que la chair est molle et facilement décomposable ; elle est éphémère, même si elle est conservée[6].

---

[3] Elle est même pensée être biologiquement stérile. Selon Eickelman (1976:203), il est répandu, dans la région où il a fait ses recherches, que les enfants issus de tels marriages meurent tout de suite après leur naissance.

[4] Si ʿAli était lui-même shrīf et dispensateur du *sharaf*, sa descendance par l'intermédiaire de ses autres épouses devrait, elle aussi, avoir hérité du même titre. De ces multiples mariages, ʿAli eut 14 fils et 17 filles. Outre Ḥasan et Ḥusein, Muḥammad ibn al-Ḥanafiya, ʿAbbās ibn al-Kulabiya et ʿOmar ibn al-Taghlabiya – tous, curieusement, désignés par les noms de leurs mères respectives – eurent eux aussi des descendances qui remontent jusqu'à ʿAli.

[5] Le Prophète eut cinq fils qui moururent tous en bas âge. De son premier mariage, avec Khadīja, il eut al-Qāsim, al-Ṭayyib, al-Ṭahir et ʿAbdallah ; alors que Maria la Copte lui donna Ibrāhīm. Sur cette question, voir par exemple Tabarī (2003) et Al-Duhaybi (2007).

[6] L'affirmation de mon interlocutrice fait écho au dicton marocain connu qui dit : « La femme est chair, l'homme est os ». Certes, cette référence à l'os renvoie à l'idée de dureté et de persistance (et dans certaines régions désigne même le patrilignage (Montagne 1930)), mais vu la manière très suggestive avec laquelle elle a exprimé sa pensée, je ne me suis pas empêché de lui demander si la référence à l'os a une quelconque connotation sexuelle (plus précisément s'il symbolise le phallus). Sa seule réponse fut un sourire en guise d'acquiescement. Certaines représentations culturelles, surtout sous forme anecdotique et proverbiale, permettent de faire un tel rapprochement. Un homme qui désire sexuellement une femme dira : « Mes os la désirent ». Pour désigner une femme sexuellement attirante,

Et pour finir, elle me jette laconiquement cette phrase : « la femme est comme un rien. C'est l'homme/os qui est capable de répandre et transmettre le *sharaf* et la *baraka* ».

Ce sont les shurfa hommes qui dirigent le sanctuaire de Ben Yeffu. Ce sont eux également qui incarnent l'autorité thérapeutique héritée du saint. La *maḥkama*, l'espace de guérison, leur est strictement réservée. Bien qu'elles se distinguent par cette même lignée sharifienne, les shrīfāt ne peuvent ni transmettre cet héritage ni l'exercer ; leur sort n'est pas meilleur que celui des khuddām, serviteurs du sayyed. Les quelques shrīfāt, toutes des femmes âgées, qui fréquentent le sanctuaire se contentent de s'asseoir, quotidiennement, dans la *qubba*, mendiant auprès des pèlerins au nom de la *baraka* de leur illustre ancêtre. Si la domination des shurfa semble être admise et incontestée aussi bien par les hommes que par les femmes, Bouchra, elle, on l'a vu, représente un cas assez particulier. Non seulement elle se soustrait à cette autorité masculine, mais elle en ébranle même les fondements.

Bien qu'elle ne puisse hériter du *sharaf* biologique de Ben Yeffu, Bouchra fonde sa pratique thérapeutique sur une autre source de pouvoir et de *baraka*. C'est à travers un récit onirique qu'elle légitime son occupation de la *zāwiya* et fonde son autorité pour diriger des rituels de guérison :

> Il y a sept ans quand on vivait encore dans la maison de mes beaux-parents, je rêvai de Mohammed VI, allongé à mes côtés ; puis se présenta son frère, le Prince Mulāy Rachid, qui me couvrit avec un drap vert. Si tu rêves des mulūk [rois] c'est que tu vas avoir un grand pouvoir, tu vas avoir tes propres mlūk [les esprits possesseurs]. Dans le même rêve, je vis Ben Yeffu, radieux et éblouissant, une longue barbe blanche et tout vêtu de blanc, il portait aussi un turban blanc-jaune ainsi qu'un long et gros chapelet vert. Avec sa canne, il me secoua, me réveilla, puis m'ordonna : « lève-toi et va dans mon *maqām* ! C'est toi maintenant qui en est la maîtresse ». Je lui dis, étonnée : « pourquoi dois-je y aller ? » « Je te l'ordonne, tu n'y verras que le bien ». Quand le shrīf Mustapha [son mari] est rentré, je lui ai raconté toute l'histoire. Il me dit alors, prend tes affaires, on va dans le *maqām* de Ben Yeffu. En sortant de chez-moi j'entends l'appel à la prière de l'Aube. Arrivée à l'entrée de la résidence, je la trouve fermée par un gros cadenas. Dès que je m'en suis approchée, celui-ci s'ouvre tout seul, je rentre sans aucune peur, car c'est Ben Yeffu qui me guidait. C'était plus fort que moi, je n'avais aucune

---

il utilisera souvent des termes (*laḥma* ou *lḥima*, *ṭarf* ou *ṭriyef*, *garḍa*) qui renvoient à l'idée de 'chair' et de 'viande'. L'os pourrait aussi désigner le phallus ; dans une anecdote très populaire, des femmes qui statuent sur la nature organique du pénis finissent par conclure qu'il est une chair (*laḥma*) qui peut devenir un os (*'ḍem*) d'où émerge la 'moelle' (*mukh*), une allusion au sperme.

> envie d'aller dans cette résidence, mais c'est la volonté du saint [...]. Une fois dedans, je trouve la deuxième porte fermée également, je m'y approche et entends la serrure tourner trois fois, la deuxième porte s'ouvre [...]. Tout ça, je ne l'ai pas fait de ma propre volonté.

C'est depuis ce rêve que Bouchra, ainsi que sa petite famille, son mari Mustapha, et leurs deux enfants, occupent la *zāwiya*. Cette occupation lui confère un grand pouvoir ; à ce propos, elle dit : « Moi, je gouverne, par la volonté de Dieu, sur les génies, car j'ai suivi la voie de Ben Yeffu. Celui-ci commande aux djinns ; et c'est lui qui m'a donné cette *khbiza* pour les contrôler. Le wali m'a transmis ce pouvoir, car j'ai ouvert sa *zāwiya*, ce *maqām* ». Dans sa terminologie, les mlūk sont encore désignés par *ljwād* (les généreux, les bienfaiteurs), *rabbāniyyīn* (esprits divins) ou encore *muminīn* (croyants). Elle fait également un rapprochement entre les esprits mlūk et les rois, mulūk ; insistant souvent sur la similitude entre les deux. Pour elle, les mlūk sont les mulūk de la surnature.

Le récit de Bouchra fonde donc une double légitimité : celle qui passe par le roi Mohammed VI et celle qui se réfère au saint Ben Yeffu. Le mythe fondateur des shurfa, rappelons-le, évoque aussi cette double légitimité : d'une part, le wali est reconnu en tant que saint et dompteur des esprits par les sept saints de Marrakech ; il est reconnu, d'autre part, comme shrīf par le Sultan Noir. Aussi le récit de Bouchra se présente-t-il comme un contre-discours qui, tout en récupérant les symboles signifiants du mythe, et même sa structure, les subvertit et en inverse les conséquences électives. À travers sa vision d'un wali et d'un roi, Bouchra fonde non seulement ses pouvoirs spirituels et curatifs, mais aussi, et surtout, une filiation sharifienne légitimante.

* * *

« Si au début je n'étais pas une shrīfa, aujourd'hui, grâce aux mlūk qui me possèdent, j'ai plus que le *sharaf*, car quand la personne est possédée (*temlk*), elle reçoit une *khbiza* très grande, plus grande même que celle d'un shrīf-né », me confie-t-elle. À l'origine de sa possession par les mlūk fut une agression par un djinn *kḥel* (noir) qui lui a été envoyée par les shurfa. Selon ces derniers, le *maqām* du wali doit être occupé et dirigé exclusivement par les véritables descendants du saint et non par une voyante et une sorcière. Suite à cette agression, Bouchra est tombée malade pendant 15 jours ; elle ne mangeait point, ne dormait pas, et tombait fréquemment en crise. Celui qui la sauve finalement est un autre djinn *mumen* (croyant). Contrairement à l'esprit agresseur, celui-ci est tout blanc, radieux, vêtu de blanc et avec une longue barbe blanche. Il se montre et se bat contre l'esprit noir, le chasse du corps de Bouchra et la possède à sa place. Et depuis qu'il l'habite, elle ne tombe plus en crise.

« Au début, dit-elle, je n'étais pas une shrīfa, je n'avais pas les mlūk, je n'étais qu'une *khashba* vide de tout esprit, je n'avais pas encore les *muminīn* ». Mustapha l'interrompt :

> En fait, les shurfa ont décidé de se venger de moi. Quand ils ont exorcisé une patiente dans la *maḥkama*, ils ont ordonné à l'esprit qui la possédait de m'attaquer, moi, et de me posséder. L'esprit a essayé, mais il a échoué, parce que je suis shrīf. Alors, il retourne dans sa *khashba* initiale, la femme retombe, les shurfa l'ont de nouveau exorcisée et ont interrogé le djinn qui s'est excusé de ne pas pouvoir m'habiter. Il leur a dit : « celui-ci est un shrīf, je suis impuissant devant lui ; sa femme, par contre, je peux la pénétrer ». La nuit même, il revient à l'assaut et attaque Bouchra pendant mon absence. Elle tombe et commence à pleurer. De retour à la maison, j'engage un vrai combat contre le djinn.

Bouchra ajoute :

> Le djinn était noir, il a essayé de m'étouffer et de me tuer. Il m'a dit : « je suis un envoyé, je vais te tuer et t'enterrer dans la *khalwa* ». Je suis tombée malade pendant 15 jours ; durant tout ce temps Mustapha s'est battu contre l'esprit. Je ne mangeais plus, je ne dormais plus, je tombais en crise comme les malades qui visitent le sanctuaire du wali. Celui qui m'a finalement sauvée est un autre djinn *mumen* qui est sorti de la *khalwa* [celle qui se trouve dans la *zāwiya*], il était tout blanc, radieux, vêtu de blanc et porte une longue barbe blanche. Le *mumen* s'est battu contre l'esprit juif (*ihudi*), le noir, et l'a chassé de moi. Ce djinn *mumen* est le fqīh Shamharush. Depuis qu'il m'a possédée (*tmellekni*) je ne tombe plus, je n'ai plus peur. Le roi Shamaharush m'a été envoyé par Ben Yeffu, car les deux sont des voisins, de véritables frères.

Intéressantes sont les similitudes entre le saint Ben Yeffu tel que Bouchra l'a vu en rêve et ce *melk* croyant qui la sauve et la possède. Il faut dire que dans la conception de notre thérapeute, le wali perd son caractère humain pour devenir lui-aussi un pur *melk*. Elle le compte parmi ses cinq esprits possesseurs à qui elle rend un culte. Les quatre autres mlūk sont Ḥājja Malika, Lalla ʿAïcha, Sidi Mimūn et le roi Shamharush. Celui-ci, m'affirme-t-elle, est l'alter ego du sultan temporel, mais dans l'autre monde[7].

C'est donc grâce à cette possession par les mlūk que Bouchra a acquis le *sharaf*. Tout se passe comme si elle opposait au *sharaf* des shurfa donné

[7] En marocain : *bḥāl l-malik dyālna fi daniya u-khra.*

par les mulūk, les rois temporels, son *sharaf* transmis par les mlūk, ces rois de la surnature. Et tout comme la *baraka* et le *sharaf* du saint Ben Yeffu apposés comme des sceaux par des saints et un roi, ceux de Bouchra sont aussi apposés par des saints-mlūk. Elle affirme que ce sont Shamharush et Ben Yeffu qui lui ont mis les sceaux (*ṭwābʿ*) sur les mains :

> C'est lui [Ben Yeffu] qui me donne le *tāj* (la couronne). Ben Yeffu m'a apposé les sceaux, un sur la main droite, l'autre sur la main gauche. Il m'a conféré son pouvoir de guérison. Il m'a légué son pouvoir sur les djinns. Il m'a dit : « là où tu poseras ta main, Dieu dénouera les nœuds et apportera la guérison ». C'est vrai, aucun patient qui visite la *zāwiya* n'en ressort malade. Ceux qui n'ont pas été soignés par les médecins et ceux qui n'ont pas retrouvé la santé dans les syād [pl. de sayyed], ici, dans la *zāwiya*, ils retrouvent la paix et la guérison. Les médecins leur disent que ce sont les nerfs alors que ce sont les *mselmīn* (esprits).

Faut-il encore préciser que ce sont les mulūk (Mohammed VI et son frère, le prince Mulāy Rachid) qui ont été les signes oniriques annonciateurs de l'acquisition du pouvoir des génies ? Pour Bouchra, il n'y a pas de doute que son *sharaf* est supérieur à celui des shurfa. Elle réitère :

> Mon *sharaf* acquis par les mlūk est plus grand que le *sharaf* des shurfa. Ceux-ci peuvent commander aux esprits sans systématiquement les exorciser des corps possédés. Moi, par contre, je les en chasse toujours. Aucun djinn ne me résiste, aucune maladie ne m'est incurable. Car j'ai à mon service le roi des rois [malik l-mulūk], le fqīh Shamharush, le patron du *qalam* [plume], de *dwāyia* [l'encrier], du *maṣḥāf* [Livre] et du *tasbīḥ* [chapelet].

Bouchra est capable non seulement de guérir les patients qui visitent sa *zāwiya*, mais aussi de traiter les shurfa eux-mêmes. Certains d'entre eux, qui au début lui étaient très hostiles et étaient de farouches opposants, comptent aujourd'hui parmi ses patients. De l'un d'eux, elle dit :

> Qeddur m'a donné le *teslīm* [soumission] et s'est plié devant moi. Je le soulage de ses maux [...], il est *malbūs* [habillé par un djinn] ce qui cause son *tiqāf* [un nœud, s'entend impuissance sexuelle]. J'ai décidé de ne pas complètement le dénouer, je veux qu'il collabore davantage. Je sens une certaine réticence de sa part, il ne se soumet pas totalement. J'ai soulagé les pincements de ses os, mais pas son impuissance sexuelle, je le veux un collaborateur inconditionné. Tout au début, il m'a traitée de tous les noms, sorcière, voyante, charlatane, joueuse de carte. Il empêchait en plus les patients et les visiteurs de venir me voir ici à la *zāwiya*. Mais aujourd'hui, il reconnaît mes dons et mes pouvoirs, il vient me voir assez souvent pour chercher ma *baraka* et la guérison. Il s'allonge ici devant moi et je l'exorcise (*tanṣarʿu*). Il n'est pas le seul d'ailleurs, d'autres shurfa viennent me voir pour différen-

> tes raisons et tombent ici dans ma *zāwiya*. Un autre shrīf a été noué par son épouse (*taqqfatu*), car il fréquentait une autre femme. Je l'ai libéré (*fakkitu*).

Effectivement, j'ai rencontré ce shrīf plusieurs fois dans la *zāwiya* de Bouchra. Lors de mes différents entretiens avec lui, j'ai pu constater qu'il reconnaît bel et bien son pouvoir thérapeutique. « Elle a 70 couleurs », dit-il pour désigner l'ampleur de ce pouvoir. Plus intéressant encore, il l'appelle shrīfiya. Si certains shurfa sont des patients de Bouchra, d'autres s'inspirent même de certains de ses procédés thérapeutiques qu'ils pratiquent en marge du rituel d'exorcisme. C'est dire l'influence qu'elle a sur eux malgré leur forte résistance.

Encore une fois, pour appuyer la suprématie de son *sharaf* et de son don thérapeutique, Bouchra affirme que son mari Mustapha, même s'il est un shrīf-né, n'exerce jamais en sa présence. « Il ne peut pratiquer que lorsque je m'absente de la *zāwiya* ». Le mari corrobore ces faits et affirme même que le *sharaf* de sa femme est plus grand, car ses mlūk sont puissants. Il dit solennellement : « Bouchra est la véritable shrīfa, plus que tous les autres. Car ses mlūk sont *rabbāniyyīn* ». Dans un autre entretien, la thérapeute, toujours en présence de son mari, relate cette suprématie par la bouche du djinn :

> Cette année [2005], on a fait le pèlerinage à sidi Shamharush, dans sa montagne. On y a rencontré une femme *mamnū'a*. C'est le Basha Ḥammu qui la possédait. Mustapha a essayé de l'exorciser, mais l'esprit lui a résisté, il lui a dit : « même si tu es shrīf, je ne t'obéirai pas, alors que cette shrīfa [en désignant Bouchra] je ne peux lui résister, un seul toucher de sa main et je serai brûlé ». Le Basha Ḥammu est l'un des plus grands jnūn, des plus méchants et récalcitrants. C'est un lubrique qui adore les femmes ; il a des mauvaises habitudes, il pénètre les femmes, joue en elles et les rend inaccessibles à leurs maris, elles deviennent bloquées.

Il faut noter, par ailleurs, que la filiation de ce *sharaf* à travers les mlūk suit la voie inverse de celle des shurfa. C'est à travers Bouchra et non son mari que s'effectue la transmission. À ce sujet, elle affirme : « C'est Ben Yeffu qui m'a donné Rida. Car je l'ai prié pour qu'il me donne un fils. Une nuit, alors que je dormais, je rêvai que le saint déposait un garçon sur mon ventre. Quelques semaines plus tard, je tombai enceinte. Rida a beaucoup de *baraka*, il est différent de tous les autres enfants, c'est un majdūb, tout comme moi ». À l'instar de sa mère, le fils est lui aussi possédé par Mimun le fils. Quand j'ai demandé à Bouchra et à son mari de qui leur fils hérite son *sharaf*, elle a insisté sur le fait que celui-ci lui est transmis principalement par elle et ses mlūk, et secondairement par son mari. Celui-ci nuance : « Il l'acquiert de nous deux ».

Cette inversion des rôles – la domination féminine – est assez remarquable dans les relations avec la clientèle de la *zāwiya*. Le mari se contente d'accueillir les visiteurs et de les présenter à la shrīfa Bouchra qui, elle, les reçoit avec tous les signes de l'hospitalité. C'est elle aussi qui, en dehors du rituel, conduit les discussions tant avec les femmes qu'avec les hommes. Des facteurs économiques et politiques participent incontestablement à cette inversion de rôles. D'une part, les dons des clients de la *zāwiya* constituent une source économique importante de la famille ; et d'autre part, l'occupation de la *zāwiya* donne un appui symbolique à Mustapha dans sa quête de leadership, auprès des autorités locales, pour devenir mqaddem de tous les shurfa de Ben Yeffu. Mais au-delà ces considérations matérielles, Bouchra exerce une réelle autorité surtout grâce à son commerce avec les djinns. À plusieurs reprises, elle menace, en ma présence, de 'relâcher' ses mlūk pour discipliner Mustapha. « Quoi qu'il puisse faire, me dit-elle, il est sous un total contrôle, grâce à mes *jwād*. Je ne cherche pas à lui faire du mal, mais s'il ne prend pas le droit chemin, je vais l'y ramener, et avec force. Il ne se soumet pas complètement (*matayṭīsh*). Il ne doit pas me contrarier ni contrarier mes *jwād*. Et il sait de quoi je parle ». Elle fait ici allusion à des ecchymoses sur les jambes de son mari, causées, selon elle, par l'attaque d'une *jenniya* : « Lalla Fatima s'est présentée en moi pour m'avertir contre lui [Mustapha]. Elle m'a dit : 'tu es désobéissant [désignant ce dernier]. Je vais lui donner un avertissement, juste un avertissement'. Elle m'a dit : 'ton mari se méfie, il désobéit, mais ne t'inquiète pas, on va lui donner une correction' ».

Ainsi, grâce à ses mlūk, Bouchra s'acquière du *sharaf* ; un *sharaf* supérieur même à celui de wlād Ben Yeffu. « Ils ne sont pas de véritables shurfa », raconte-elle à leur propos. Selon elle, le saint Ben Yeffu eut deux femmes : une humaine qui vivait à l'endroit du sanctuaire et une *jenniya* au nom de 'Aïcha, qui vivait à l'emplacement de la *zāwiya* actuelle. La femme humaine, ajoute-t-elle, était stérile et d'elle le saint n'eut aucun descendant ; son seul héritier fut un enfant-djinn issu de sa femme 'spirituelle'. Plusieurs shurfa, à qui j'ai raconté ce récit, ne semblent pas le contester. Pour eux, il ne met aucunement en doute leur ascendance sharifienne, mais en montre justement l'aspect extraordinaire et surnaturel. L'un d'eux me dit : « peut-être que nous sommes réellement les descendants des jnūn ! » Tout se passe alors comme si Bouchra, en discréditant l'affiliation sharifienne de wlād Ben Yefffu, s'insérait dans une filiation djinniesque qui la lie directement au saint. D'une part, elle vit dans la résidence de celui-ci où vivait sa femme-*jenniya* fertile, seule capable de perpétuer sa lignée. Et d'autre part, elle acquiert le *sharaf* grâce à une possession par les esprits mlūk dans la *zāwiya*-même. Bouchra souligne ainsi, non seulement la rupture des liens entre le saint et les shurfa, mais aussi sa propre continuité spirituelle avec lui et la permanence de l'écoulement de son effluve sacrée et curative, la *baraka*, dans la *zāwiya* qu'elle dirige.

* * *

Dans l'un de ses récits, Bouchra fait une nette distinction entre le sanctuaire et la *zāwiya*. À l'opposé de celui-là, qui n'incarne qu'un moment ponctuel de l'existence du saint, c'est-à-dire sa mort, celle-ci représente l'endroit où il a passé une grande partie de sa vie. C'est pourquoi, selon elle, le *maqām* du sayyed est un espace très chargé de *baraka*. Dans le même sens, la *khalwa* de la *zāwiya*, bien qu'elle soit faite à l'image de celle du sanctuaire, sa symbolique curative et sa fonction rituelle sont inversées. Si cette dernière sert essentiellement à enfermer le possédé et son djinn possesseur, la première représente l'orifice de sortie et d'expression des esprits. N'est-ce pas de cette même grotte que les mlūk se sont échappés pour guérir Bouchra, la posséder et lui transmettre de grands pouvoirs thérapeutiques et médiumniques ?

L'on peut tout de suite deviner que le rituel pratiqué à la *zāwiya* s'intègre davantage dans une sémantique d'adorcisme. Aux antipodes du shrīf-guérisseur, sabreur et justicier, Bouchra, elle, se présente comme une possédée-thérapeute nourricière. Les génies sont nourris, parfumés, chantés et dansés. En effet, Bouchra organise la *lila* : une veillée durant laquelle elle dirige le culte de possession et veille au bon déroulement de la thérapie. Le rituel consiste à faire danser la personne possédée, la faire *jdeb*[8], jusqu'à ce que son génie possesseur soit satisfait. Puis un mets, *ḥlu* (le sucré), est partagé entre mlūk, thérapeute et malades. Ce repas sacrificiel est préparé à partir d'une volaille – dont la couleur correspond à celle des esprits du patient ou de la thérapeute, suivant la nature de la cérémonie – cuite avec des épices spécifiques, le *jawi* (benjoin) notamment, qui se dit nourriture des mlūk. Et puisque son parfum leur plait beaucoup, celui-ci est aussi brûlé comme encens dès le début du rituel.

---

[8] La *jadba*, *jadhb* en arabe, désigne l'état de transport extatique, mais le terme est souvent synonyme, dans le contexe marocain, de « crise furieuse ». La *jadba* est le point culminant d'une cérémonie aux préliminaires, aux étapes et au matériel ritualisés (Premare 1985).

Pour honorer ses propres esprits, Bouchra célèbre deux fois la *lila* : à la mi-shaʿbān et à la fin du mois de ramadan[9]. À l'occasion, elle sort la *mida* (photo 30) et renouvelle la nourriture de ses esprits – surtout : lait, miel, sucre, benjoin – qui y est servie. Puis, elle s'habille tout en blanc, sacrifie une volaille blanche et la prépare avec les épices des génies : musc, *bsibisa* (macis de noix de muscade), cannelle, safran et poivre, ainsi que le benjoin blanc, mais sans sel, bien évidemment[10]. Pendant que le *ḥlu* mijote, elle se couvre la tête avec un foulard blanc en se plaçant au-dessus de la marmite pour transpirer et inhaler la vapeur[11]. Et avec la sauce, elle oint certaines parties de son corps (et/ou le corps de la personne possédée) : coudes, genoux, front. Ensuite, pour appeler les mlūk à participer à la fête, Bouchra dirige la *ḥadra*, la transe[12]. « Les mlūk descendent et participent à la *ḥadra* », me confie-elle. Les hommes, présents à la cérémonie, donnent le rythme de la danse en percutant des tambourins, en produisant des battements sur une table, ou tout simplement en tapant des mains, alors que Bouchra et certaines invitées possédées dansent avec ardeur, et quand le rythme s'accélère, entrent en transe jusqu'à tomber par terre et à se calmer. Leurs mlūk sont ainsi satisfaits et apaisés. Le rythme des percussions ralentit, puis s'arrête. Les hommes enchaînent par les chants, scandant les louanges de Dieu, de son Prophète et de ses saints. Puis le *ḥlu* est servi[13]. « Le *ḥlu rabbāni* », dit Bouchra, « est contre les maux de tête, les pincements d'os ; il est aussi bon pour les problèmes d'articulation. L'ingestion du *ḥlu* facilite la pénétration des mlūk. C'est comme si une autre âme qui nous habitait ».

Parmi les esprits qui assistent au festin, elle cite Ḥājja Malika, Fqīh Shamharush, Sidi Mimun, ʿAïcha Rabbāniya et Sidi ʿAbdelʿazīz Ben Yeffu.

---

[9] Shaʿbān est le mois qui précède le Ramadan. Bouchra organise le rituel de shaʿbān pour faire ses adieux aux mlūk. Car, la tradition marocaine veut que les génies soient enchaînés pendant le mois de ramadan et soient incapables de se manifester pendant cette période jusqu'à la 27ème nuit du même mois, la *lila* par excellence, dite *laylat al-qadr*. Pour accueillir de nouveau les mlūk, à l'occasion de cette *nuit sacrée*, Bouchra ouvre la *zāwiya*, fait brûler les encens qui plaisent à ses esprits et leur prépare un autre repas *ḥlu*.

[10] À l'inverse du benjoin, le sel est l'interdit des génies.

[11] Le blanc est la couleur des mlūk de Bouchra. C'est pourquoi lors du rituel elle s'habille en blanc, sacrifie un gallinacé blanc et le prépare avec du benjoin blanc.

[12] La *ḥadra* signifie littéralement la 'présence' ; si elle désigne dans la lexicologie soufie le moment du *dhikr* quand les participants se sentent en présence divine (Premare 1985), dans le cas de la *lila*, elle symbolise surtout la présence des mlūk qui participent à la cérémonie tout en possédant certaines personnes.

[13] Un autre repas *mālḥ*, salé, est préparé pour les invités qui ne désirent pas manger le *ḥlu*.

« Il assiste lui aussi [désignant ce dernier] ; il nous parle », insiste-t-elle. À l'exception de celui-ci, tous les autres génies appartiennent au panthéon des confréries, les Gnawa notamment. Mais alors qu'ils se distinguent, selon la cosmogonie de la confrérie, par des couleurs et des attributs différents, pour notre thérapeute-possédée, ils sont tous des esprits blancs et divins, *rabbāniyyīn*. C'est probablement le contexte dans lequel Bouchra exerce qui est la raison de cette inversion chromatique[14]. D'une part, le blanc est la couleur symbolique des shurfa ; d'autre part, dans la classification étiologique de ces derniers, les jnūn blancs sont des esprits divins, musulmans et inoffensifs, et à l'opposé, les jnūn noirs sont des esprits incroyants et malveillants. On voit mal comment elle pourrait, dans ce contexte, célébrer les esprits noirs du culte gnawa.

Mais bien qu'elle ne se reconnaisse aucune affiliation avec cette tradition confrérique, et en récuse de surcroît la possibilité, Bouchra reprend plusieurs symboles de ses pratiques rituelles. Outre la nature des mlūk qu'elle célèbre, les termes *ḥlu*, *mida* et *lila* appartiennent originellement au lexique des Gnawa[15], pour qui toutes les autres *lila-s* ne sont qu'une simplification des rituels de sha'bān. Durant ces fêtes, les mlūk sont obligatoirement célébrées par chaque thérapeute-possédée affiliée à la confrérie ; elle se doit de refaire tous ses 'autels' et de préparer les vêtements et les nourritures des génies (Pâques 1991 ; Chlyeh 1998 ; Claisse 2003).

Certes, notre thérapeute se situe davantage dans la voie confrérique que dans la tradition maraboutique, mais elle reprend aussi plusieurs gestes rituels des shurfa. Elle utilise la *kalkha*, se réfère à la métaphore ignée et judiciaire et use de la sémantique combative du *srīʿ* (photo 31). Il s'agit probablement moins d'une ruse maraboutique – lui permettant de pratiquer son culte à tendance adorciste en continuité avec le rituel d'exorcisme dominant – que d'une manière de s'approprier l'héritage mythique et thérapeutique de Ben Yeffu. C'est le saint lui-même qui lui a transmis ses dons de guérison. « Ben Yeffu, dit-elle, m'a donné les sceaux (*ṭwābʿ*) : je souffle (*tanbukh*), j'exorcise (*tanṣrʿ*) et je juge (*tanḥkem*) le djinn quelle que soit sa

---

[14] À l'opposé des shurfa blancs, les Gnawa sont caractérisés par la couleur noire. Notons également que dans la cosmogonie de la confrérie, les shurfa sont représentés par la couleur blanche et symbolisent les esprits venant de l'Arabie. Mais ces génies restent marginaux par rapport aux esprits noirs des brousses de l'Afrique. Sidi Mimun et 'Aïcha, deux esprits piliers du panthéon gnawa, sont noirs (Pâques 1991).

[15] Ces symboles on les retrouve chez d'autres confréries comme les Ḥmadsha et les Jilala ainsi que chez nombre de voyantes-thérapeutes qui pratiquent à titre individuel. Pour une analyse symbolique du *ḥlu* en tant que nourriture sacrificielle chez les Gnawa, voir Diouri (1994).

nature. Il m'a donné aussi le pouvoir du *ḥenna*, la *baraka* dans les mains [l'imposition] et la *kalkha* ».

Une telle dualité ne permet guère de tracer une opposition étanche entre les deux rituels pratiqués dans le sanctuaire et la *zāwiya*. Cette ambivalence je l'ai désignée par le concept derridien d'hostipitalité (Derrida 1997). Le terme – qui correspond à la contraction des deux signifiés du mot latin *hostis*, désignant à la fois l'hôte et l'ennemi – renvoie à l'ambivalence caractéristique et inhérente à la rencontre avec l'Altérité, accueil à la fois hospitalier et hostile. Et telle que signifiée ici, l' hostipitalité désigne deux niveaux distincts ; d'une part, elle renvoie à deux rituels différents : l'un essentiellement hostile et l'autre particulièrement hospitalier ; elle définit, d'autre part, l'ambivalence, hostilité/hospitalité, qui existe au sein d'un même rituel. Le rituel combatif des shurfa, on l'a vu, se termine, lui-aussi, par un geste hospitalier où l'on sacrifie un animal pour le djinn-hôte, celui qui habite dans la *khashba*-hôte, pour sceller l'accord de son départ. Et de ce sacrifice est préparé un repas pour le patient, sa famille et les shurfa-guérisseurs.

* * *

Notre thérapeute ne cache pas les difficultés qu'elle a eues au début et la grande résistance, parfois violente, des shurfa à son égard. « Quand j'ai commencé, les shurfa m'ont traitée de tous les noms : 'saḥḥāra' [sorcière], '*taḍreb l-carṭa*' [joueuse de cartes], 'shuwwafa' [voyante] ». Préférant recourir à des termes moins péjoratifs, j'ai omis jusqu'ici de désigner Bouchra par voyante. J'ai plutôt utilisé des termes neutres : thérapeute ou thérapeute-possédée. Mais, cela étant, son cheminement initiatique ressemble effectivement à celui des shuwwafāt. La plupart des voyantes marocaines mettent en avant un songe nocturne pour expliquer l'origine de leur conversion à cette profession. Aux visions oniriques, il faut ajouter les crises de possession qui conduisent à une forme d'alliance avec les esprits possesseurs (Chlyeh 1998 ; L'Khadir 1998 ; Rausch 2000)[16]. De point de vue rituel, on distingue quatre types de voyantes : celles qui exercent en tant que médiums, consultées à propos d'événements inconnus ; celles qui se spécialisent dans la préparation et le dénouement de charmes magiques ;

---

16 L'Khadir (1998:231-233) rapporte un cas très similaire à celui de Bouchra. En songe, la voyante voit un monsieur, la barbe blanche et tout vêtu de blanc, lui tendre du pain (*khubza*) et du feu. Suite à ces visions, la voyante eut des crises de possession qui l'ont menée à une affiliation à la confrérie des Gnawa afin de maîtriser les mlūk et d'en faire ses propres alliés.

d'autres qui sont plus réputées dans la résolution de problèmes personnels ; et, finalement, celle qui sont surtout des thérapeutes de la possession (Rausch 2000). Bien qu'elle se spécialise plus dans ce dernier type d'activité, Bouchra pratique également les autres. Chacun de ses mlūk possesseurs lui a ainsi transmis un don particulier dont elle se sert dans son travail médiumnique et thérapeutique. Aussi notre voyante-thérapeute recourt-elle à au moins trois procédés bien connus dans la voyance : *tasbīḥ* (chapelet), *bayḍa* (l'œuf) et *ldūn* (plomb)[17]. Le premier procédé lui a été procuré par Shamharush, alors que les deux derniers lui ont été transmis par Ḥājja Malika.

Le *tasbīḥ* et la *bayḍa* sont les deux seules techniques que je l'ai vues personnellement pratiquer. La première consiste à tourner plusieurs fois le chapelet autour de la tête du malade et de son corps ; ensuite en égrenant, l'une après l'autre, les petites pierres qui composent le *tasbīḥ*, elle devine l'affliction du client. Pour le procédé de la *bayḍa*, Bouchra fait tourner un œuf cru autour de la tête du patient et le fait passer, par la suite, sur ses membres, puis elle le casse, le débarrasse de son blanc et commence à lire dans le jaune d'œuf. De temps à autre, elle le lave et y lit de nouveau (photo 32). Elle peut deviner les causes de la maladie, s'il s'agit d'une possession, d'un ensorcèlement ou des deux à la fois. Une fois le diagnostic terminé, le jaune d'œuf est crevé. Pour le *ldūn*, je ne l'ai jamais vue l'exercer, elle m'en a, cependant, expliqué le procédé. Elle fait fondre le plomb et le refroidit par la suite en y versant de l'eau. La forme qu'il prend lui indique la nature de l'affliction. Elle l'utilise également comme procédé thérapeutique, surtout contre le *tiqāf* sexuel. La *carṭa* (cartes du taro) est aussi une technique très utilisée par les voyantes marocaine, mais Bouchra, selon ses dires, ne la pratique jamais. Il est fort probable que c'est, encore une fois, le contexte maraboutique qui la dissuade d'en user. À l'instar donc de nombreuses shuwwafāt, Bouchra a combiné différentes procédures thérapeutiques : elle est devineresse, voyante et organise les cérémonies des confréries (la *lila* et la *ḥadra*). Elle a même incorporé de nouvelles pratiques réservées aux shurfa et aux fuqha, comme la confection des amulettes, le *sbūb*. Les dons du *qalam*, la plume, et de *dwāya*, l'encrier, qui lui ont été transmis par le fqīh Shamharush font référence à ce pouvoir de l'écriture.

---

17 Sur toutes ces techniques de voyance et bien d'autres, voir par exemple (Rausch 2000).

Les shurfa de Ben Yeffu se placent en opposition radicale avec les pratiques médiumniques de Bouchra et s'instaurent comme les défenseurs d'une pratique thérapeutique orthodoxe. Mais il faut rappeler ici que la frontière entre saints et sorciers n'est pas aussi tranchée qu'on pourrait l'imaginer. Et en contexte maghrébin, comme le rappelle Touati (1994), bien des personnages religieux irréprochables ont pratiqué la magie sans perdre de leur crédit ni soulever autour d'eux la réprobation, à partir du moment où ils la pratiquent à des fins bénéfiques. Cette magie orthodoxe, toujours selon Touati, ne sert pas seulement de paravent à ses praticiens pour se prévenir contre une éventuelle accusation d'hétérodoxie ; elle fait aussi partie intégrante de ce complexe rituel marqué par l'ambivalence. Le principe d'ambivalence est ici aussi important dans la structuration de la dynamique religieuse que celui d'opposition. Dans un tel contexte, il n'y a rien d'étonnant à ce que le shrīf – un descendant d'un saint ou un saint lui-même – soit aussi un sorcier, saḥḥār, et que le sorcier ait des attributs de la sainteté[18].

Les démarcations entre le shrīf-saint et la shuwwafa-sorcière, ne sont donc pas toujours aussi nettes qu'on pourrait le croire. Si le shrīf utilise ouvertement les procédés du *srīʿ* par le *ḥenna*, le *bukh* et la *kalkha*, en dehors du sanctuaire, il recourt aussi à des techniques de voyance/magie[19]. Plus révélateur encore, certains shurfa pratiquent même la magie 'diabolique', comme la confection d'amulettes nuisibles, tout comme ils pratiquent aussi certaines formes de possession maléfiques : pour se venger d'une personne, les shurfa peuvent lui envoyer un djinn malveillant afin de la posséder et de la rendre malade[20]. Par ailleurs, la voyante Bouchra est qualifiée de sorcière moins pour les rituels à tendance hétérodoxes qu'elle pratique, que pour le grand défi qu'elle pose, en tant que femme étrangère, à un ordre social dominé par les hommes shurfa. Indépendante et créative – transformant et combinant plusieurs pratiques rituelles d'origines diver-

[18] Les récits, celui de Ben Yeffu et de Sidi Masʿūd ben Ḥsein notamment, reviennent souvent sur cette ambivalence. Compte tenu la nature des prodiges qu'il produit, le saint est tout d'abord traité de sorcier avant que sa sainteté authentique ne soit reconnue. Ce qui suggère que le saint et le sorcier ont des pouvoirs similaires et peuvent performer les mêmes genres de miracles.

[19] J'ai vu en personne un shrīf utiliser, clandestinement, la technique de la *bayḍa*. Alors qu'un autre suit un traitement de *ldūn* offert par Bouchra.

[20] Certains shurfa ne nient pas une telle pratique. Elle est même pour certains une source de fierté qui dénote un grand pouvoir sur les djinns.

ses –, elle est devenue une grande concurrente thérapeutique et économique de ces derniers[21].

C'est probablement son statut d'étrangère qui, tout en la plaçant dans la marge, lui donne davantage de possibilités de jeu avec les signifiants culturels centraux[22]. La marginalité de Bouchra se présente ainsi comme une source, et une légitimité, de liberté qui permet une distanciation par rapport aux relations de pouvoir et aux rapports de genre conventionnels. D'une manière générale, la marginalité des shuwwafāt est aussi soulignée par leur affiliation confrérique. À ce propos, Rausch (2000:101) écrit :

> The practices of *shuwwâfât* are connected in several ways to the popular mystical orders in Morocco. They are based on spirit possession and incorporate the same spirit possession ritual, or *ḥadra*, referred to instead as *lîla* [...]. Furthermore, *shuwwâfât* often belong to one of these orders and periodically or occasionally attend their *hadrât*. In addition, *shuwwâfât* are also believed capable of transmitting *baraka* within *lîla* to those in attendance.

Il y a lieu de croire que cette affiliation, qu'elle soit physique ou seulement spirituelle, comme dans le cas de Bouchra, représente une voie de sainteté alternative à la voie sharifienne exclusiviste. À l'opposé de la tradition maraboutique masculine, les femmes jouent un rôle central au sein des confréries. Les shuwwafāt, qui peuvent avoir aussi le statut de mqadmāt, chefs de file, sont les membres les plus actifs et jouent un rôle décisif dans l'organisation des cérémonies, des rituels de possession et dans l'initiation thérapeutique et médiumnique[23]. Mais ce qui est exceptionnel chez

21 Quand j'ai relaté à un shrīf le récit onirique de Bouchra qui légitime son occupation de la *zāwiya* et sa pratique thérapeutique, il m'a répondu : « C'est vrai qu'il y a des gens qui voient en rêve le saint ; mais cette vision est une sorte d'appel qui leur est adressé pour qu'ils viennent au sanctuaire du wali. Il existe aussi des majādīb [pl. de majdūb] qui voient le saint leur procurer un *tasbīḥ*, des *swārt* [des clés, synonyme de chance] ou une *khbiza*, mais ce n'est pas pour exercer sur les lieux, près de son sanctuaire ; ils doivent pratiquer ailleurs ». Ce ne sont donc pas les fondements de ce pouvoir, aussi hétérodoxe soit-il, qui sont en cause, mais l'utilisation de cette légitimité pour contester celle des shurfa.

22 Il est inconcevable qu'une véritable shrīfa de Ben Yeffu puisse prendre tant de liberté pour innover dans l'idéologie sharifienne dominante à laquelle elle appartient et encore moins la contester. C'est contre l'honneur autant biologique que moral que de paraître en public et de se mesurer aux hommes.

23 Cette sainteté marginale et alternative est désignée parfois par le terme de *jadba*, extase. Bouchra se considère, elle-même, comme majdūba. Plusieurs autres voyante-thérapeutes que j'ai rencontrées se disent également majdūbāt et mettent en scène le même cheminement initiatique : une possession élective par les mlūk, la *siyāḥa* (l'errance mystique et initiatique) entre différents sanctuaires, puis l'acquisition du pouvoir thérapeutique et divinatoire. Tout se passe comme si la *jadba* est la seule voie possible pour les femmes d'accéder à la sainteté, en dehors de la transmission patrilinéaire du *sharaf*.

Bouchra, c'est sa volonté d'acquérir une centralité symbolique, non pas dans une confrérie, marginale, mais au sein de la tradition maraboutique même, en s'appropriant l'héritage mythique, thérapeutique et même territorial d'un saint fondateur.

Ainsi, Bouchra ne récuse guère l'idéologie sharifienne et sa centralité. Au contraire, elle en légitime même les fondements. Ce qu'elle remet en question ce ne sont pas les sources de la légitimité charismatique et politique (sainteté, *baraka*, *sharaf*), mais seulement l'appropriation exclusiviste de ces fondements. On pourrait penser sa marginalité comme une « hétérogénéité structurelle » qui permet, dans sa distanciation même par rapport à l'ordre établi, d'introduire une flexibilité interne qui participe à féconder et à ressourcer les codes culturels centraux. Pour reposer différemment la question du rapport entre marge(s) et centre(s), Corin (1986:19) emprunte à Dumont la notion d'inversion hiérarchique qui – contrairement aux inversions dichotomiques et binaires – est fondée sur le fait que toute hiérarchie est bidimensionnelle au sens où elle englobe toujours son contraire ; elle se révèle dès lors plus significative. L'auteure met ainsi l'accent sur l'aspect dynamique des relations qu'entretiennent les marges avec le centre : « [L]e fait de centrer l'analyse sur les dynamiques de la marge permet de passer de schémas univoques (centres marges), binaires (opposition – complémentarité – compensation) et descriptifs, à des modèles biorientés (centres marges), ternaires (hiérarchie – actualisation – metacommunication) et analytiques (processus – dynamique) »[24].

Aussi la connaissance de ces dynamiques de la marge est-elle essentielle pour comprendre comment se constitue et opère le fonctionnement des signifiants centraux. Les interactions entre le centre et ses marges sont à penser, non pas comme une opposition structurelle rigide qui sépare et divise, mais comme une « liminalité créatrice ». Au sens que lui donne Devisch (1986:125), la liminalité est une « disjonction conjonctive » ;

---

24 Dans une étude antérieure, Corin (1982) montre que l'intervention des esprits zebola dans le processus étiologique ne s'effectue qu'en un second temps pour neutraliser l'action d'autres agents pathogènes. Il s'agit là d'un processus dynamique qui consiste à transformer une maladie quelconque en une maladie zebola ; une telle transformation affecte subséquemment les rapports interindividuels. Corin (1982:144) écrit : « Dans ces différents cas lorsque les esprits zebola interviennent pour renverser le processus morbide, ils se placent du côté de la femme dont ils renforcent la position face à la loi et la place dans les échanges sociaux ». Leur intervention protectrice, ajoute l'auteur, a une légitimité à la fois analogue et inverse à celle dont procèdent la loi du groupe et la régularisation des rapports sociaux. « Ces esprits ne contestent pas réellement la loi sociale : ils fondent plutôt la possibilité d'une prise de distance ou d'une rupture par rapport à la contraignante de cette loi » (Ibid.).

c'est-à-dire que l'action du devin médiumnique, dans la société Yaka, serait une mise en scène d'un drame de « transgression extrême » de la norme sociale et de l'ordre ré-établi ; par cette même mise en scène de débordement et de négation se confirme la pertinence des valeurs et des normes. Le discours de la sorcellerie dans la société Yaka dépeint une « anti-société » et un « anti-modèle » qui contribuent paradoxalement à l'intégration de la norme ; l'inversion ici a une valeur intégratrice et épistémique. Elle permet d'explorer les frontières des marges face au centre. Les croyances en la sorcellerie sont des façons par lesquelles le groupe se présente à lui-même. Mais cette inversion « n'est pas seulement un principe de symbolisation du monde habituel par l'anti-même, elle concerne aussi une optique ontologique. L'ordre et le désordre ne sont pas que des contraires. Ils sont aussi perçus comme des termes coextensifs, gémellaires, solidaires ». Cette qualité biface de la réalité transparaît à travers les figurations de la sorcellerie, de l'exorcisme et de l'anti-sorcellerie comme un jeu de retour à la même source avec des signes inversés[25].

Similairement, le cheminement de Bouchra nous informe d'une façon éloquente sur la dynamique de la marge, aussi bien sous ses aspects de liminalité créatrice, libératrice et fécondatrice, qu'en tant qu'elle fonctionne au service des normes centrales de l'idéologie sharifienne. Dans sa pratique rituelle, non seulement elle se soustrait à la tradition maraboutique des shurfa, la subvertit et y innove, mais en montre également la centralité fondatrice. Son cheminement et sa pratique décrivent un anti-mythe et un contre-rituel qui théâtralisent même la centralité des signifiants centraux : la *baraka*, le *sharaf*, la généalogie, la sainteté et la royauté.

---

[25] Comme l'a noté Pandolfi (1993:74) pour le sud d'Italie, les femmes du Samnium mettent en scène, à travers des récits narratifs, des « micro-histoires » qui tendent justement à élaborer d'autres niveaux de rapports sociaux. Ces micro-histoires narratives et corporelles, affirme-t-elle, ne s'opposent pas à l'Histoire, mais elles lui sont parallèles, souterraines, avec de fortes possibilités d'intersection. Elle écrit : « Entre culture hégémonique et culture subalterne, s'insère donc le monde féminin qui y inscrit ses propres fragments d'histoire. Il est alors nécessaire de relire en filigrane les données des recherches portant sur l'Italie du Sud : la morsure de la tarentule peut faire l'objet d'autres niveaux de lecture [...]. De l'histoire d'un groupe social aux histoires d'une partie des acteurs sociaux, des récits traversent et ébrèchent l'Histoire, construisent des micro-histoires subjectives, des narrations souterraines – formes particulières, sociales, mais non encore socialisées – de renégociation de l'expérience subjective féminine ».

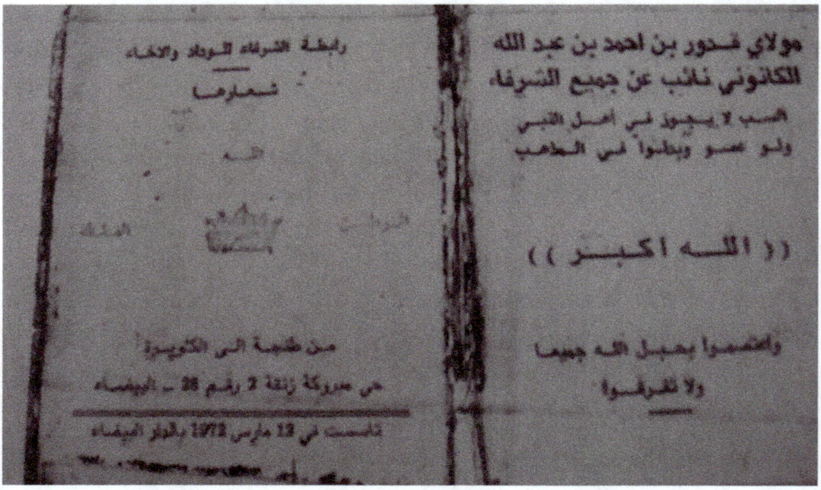

Photo 29. On lit dans le verso de cette carte de *sharaf* : Il est strictement interdit d'insulter les descendants du Prophète, même s'ils s'écartent de la bonne voie et changent de doctrine.

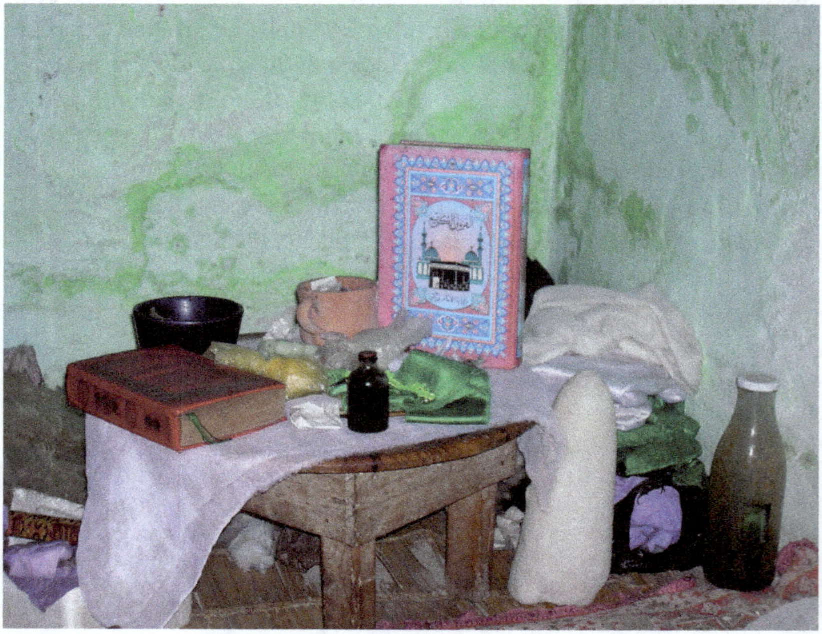

Photo 30. La *mida*. Au-dessus de cette dernière, on compte deux corans, un chapelet (l'une des techniques que Bouchra utilise dans sa thérapie), un voile blanc, la couleur de ses génies, de l'encre pour l'écriture du *sbūb*, etc. À côté, on remarquera la présence d'un pin de sucre utilisé pour le *ḥlu*.

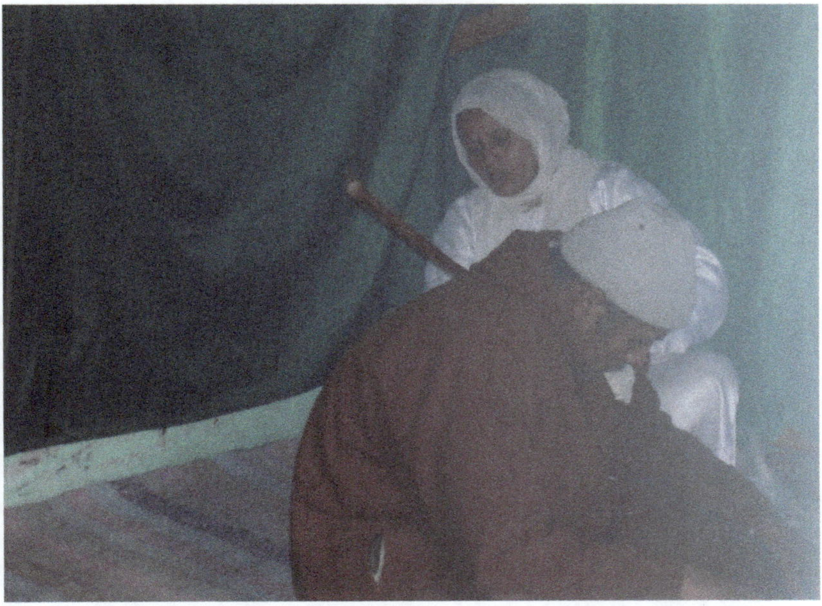

Photo 31. Bouchra utilisant la *kalkha* pour soulager un patient.

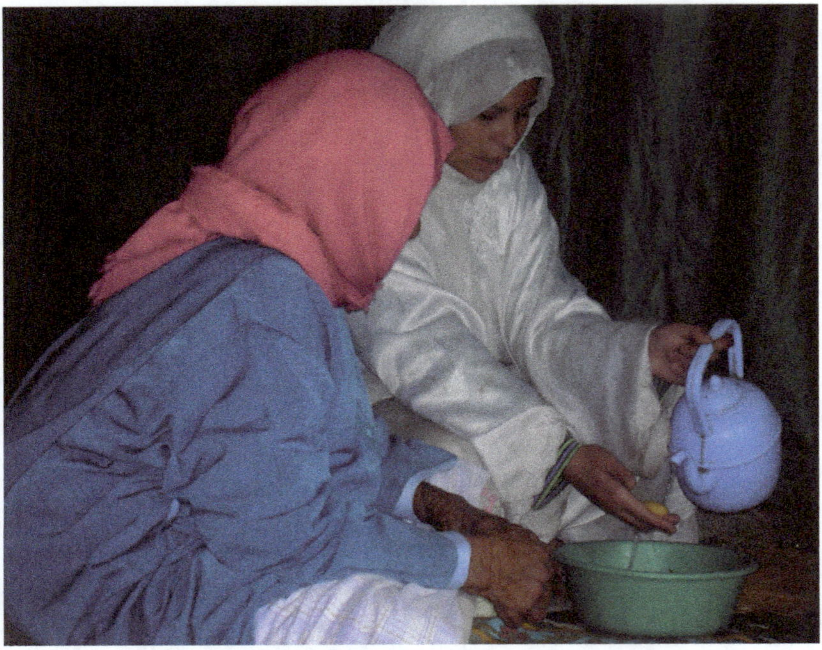

Photo 32. Bouchra utilisant la technique de l'œuf (*bayḍa*).

CHAPITRE 7

LE SHAYKH ET LE ROI
Mystique et politique

Le récit qui décrit la rencontre entre Ben Yeffu et le Sultan Noir se présente, lui-aussi, comme un anti-discours et une anti-histoire. Au terme d'une opposition, le saint, après avoir miraculeusement battu et humilié son alter ego, le souverain, reconnaît, paradoxalement, le *sharaf* comme un principe fondateur non seulement de la royauté, mais de la sainteté même. Sachant que le dispositif de symboles et d'opérateurs mythiques mobilisé par les shurfa de Ben Yeffu et par Bouchra trouvent leur principe dans la vision dominante, on pourrait y voir, à juste titre, l'expression de ce que Bourdieu (1998) qualifie de stratégies symboliques dominées. Au-delà des micropolitiques bien localisées, de telles stratégies s'annoncent aussi comme une trame qui encadre les pratiques du (et les résistances au) pouvoir à l'échelle nationale. Et à l'instar du mythe et de l'anti-mythe et de leurs expressions rituelles respectives, la pertinence, sinon la centralité, du principe sharifien et ses implications surnaturelles y sont soulignées, voire théâtralisées.

En effet, le cheminement mystique et politique d'un 'saint' contemporain, Abdessalam Yassine (1928-2012), nous révèle comment les représentations et les pratiques au cœur du culte de Ben Yeffu sont aussi significatives et signifiantes à un niveau macropolitique[1]. Si bien que l'exemple du shaykh et de sa communauté permet de nuancer le modèle – celui de Gellner (1981) en l'occurrence – qui oppose un islam mystique urbain à un islam mystique rural/tribal. Le premier serait une alternative à l'islam légaliste et aride des oulémas, le second en serait le substitut. Selon cette hypothèse, dans les milieux tribaux – compte tenu l'illettrisme et l'inaccessibilité géographique – on assiste à un glissement dans les références de légitimation religieuse. Du Texte – le Coran et la tradition prophétique notamment – vers le lignage. De l'abstraction savante à la concrétisation

[1] Il ne s'agit pas ici d'une étude exhaustive du parcours mystique et politique du shaykh Yassine et de sa communauté d'*alʿadl wa-l-iḥsān*, et encore moins d'un examen de l'islam politique au Maroc, mais d'une analyse ponctuelle d'un certain imaginaire (rêves, mythes) dont on trouve différents aspects dans les récits liés aux cultes des saints.

généalogique et rituelle. Les lignages sacrés seraient ainsi une sorte d'incarnation du Texte. L'ersatz des docteurs de la Loi.

Les croyances et les pratiques en œuvre dans la communauté de Yassine – composée majoritairement de citadins instruits – illustrent combien ces distinctions sont forcées – du moins contingentes. Elles montrent que « l'urbanisation a donné à la notion de sainteté une vigueur renouvelée qui n'est pas seulement une variante de l'islam formel » (Belal 2011:200), ni non plus une version distinguée de la sainteté rurale – ritualiste, voire anthropolâtre. Mystique et docteur, le shaykh inscrit son action non seulement en continuité avec d'autres saints, mais il mobilise aussi un dispositif de légitimation composite où se croisent le Texte et la généalogie, la Loi et le miracle, le mythe et rituel. Et la mobilisation des disciples est, justement, axée sur la sainteté du maître et ses pouvoirs miraculeux.

Le cheminement mystique et politique de Yassine permet tout aussi de nuancer, à un autre niveau, la thèse de Munson discutée plus tôt, tout en confirmant la pertinence d'une lecture qui croise justice sociale et noblesse personnelle et d'une posture qui considère la plasticité des positionnements idéologiques. Une élasticité qui dépend tant d'une certaine vision politico-religieuse que de l'équilibre des forces entre les protagonistes. Yassine, comme l'avance Munson (1993), pourrait tout à fait s'intégrer dans la lignée de cette tradition de l'homme-de-Dieu-juste qui sermonne le souverain, mais dans cet appel à la justice se dit aussi l'importance du principe sharifien comme se lit une grande ambition politique. La référence du shaykh à Sidi Muḥammad ben ʿAbdelkabīr al-Kettāni – que Munson à étudié de très près – laisse, en effet, entrevoir l'arrière-fond idéologique de tel élan politique.

À l'instar d'al-Yūsī, al-Kettāni, en plus d'être un saint[2] fut aussi une figure politique populiste dont l'ambition et l'action agressive[3] dépassaient le simple appel à la justice. On y voyait même une tentative de restauration idriside qui lui a valu une grave accusation de conspiration tant de la part du sultan ʿalawit Mulāy ʿAbdelḥafīd que des oulémas de Fès – qui avaient déjà, entre 1896 et 1897, demandé son exécution pour hérésie, l'accusant, entre autres, de s'être proclamé *khātam al-awliyā'*, le sceau des saints

[2] Il n'était pas un savant ordinaire plongé dans les textes médiévaux, mais un saint vénéré tant par les gens des tribus que par les soufis des villes. Munson (1993:63) écrit à ce propos : « He was not an ordinary scholar immersed in medieval texts. He was a holy man venerated by illetrate artisans and tribesmen as well as by learned Sufis ».

[3] Il voyageait sans cesse parmi les tribus berbères et prêchait les artisans et les prisonniers, les exortants à rejoindre son ordre.

(Munson 1993). Les prémisses de ces tensions avec la famille ʿalawit se firent déjà sentir à l'époque du prédécesseur de Mulāy ʿAbdelḥafīd, le sultan Mulāy ʿAbdelʿazīz, dont l'affaiblissement progressif avait conduit al-Kettāni à se ranger du côté de ceux qui souhaitaient son destitution, sans qu'il prît, pour autant, parti pour le nouveau prétendant proclamé à Marrakech. Ce dernier écrira au saint lui demandant son soutien pour s'assurer de l'allégeance (*bayʿa*) des gens de Fès. Sa requête restera sans réponse. Les oulémas de Fès, eux, répondront à la lettre de Mulāy ʿAbdelḥafīd, le proclamant nouveau sultan du pays, et rédigeant, de leurs propres mains, un texte de *bayʿa* qu'al-Kettāni refusera, proposant un contre-document où l'allégeance est assortie de plusieurs conditions restreignantes[4]. Son refus lui sera fatal. Quand, plus tard, il entreprendra un voyage dans les tribus berbères du Moyen-Atlas, espérant déclencher une *révolte* contre le nouveau sultan, il sera capturé par les soldats de ce dernier qui le ramèneront, enchaîné, à Fès où il sera torturé jusqu'à sa mort (Munson 1993, Tozy 1999).

Dans sa fameuse missive de 1974, *al-islām awi al-ṭūfān* (L'islam ou le déluge)[5], Yassine ne manquera pas de dire à Hassan II les conséquences funestes de cet acte contre un véritable homme de Dieu (*waliyy-Allāh*)[6]. Et se comparant à ce dernier – al-Kettāni –, le shaykh inscrit son action dans cette tension historique qui existe entre le saint-idriside et le roi-ʿalawit, se présentant, lui-même, comme le prolongement actuel de cette ancienne confrontation. « Contre moi, écrit Yassine à Hassan II, tu ne trouveras aucune accusation comme celle qu'avait fabriquée ʿAbdelḥafīd [...]. Je n'ai ni armes, ni compagnons... »[7]. Nous y reviendrons.

* * *

On pourrait, sans doute, me contester cette attribution de la *wilāya* à Yassine. Mais la question ici, ce n'est pas de savoir si le shaykh était

[4] Les sources françaises de l'époque insistent toutes sur le fait que les oulémas et les notables de Fès ont été contraints à approuver le document de la *bayʿa* par une population mobilisée par al-Kettāni. Ils l'ont signé car, croit-on, ils craignaient que les masses en colère proclamaient al-Kettāni sultan (Munson 1993:70-71).

[5] Je fais ici référence à la lettre publiée sur le site *yassine.net* que j'ai consultée le 20 novembre 2009: http ://www.yassine.net/mishkate/pages/YOChapterDetailPage.aspx ?BookID=117&ChapterID=1&Lang=1256&CategoryID=1

[6] Il écrit à Hassan II : « Trois ans plus tard, ʿAbdelḥafīd suscitera la colère de Dieu. Le sultan demandera l'appui de l'ennemi impie, lui délaissant le Maroc. Il signe le traité de la colonisation. Il est le symbole indélébile de votre État humilié ».

[7] Dans la note (5) qui accompagne ce passage, on lit : « La jmāʿa d'al-ʿadl wa-l-iḥsān n'avait pas été encore fondée ».

véritablement un saint. Un homme de Dieu. Tout comme il n'était point dans mes objectifs de vérifier la véracité de la sainteté des autres saints que j'ai étudiés avant lui. Il s'agit là d'un jugement plutôt moral qui sort complètement du champ de mes intérêts et de mes compétences. Ce que j'interroge ici, ce sont surtout les représentations et les récits tant ceux que narre Yassine sur son propre cheminement mystique et politique que ceux que racontent ses adeptes sur sa consécration divine. Outre les témoignages explicites[8], les récits qui mettent en scène la sainteté du shaykh se présentent souvent comme des révélations oniriques – qui, par certains traits, rappellent différents aspects des récits mythiques – dans lesquelles on voit des personnes exemplaires – souvent le Prophète de l'islam – désigner Yassine comme étant l'homme de Dieu à suivre[9]. De même, dans certains de ses récits, le shaykh inscrit son expérience spirituelle dans une prémonition onirique dans laquelle il voit le Prophète lui dire les signes qui allaient tracer sa voie et le conduire jusqu'au maître-thérapeute, al-Ḥājj al-ʿAbbās, qui le guérira de l'affliction psychologique qui le troublait[10]. Mais

---

8 En voici un rapporté par Munson (1993:172) dans lequel un professeur d'école dit aux gendarmes qui l'ont arrêté en 1990 : « Adb as-Salam Yasin is for me a saint. I prefer him to my father and even to my soul. I am devoted to him and his ideas and works body and soul ».

9 Outre certains témoignages que j'ai moi-même recueillis, les récits oniriques auxquels je fais référence sont cités dans : 1) l'hebdomadaire marocain *al-Ayyām* qui a consacré le numéro 163 (22-28 décembre 2004) à l'Association de Yassine et la question du califat ; 2) d'un petit livre de Alami Sijilmassi (2005) ; 3) du magazine *Tel Quel* qui a publié dans son numéro 220 de 2006 un texte, écrit par Driss Bennani sous le titre « Le dernier Prophète ». Ce texte peut-être consulté au lien : http ://www.telquelonline.com/220. Les récits que rapportent tous ces auteurs, comme le précisent eux-mêmes, ont été affichés sur le site de Yassine. Ils n'y sont plus. Je réfère donc à ceux qu'ils rapportent, mais sans adopter leurs postures idéologiques et leurs analyses moralisantes. En voici quelques récits : « J'ai vu le Prophète Muḥammad », dit un fidèle, « et je lui ai demandé de me montrer le chemin de Dieu. Il m'a souri, puis a désigné de sa main une tente d'où sortait une lumière éblouissante. À l'intérieur, Abdessalam Yassine ramassait des branches d'arbre par terre. Le Prophète s'est alors tourné vers moi et m'a dit, en désignant Sidi Abdessalam : 'demande à cet homme ! Lui, il sait' » (Bennani 2006). Un autre fidèle perçoit une voie de lumière au bout de laquelle se trouve Sidi Abdessalam Yassine. Le Prophète apparaît et lui ordonne de suivre la voie de cet homme de Dieu (Sijilmassi 2005). Outre ces récits qui désignent clairement Yassine comme l'homme à suivre, dans d'autres rêves, le *minhāj*, l'ouvrage principal du shaykh, est perçu comme un livre très sacré. Un sympathisant, par exemple, voit al-Bukhāri – le plus grand rapporteur du *hadīth* et dont le *saḥīḥ* est considéré comme le recueil le plus authentique après le Coran – lui dire que le *minhāj* est le livre le plus véridique après le Coran (Ibid.).

10 Je faisais ma sieste, dit Yassine, lorsque j'ai fait un rêve : « J'ai rêvé que le Prophète m'a donné un verre d'eau. Je l'ai pris et je l'ai bu. Il me dit : '*qûl lâ ilâh illa Allah* [Dis : il n'y a de Dieu que Dieu]'. Je me suis réveillé, j'étais troublé. Il me donne à boire, mais en même temps c'est comme si c'était un reproche de me dire ça, alors que je m'acquitte de tous me devoirs religieux. D'autre part, c'était bien le Prophète, car le *hadīth* [tradition] rapporte :

avant de s'attarder sur cette rencontre décisive dans la vie de Yassine, esquissons, tout d'abord, les moments qui ont, avant même cette rencontre, fortement marqué sa quête sur le chemin de la sainteté.

> Depuis mon jeune âge, écrit-il, j'étais très loin des soufis et de leurs croyances. Je détestais même les adeptes des confréries que je prenais pour des incrédules. Mais grâce à la volonté de Dieu j'ai vécu une crise spirituelle comme celle qu'avait vécue al-Ghazālī. J'ai été habité d'un grand désir de Vérité [...]. Je me suis alors retourné vers les livres pour les interroger. J'ai étudié, tout d'abord, les expériences mystiques des Yogis et ai été tellement impressionné par les prodiges qui accomplissaient que j'ai failli succomber à l'attrait de leurs doctrines. Dieu m'avait protégé. Après avoir aussi étudié les expériences spirituelles des Juifs et des Chrétiens, je me suis penché sur les écrits des soufis, cherchant la clé qui ouvre la porte de la *maʿrifa*. J'ai appris, alors, que tous ces mystiques s'accordent pour dire que celui qui n'a pas de maître ne pourra accéder à l'univers de cette connaissance divine. Et même la *baraka* d'un saint-mort ne pourrait l'y conduire [...]. Mais comment et où trouver un maître dans un monde vide d'hommes vertueux et plein de perversité et d'incrédulité ? J'ai ainsi décidé de compter davantage sur mes propres efforts spirituels d'autodépassement (*mujāhada*). J'ai cheminé, seul, sans la guidance d'un shaykh, pratiquant le *dhikr*, la prière, le jeûne, les veillées et la solitude [...]. Et Dieu a décidé d'accomplir son dessein et de me combler de sa bonté. Il a mis sur mon chemin un homme, un étranger. Il est venu vers moi et m'a dit : « celui que tu cherches, le shaykh éducateur, se trouve, ici, au Maroc [...] ». Méditant sur ce que l'on pourrait définir comme un pur hasard et une simple coïncidence, j'ai réalisé qu'au contraire ce qui m'est arrivé est une *karāma*, un miracle. Ne cherchais-je, depuis longtemps, un maître ? [...]. Quelques semaines plus tard, je me suis isolé pour réciter les noms de Dieu. Je me suis senti alors transporté dans un autre état [...]. Une paix globale, indescriptible. Le calme a chassé l'angoisse. [...]. Dieu a substitué tous mes soucis par un seul, celui du désir de Sa proximité [...]. Et grâce à Lui, j'ai eu la vision authentique et les révélations lumineuses (*tajalliyāt*) [11].

Yassine relate les différentes stations spirituelles (*maqāmāt*) par lesquels il a passé. Et cela, pour un cheminant comme lui, porte en soi l'imminente bonne nouvelle : un devenir-saint. Paraphrasant Ibn Khaldun, Yassine (1972:409-411) évoque la notion soufi de *mujāhada*, l'effort spirituel hardi, qui, dit-il, représente l'extinction des attributs humains ; l'expérimentation de la mort. Certes un tel exercice permet le *kashf*, le dévoilement des

---

'Si vous me voyez en rêve, ce ne peut être Satan, car c'est bien moi'... », cité dans Belal (2011:126).

[11] Yassine (1972:387-395) : *al-islām bayna al-daʿwa wa al-dawla : al-minhāj al-nabawī litaghyīri al-insān* ; qu'on pourrait traduire par : *L'islam entre l'Appel et l'État : la voie prophétique pour un changement de l'humanité.*

univers cachés de la *ma'rifa*, la gnose, mais il ne peut s'accomplir que sous la *supervision* d'un maître pour qui les voiles se sont déjà levés, les lumières apparues et les portes du mystère ouvertes. Ce stade d'ouverture, le *fatḥ*, permet à celui qui l'atteint de voir les saints et de converser avec eux, de voir les âmes des croyants sur leurs tombeaux, les anges, le *barzakh* – ce monde liminal entre l'ici-bas et l'au-delà –, d'apercevoir la lumière qui émane de la tombe du Prophète et, par-dessus tout, de se réunir avec cette existence sharifienne pour s'imbiber de son essence éternelle.

Ainsi, grâce à cette *baraka* de l'être sharifien, le cheminant monte, progressivement, dans l'échelle de la Vérité et de la Connaissance jusqu'à ce qu'il atteigne le stade de la *mushāhada*, l'observation de l'Être. Il aura ainsi atteint la *wilāya khāssa*. Une sainteté *spéciale*. Celle par laquelle Dieu honore ses serviteurs distingués en les guidant vers Sa proximité. Elle est le sommet de ce que l'homme pur et purifié puisse atteindre. Elle est le *idhn*, autorisation et autorité, pour porter le message de Dieu et renouveler l'Appel de l'islam (*da'wa*). Les saints, dit Yassine, sont sacrés par le charisme de la proximité et ceux qui les accompagnent seront, à leur tour, appelés au voisinage de Dieu.

Sa quête de sainteté, Yassine l'inscrit dans un long cheminement spirituel qui a été marqué par des rencontres capitales. Dans l'entrevue – qui prend la forme d'un récit de vie – qu'il accorda en 2008 à la chaîne télévisée arabe *Ḥiwār*[12], le shaykh revient sur sa rencontre avec al-Mukhtār al-Sūsi. Celui-là même qu'il l'avait enseigné le Coran dans la *zāwiya* de Rmila à Marrakech – *zāwiya* fondée par le père d'al-Mukhtār, al-Ḥājj 'Ali. Yassine insiste sur cette première empreinte laissée par cette figure exemplaire, en en faisant un moment spirituel initiateur. Dans la même entrevue, il relate aussi sa rencontre avec le maître de la *ṭarīqa* butshīshiya, sidi al-Ḥājj al-'Abbās[13]. Une rencontre qu'il considère comme un processus thérapeutique, une cure, qui lui a permis de trouver une sérénité psychologique, après avoir vécu, pendant plusieurs années, une crise psychique et spirituelle douloureuse[14]. De son premier contact avec sidi al-Ḥājj al-'Abbās, Yassine (2008) dit :

---

[12] Ces enregistrements, en quatre longs épisodes (dont chacun dure entre 70 à 88 min), sont accessibles sur le site de Yassine sous le lien suivant : http ://www.yassine.net/wasait/CategoryDetails.aspx ?ID=6&Type=Video. (Dates d'accès : entre le 5 novembre et le 19 décembre 2009).

[13] Le shaykh sidi al-Ḥājj al-'Abbas, comme le présente Yassine (2008), était qādiri, de la descendance de l'Imām sidi 'Abdelqādir al-Jīlānī. La *ṭarīqa* al-butshīshiya est donc une branche de la qādiriya.

[14] Suite à cette crise, explique-t-il dans ce même entretien, il entreprend une intense recherche de vérité. Et dans sa quête, il trouve, presque *miraculeusement*, un petit ouvrage

> Mon maître al-ʿAbbās ! Quel homme ! Il est l'homme, l'homme, l'homme [...]. J'ai trouvé le visage d'un homme pauvre (*faqīr wa miskīn*). Sans aucune prétention. Sans le moindre orgueil. Humble et modeste. Je l'ai accompagné pendant trois nuits durant lesquelles nous avons fait le *dhikr* [...]. Après cette rencontre, je suis devenu une autre personne : électrifié, aérien, volant dans un autre monde. Dans d'autres univers....

Durant sept ans, entre 1965 et 1972, Yassine a suivi l'enseignement du shaykh de la *ṭarīqa*[15]. En revanche, de cette relation entre maître et disciple, on ne sait pas grande chose, à l'exception, peut-être, de leur grande proximité. Une intimité que Yassine entrevoyait, probablement, comme le signe évident d'une éventuelle succession à la tête de la confrérie. Plus proche du maître que ne l'est son propre fils, écrit Belal (2011:129), Yassine se voit déjà hériter de ce royaume : « car il a toutes les qualités requises : intelligence supérieure, connaissance scripturaire de l'islam, connaissance gnostique du monde à laquelle il a été initié. Il a tout sacrifié pour son père spirituel, 'plus important pour lui que son père biologique'. Il peut prétendre à être *wârithu sirrih* (héritier de son secret) ». Mais quand al-ʿAbbās quitta ce bas-monde, c'est le fils de la « chair », et non de l'esprit, qui a été désigné comme légitime successeur, et ce par un testament signé par le père même quatre ans avant sa mort. Yassine s'attendait-il vraiment à être l'héritier du secret de la *ṭarīqa* butshīshiya ? En tout cas, et à première vue, il semble avoir sereinement accepté la décision du maître :

> Il nous a quittés. Et avec lui, est, aussi, partie la main qui m'avait ressuscité. Mais il nous a laissés entre les mains d'un autre saint-homme que lui-même avait désigné comme son propre successeur. Celui-ci, nous a-t-il informés, est plus doué et plus expérimenté pour ce qui est de l'éducation des disciples et de leur guidance. Aujourd'hui, nous sommes entre les mains d'une perle

sur le soufisme qui insiste beaucoup sur la démarche spirituelle de l'aspirant sous la guidance d'un maître. Yassine décide alors de trouver un saint-homme, même si'il devait, dit-il, aller le recherche dans des pays aussi lointain que l'Inde, la Malaisie ou l'Indonésie. Sur son chemin pour aller se procurer une copie de ce petit livre, Yassine entend le muezzin et s'arrête pour faire la prière d'*al-ʿaṣr*. Celle-ci complétée, un jeune homme bien habillé, à l'occidental, prend la parole : « O gens ! Si vous souhaitez vraiment vous approcher de Dieu, vous devez vous trouver un maître-guide ! » « Tu dis qu'ici, au Maroc, se trouve un homme de Dieu (*ʿārif bi-llāh*) ? » L'interroge Yassine. « Oui ! Ici, au Maroc », répond le jeune homme. « Tu me le montreras », insiste Yassine. « Bien sûr, je t'y conduirai, mais il faut patienter. En attendant, tu pourras rejoindre notre groupe de *fuqara* », rétorque le prêcheur. Yassine rejoint alors ce groupe de disciples à Salé, jusqu'à ce que l'opportunité de voir le maître s'offrît à lui.

15 Cet homme de Dieu, écrit Yassine (1974), l'a bien éduqué, en ôtant de son cœur l'orgueil et l'avarice et en l'intégrant – lui, « le prince de l'administration » marocaine – dans un groupe de bons musulmans pauvres, composé essentiellement d'ouvriers et de chômeurs.

> rare, un homme de Dieu, le bien-aimé (*ḥabīb*), le thérapeute (*ṭabīb*), que Dieu parachève notre lumière grâce à sa *baraka* et nous approche de Sa présence (Yassine 1972:387-395).

Les éloges à l'adresse du nouveau guide-thérapeute de la confrérie, Sidi Hamza, ne vont pas durer très longtemps. Deux ans après sa désignation, Yassine commence à critiquer ouvertement les nouvelles orientations que va prendre la *ṭarīqa* :

> Les mœurs des disciples ont changé. Ils ont commencé à négliger les obligations religieuses, la prière de l'aube en l'occurrence. Ils se sont plus portés vers la transe (*yandafiʿūna maʿa al-ḥāl*), les pratiques extatiques (*jadhb*) et la dance soufie (*raqṣ*). Et ils sont restés sourds à mes critiques répétées. Ils m'ont détesté au point de me nommer : « Abdessalam la *sharīʿa* ! » (Yassine 2008).

Désignation o combien significative ! Elle met Yassine en une opposition radicale avec l'essence et l'esprit de la *ṭarīqa* et annonce les premiers signes d'une séparation irrévocable. Mais il est, sans doute, une autre raison qui pourrait expliquer cette rupture : la nouvelle affinité de la *zāwiya* avec les hommes du pouvoir. Une affinité que Yassine désigne par une expression très parlante : « le penchement vers le *sulṭān* ». Sans doute, cette tension entre religion et politique habitait déjà le disciple Yassine au vivant même de l'ancien maître de la *zāwiya*, mais sans qu'elle fût complètement mûrie et ouvertement exprimée. Attendait-il le départ de son shaykh pour donner une nouvelle orientation spirituelle et politique à la *ṭarīqa* ?

On ne saura peut-être jamais les véritables raisons de ce divorce. Mais une chose est certaine. La question du pouvoir y est centrale, que ce soit pour un problème de succession ou pour cette nouvelle affinité qu'affiche la confrérie avec le *sulṭān*. Si pour les descendants du saint disparu, Yassine aspirait bel et bien à prendre la tête de la butshīshiya, Yassine, lui, exclut toute ambition personnelle et insiste sur le rôle sociopolitique que doit jouer la confrérie. L'entrevue qu'il accorda en 1987 à Burgat (1988:22-23) laisse supposer une telle hypothèse. Pendant deux ans après la mort de son maître vénéré s'est produite en lui une transformation profonde :

> J'ai médité longtemps sur l'itinéraire qu'avaient pris mes frères dans la tarîqa [...]. Ce n'est pas tant mes lectures islamiques, ou islamistes, comme vous voudrez, qui ont déterminé mon action, ni le désespoir de voir un jour la tarîqa devenir autre chose qu'une tarîqa, mais une logique intérieure qui veut que l'islam doit conduire à l'imam, et l'imam doit transporter au sommet d'*al-ihsan*, et le sommet de l'ihsan, c'est le jihād. Je n'avais pas d'ambition personnelle : j'avais cette ambition qui transgresse, qui transcende la

mort, la vie et la mort : je voulais plaire à Dieu. En 1974, j'ai décidé de faire quelque chose...

En 1974, Yassine envoie au roi Hassan II la fameuse épître *al-islām awi al-ṭūfān, l'Islam ou le déluge*. Mais avant de le faire, il prend soin d'écrire au shaykh Hamza pour l'avertir de sa décision irrévocable de dire la vérité à un « imām injuste ». Et pour épargner, dit-il, la confrérie toutes conséquences malheureuses de son acte, il lui envoie aussi ses adieux. Il annonce ainsi sa rupture officielle avec la *zāwiya* mère. Une rupture qui lui permettra de tracer sa propre voie et de fonder, plus tard, un ordre de fraternité distinct, illustrant ainsi ce moment décisif dans la vie d'un saint que nous avons déjà rencontré dans les récits mythiques. Celui de la rupture avec le(s) maître(s) comme un temps fondateur sur le chemin de la sainteté. À l'instar donc du récit hagio-mythique, une rencontre avec un saint, qui se transforme en une tension, permet au cheminant de fonder sa propre voie et d'instaurer un charisme distinct de celui du maître. Une rupture qui annonce une autre rencontre ; une tension avec le roi, cette fois, qui permettra au saint-en-devenir de parachever sa quête de sainteté. Yassine, comme le dit si bien Belal (2011:134), sait que pour accéder à la sainteté, il doit survivre à une grande épreuve qui lui permettrait de faire de sa biographie une hagiographie, et de rendre crédible sa prétention à la sainteté : « Admonester Hassan II c'est capitaliser cette peur, dont le roi a fait 'son gouvernement', et la transformer en atout, car le défier publiquement et en ressortir vivant a de bonnes chances de relever du miracle d'un saint ».

* * *

Quand il écrivait sa missive à Hassan II, Yassine avait peut-être al-Yūsī en tête[16]. Il utilise le même style épistolaire qui vacille entre remontrance et vénération ; entre menace et aménité. Tout en réitérant sa proximité avec le roi qu'il désigne avec des termes les plus élogieux et les plus intimes[17], le shaykh le réprimande, l'exhorte à cesser de suivre l'exemple de son aïeul Mulāy Ismā'īl. Dès les premières lignes, le shaykh met en avant l'ascen-

---

16 Zeghal (2005) a bien raison de souligner que bien que le shaykh Yassine cite les figures islamistes dans sa lettre, Sayyed Qutb et Hassan al-Banna notamment, ils ne représentent pas les principaux fondements de son ancrage idéologique. Ce sont plutôt des saints marocains, à l'instar d'al-Yūsī et al-Kettāni, qui représentent ses véritables références.

17 S'adressant au roi Hassan II, Yassine mobilise tout un arsenal de compliments : « descendant du Prophète », « wali », « soufi croyant », « ḥabībī (mon très cher) », « akhī (mon frère) », « sayyidī (maître, seigneur) », « je t'aime et je te chéri », « tu aimes les vertueux et tu visites les sanctuaires ».

dance sharifienne du roi – la lettre est adressée à « Mulāy Hassan, fils de Mohammed, fils de Yūsuf, le petit-fils du Prophète que la prière et la paix soient sur lui » – mais aussi la sienne, se présentant comme un authentique sharīf-idriside. Il s'octroie, en quelques sortes, cette filiation. Car rien ne prouve qu'il appartienne assurément à la généalogie prophétique. Le shaykh se décrit, lui-même, comme un berbère :

> Et j'ajoute une précision nécessaire ; le fils du pauvre fellah berbère que je suis est aussi un sharīf idriside [...]. Je te dois conseil parce que tu es roi du pays, mais aussi parce que tu es un proche parent, une parenté qui nous lie à travers l'éternelle adversité entre la famille des Idrisides et celles des ʿAlawits, une adversité d'ignorance et de conflit sur le pouvoir et le leadership (*al-riʾāsāt*)... Je ne me soucie guère si tu disais : berbère idriside, érudit chevronné et soufi abandonné ! [....]. Et c'est de mon plein droit de voir dans cette triple appartenance marginale, un triple exil (*hijra*) sur le chemin de la vérité. Peut-être que Dieu m'y mènerait en martyr....

Réagissant à ceux qui l'ont accusé de s'être injustement attribué la filiation idriside[18], Yassine (2008) réaffirme son lien généalogique avec son ancêtre suprême, Idrīs al-Akbar (Idrīs I) qui avait fui, explique-t-il, le régime ʿabbaside de Bagdad, pour s'installer au Maroc. Puis il s'était allié à une tribu berbère, ʿArāba, en épousant une cousine germaine. Mais au lieu d'écarter les soupçons sur la véracité de sa noblesse, cette explication que donne Yassine l'obscurcit davantage. On pourrait facilement accepter que le saint-roi Idrīs I eût un parent déjà installé au Maroc. Mais comment se fait-il qu'il fût aussi berbère ? Véritable sharīf ou pas, ce n'est guère là le plus important. L'essentiel, pour moi, c'est de pointer cette détermination de vouloir s'inscrire, dans ce face-à-face avec le sultan ʿalawit, dans une généalogie idriside.

Une lecture attentive de la missive, révèle donc cette double légitimité mystique et généalogique qu'illustrent les récits et les pratiques rituelles. Une légitimité spirituelle qui se dessine dans une rencontre avec un saint (ou des saints) et une autre généalogique et politique qu'illustre une confrontation avec un roi. À l'instar du récit mythique, l'épisode qui évoque l'acquisition ou la proclamation du *sharaf* est mis en scène de manière antagoniste qui dévoile l'adversité politique qui existe entre le saint-sharīf-idriside et le roi-sharīf-ʿalawit. Une telle adversité est fortement soulignée par le shaykh qui, tout en confirmant les intimes liens de parenté qui le

---

[18] « J'ai entendu dire : comment se fait-il que Yassine soit à la fois berbère et sharīf ? ! » S'exclame Yassine.

lient avec le roi, la généalogie prophétique, affirme que cette filiation commune est surtout source de rivalité pour le leadership et le pouvoir[19].

On pourrait, ici, se demander pourquoi Hassan II, autoritaire qu'il était, n'avait pas réservé un sort funeste à son sermonneur critique. Un récit relaté par le premier compagnon du shaykh, Alaoui Slimani, et rapporté par Belal (2011), raconte qu'après avoir reçu l'épître, Hassan II a donné l'ordre d'emprisonner Yassine et de le mettre à mort. La veille de l'exécution, le roi, comme son habitude, célébrait, dans son palais, une soirée décadente. D'une pièce voisine, un majdūb s'adressa à lui : « Ne fais pas de mal à Si Abdessalam ! » Il est un saint des saints (*khallī ʿalīk sī ʿabdessalām, rāh wāli min awliyāʾ allāh*). Le souverain donne sur-le-champ le contrordre pour l'épargner[20]. Certes, Yassine ne sera pas exécuté, mais il sera, à la place, interné, pendant plus de trois ans, dans un hôpital psychiatrique. Un passage par l'asile qui n'a fait que renforcer sa renommée et sa légitimité politique.

En effet, comme l'affirme Zeghal (2005), la confrontation avec le souverain a fourni au saint-en-devenir de quoi devenir maître à son tour en fondant sa propre organisation religieuse qui par sa structure et ses pratiques s'apparente davantage à une confrérie. Un an après sa libération, à partir de 1979, le shaykh éditera la revue *al-jamāʿa* où il exposera sa vision et appellera tous les groupes islamiques marocains à s'unir autour de lui. Et deux ans plus tard, en 1981, il annoncera la création d'une association, *usrat al-jmāʿa*, dont la demande de légalisation a été rejetée par les autorités. Mais en 1983, une nouvelle association verra le jour, *Jamʿiyat al-jamāʿa*

---

19 Dans un récit, qui a la forme d'un mythe, Yassine (2008) relate l'histoire d'un conflit entre sa propre tribu et le pouvoir ʿalawit. « Je descends », dit-il, « de la famille Aït Bihi qui avait un passé glorieux. ʿAbdellah u-Bihi était un caïd du gouvernement ʿalawit. Il était vertueux et d'une très bonne réputation. Il avait aussi un grand pouvoir qui s'est étendu sur une large partie du sud marocain pour dominer l'ensemble de 12 tribus. Ayant craint pour leur pouvoir, les gouvernants l'ont persécuté. Mais cette persécution de la famille Aït Bihi a perduré jusqu'à l'époque de mon père qui lui-aussi était menacé par le caïd de l'époque. Il voulait le tuer. Mais mon père avait un ami très proche de ce gouverneur et l'avait averti de ce qui se tramait. Mon père s'est alors enfui et a rejoint l'armée française. Il a participé à la première guerre mondiale où il a combattu avec bravoure. Après la fin de la guerre, il s'est installé à Marrakech où il a épousé une cousine germaine. Je suis né de cette union en 1347 H / 1928 ».

20 Munson (1993:170-171) rapporte une version différente de celle que relatent certains adeptes du shaykh : « Hassan II was, of course, infuriated by Yasin's epistle and asked the late ʿAbdallah Gannun, head of Morocco's League of Ulama, how he should respond to it. When I [Munson] interviewed Gannun on 27 August 1987, he said that he told the king that Yasin should be put in psychiatric hospital since only a lunatic could address Hassan II as Yasin had ».

al-khayriya qui, quatre ans plus tard, deviendra *Jamā'a-t al-'adl wa-l-iḥsān*, Justice et Spiritualité, toujours très active sur la scène sociale et politique (Darif 1995).

À travers ses successives organisations et associations socio-politico-religieuses, Yassine ne reconnaîtra jamais les institutions du 'sulṭān', préférant rester en dehors du jeu politique officiel. Et malgré les grandes pressions, le maître de la *jamā'a* a persisté à refuser les modalités du fonctionnement du système politique, basé, selon lui, non pas sur une allégeance contractuelle, mais sur l'aliénation et la sujétion inconditionnelle. Certes le shaykh, et jusqu'à sa mort récente, a exemplifié le symbole de la résistance politique, mais il a aussi, paradoxalement, contribué aux processus de légitimation du pouvoir central, en réactivant les mythes et les rituels qui sont au fondement même de la légitimité monarchique et de son autorité tant spirituelle que politique. La communauté de Yassine et la monarchie, écrit Belal (2011:18-19), partagent la même symbolique :

> Le roi marocain se distingue par son charisme héréditaire ; sa baraka est recherchée, car elle est source de vie et de bénéfices terrestres et céleste. Il est le *sharîf* (descendant du Prophète), par excellence. Or c'est le même terme qu'utilisent les adeptes de Yassine pour désigner leur maître, comme s'il était le seul à mériter ce titre. Dans les deux cas, les hommes politiques disposent d'une grande autonomie à condition de manifester leur adoration du guide à travers des symboles : baisemain, révérence… Médiateurs entre Dieu et les hommes, le roi et Yassine sont des êtres surnaturels qui accordent leur protection à la communauté. Le monarque comme le maître de la *Jamâ'a* rattachent les hommes à un temps des origines.

C'est là une illustration, on ne peut plus évidente, de ces résistances politiques dominées où l'on perçoit comment une opposition qui se veut radicale s'appuie sur les mêmes mythologies fondatrices que celles qui font l'autorité du pouvoir dominant – la centralité de l'idéologie sharifienne et du pouvoir surnaturel notamment. À l'instar de l'herméneutique généalogique de Ben Yeffu, la filiation génétique et l'héritage mystique de Yassine – *al-silsila al-nūrāniya* : la chaîne lumineuse – se croisent au niveau du méta-saint Ben Mshīsh et remontent jusqu'à 'Ali. Et de lui au Prophète. À l'instar du mythe de Ben Yeffu, les récits mythiques et oniriques que content les membres de la communauté de Yassine permettent à la fois de confirmer le statut du maître-thérapeute et d'entretenir la croyance en ses pouvoirs surnaturels et en sa sainteté. Les récits des compagnons du shaykh, les membres du conseil de la guidance en l'occurrence, qui relatent leurs parcours s'enchainent comme ceux que racontent Bouchra et certains patients qui fréquentent les lieux des cultes maraboutiques : accès du disciple à l'âge adulte ; crise psychologique ; quête de soi ; rencontre avec le maître-thérapeute ; extirpation du démon possesseur ; nouvelle vie[21].

Et à l'instar du rituel de guérison, le rituel de *majlis al-naṣīḥa*, est destiné à perpétuer, par le biais notamment des récits oniriques, la présence du shaykh Yassine dans la communauté et au-delà. Ce rituel – capital dans la dynamique de socialisation et d'éducation de la communauté – consiste en une séance d'exhortation qui commence par la lecture du Coran, s'enchaîne avec l'étude des écrits de Yassine et se termine, après la prière de l'aurore, par les récits et l'interprétation des songes que chacun a pu voir durant son sommeil[22]. Les visions nocturnes ont toujours fait partie intégrante du système éducatif du maître et du dispositif de mobilisation sociopolitique de sa 'confrérie'. Dans son *Minhāj*, Yassine (1981) considère la croyance dans les rêves comme l'une des branches de la foi, une porte sur le *ghayb*, le mystère. Ils sont une part de la prophétie, une révélation divine qui guide le rêvant sur le chemin de Dieu. Ils sont des *mubashshirāt* : les porteurs d'un message et d'un signe qui aident à fortifier la foi et à inciter au *jihād*. Aussi les songes ont-ils une portée tant mystique que politique. On y voit bien évidemment le saint Yassine, le Prophète et ses compagnons, mais on rêve aussi des adversaires politico-religieux. Le souverain à leur tête[23].

* * *

Bien avant la mort récente de Yassine, ses disciples et fidèles croyaient fermement à un changement politique capital. Un changement au sommet de la hiérarchie du pouvoir. Et à partir de 2004, l'idée d'une instauration

---

21 Les récits de certains membres très proches du shaykh, que rapporte Belal (2011:154-156), sont fort révélateurs : « [...] J'ai commencé à être en proie au démon (*waswâs*) et je voulais me suicider, je voyais ma vie en enfer [...]. Dieu m'a aidé et m'a guidé vers Si Abdessalam. Le premier jour que je l'ai vu, il m'a enlevé le waswâs. Par son verbe, le démon a été chassé par Dieu » (Mounir Regragui). « [...] J'ai commencé alors à lire des livres sur l'éducation de l'égo. J'ai essayé d'appliquer ce que j'ai lu, ça m'a donné des maladies dangereuses. Le waswâs est venu. J'espérais que ces maladies allaient partir, cela devenait dangereux. Dieu m'a envoyé un homme qui m'a dit : 'Si Abdesalam est celui qu'il te faut.' Effectivement, quand je l'ai rencontré, il m'a enlevé mes maladies... » (Abdelkrim Alami).

22 Pour une description détaillée de ce rituel, voir Belal (2011).

23 « Hier, raconte un membre de la communauté du shaykh, j'ai vu Mohammed VI prendre l'avion. Il se dirigeait vers un pays lointain. Puis soudainement, il s'est mis à lancer ses bagages et ses effets personnels par-dessus bord. Finalement, il s'est lui-même jeté dans le vide. Après avoir bien écouté cette vision, Yassine réplique : 'Il ne faut pas avoir des visions et attendre qu'elles se produisent. Il faut provoquer le destin' » (in Bennani 2006).

imminente du califat était devenue très populaire au sein de la *jamāʿa*. Une conviction fondée dans des prémonitions oniriques qui désignent Yassine et sa communauté comme les héritiers légitimes de ce califat promis. Rachid, l'un de mes interlocuteurs, résume bien cette prophétie :

> Nous devons nous attendre à un changement bouleversant. Car, plusieurs de nos frères ont vu, dans leurs rêves, en même temps, la même chose : un changement à la tête du pouvoir. Le califat s'instaurera bientôt. Je ne sais pas comment. Mais nous ne devons pas rester passifs à l'attendre. Nous devons y travailler. Chacun dans son domaine.

Dans d'autres récits, Yassine et *jamāʿa-t al-ʿadl wa-l-iḥsān* sont explicitement désignés.

Abdelhaq raconte :

> J'ai vu le messager de Dieu, paix et prière sur lui, sayidatuna Fatima Zohra et sidi Abdessalam. Le Prophète me tend un cahier et un crayon et m'ordonne d'écrire : « de Muḥammad, messager de Dieu, aux soldats de Dieu, les *murābiṭūn* : sachez que vous êtes bénis ! Chaque jour dans votre *ribāṭ* en vaut mille. Sachez aussi que mes épouses, ma descendance, mes compagnons, les prophètes, les anges et moi-même sommes avec vous ! La promesse de Dieu est imminente. Elle ne tardera pas à se réaliser. C'est lui qui a choisi son calife. Et malheur à celui qui en doute ! » [24].

Dans un autre rêve, Mohammed voit :

> Alors que nous étions en train de prier sur le Prophète – qui était parmi nous – les anges sont entrés par les fenêtres formant un cortège royal. Très heureux de les voir, le Prophète s'est levé pour les accueillir. Ensuite entraient les femmes du Prophète, que Dieu les bénisse, habillées luxueusement et portant des encensiers d'où émanait l'odeur du musc. Elles étaient devancées par Lalla Fatima Zohra, que Dieu la bénisse. Elle portait un habit vert et prenait entre ses mains sidna Ḥusein, paix sur lui. Celui-ci était couvert d'un drap blanc sur lequel était écrit : « le Califat est pour al-ʿadl wa-l-iḥsān »[25].

Mais par-delà ce califat imaginaire – pour reprendre l'heureuse expression de Mouline (2009) – la pensée politique de Yassine comprend toute une théorie du califat dans laquelle on reconnaît une certaine fatalité historique. Le retour au califat serait l'ultime phase et la sortie d'un cycle de *pourrissement* du pouvoir qui a déjà commencé avec la première royauté

---

24 Je me suis endormis, dit Baderddine, et vu un grand roi qui portait une imposante balance, il était en train d'écrire sur la carte du Maroc le verset suivant : « Or, Nous voulions apporter Notre aide à ces opprimés sur Terre, pour faire d'eux des dirigeants et des héritiers ». Malika, pour sa part, voit un homme dont le corps est celui d'Hassan II et la tête est celle du shaykh Yassine (in Alami Sijilmasi 2005:55).

25 Ibid.

omeyyade – *al-mulk al-ʿāḍḍ* (une royauté mordante) – et continue avec les formes de royauté actuelles que Yassine englobe sous l'expression *al-mulk al-jabrī* (royauté despotique)[26]. La transmission héréditaire du pouvoir est, de manière plus générale, un pervertissement *animal* du califat bien-guidé des premiers compagnons du Prophète. Mais après ce long détour d'ensauvagement liberticide, la *umma* retrouvera certainement sa dignité humaine, sous l'égide d'un deuxième califat qui reproduira l'exemple prophétique.

Dans cette même conception, le calife 'sauveur' devrait être envoyé (*mabʿūth*), savant (*ʿālim*), éducateur (*murabbī*), qui fait le *jihād* (*mujāhid*), missionnaire (*mubashshir*) et sharīf. Comme il doit être entouré de fidèles qui œuvrent pour restaurer le califat. Yassine réunissait toutes ses qualités. Il est sharīf de naissance. Éminent savant ayant écrit de nombreux livres aussi bien en religion qu'en politique. Et il était entouré de compagnons qui le vénéraient plus que tout et qui étaient prêts à se sacrifier pour sa cause. Le shaykh, on l'a vu, est aussi clairement considéré par ses disciples et fidèles comme étant un véritable saint auréolé de toutes les grâces divines et promis pour le haut pourvoir (Zeghal 2005). Mais le shaykh est mort sans voir s'accomplir ce grand rêve du califat. Les fidèles, eux, continueront probablement à y croire, réinterprétant les révélations oniriques, et portant les signes divins vers un autre horizon. Il s'agit d'erreurs d'interprétations, m'explique Abdellah, tant de la part des observateurs externes que de la part de certains membres de la *jamāʿa* :

> Le rêve est une vérité (*al-ruʾyā ḥaqq*). Elle fait partie de la prophétie. L'erreur réside dans les interprétations qui ont été données à ces rêves. On n'aurait jamais dû affirmer que la *khilāfa* allait s'établir en 2006 ou 2010. Elle aura lieu. Certainement. Mais on ne saurait dire quand, exactement. La *khilāfa* est un long processus

Un processus annoncé par le rêve comme l'aboutissement historique de la geste d'un saint combatif, *mujāhid*, ayant survécu à l'épreuve de la tentation du pouvoir et à la cruauté d'un souverain injuste. Ces visions correspondent, sans doute, à des formes de légitimation historique. Et contrairement au mythe qui le fait de manière rétrospective, car chacun de ses épisodes représente une forme distincte de légitimité – mystique, sociopolitique et thérapeutique –, les récits contés par les adeptes de Yassine procèdent, eux, de façon prospective. Ils s'annoncent comme le

26 On peut consulter à ce sujet, le livre de Yassine, *al-khilāfa wa al-mulk* (le califat et la royauté), accessible sur le site du shaykh : yassine online.

début d'un avenir rêvé et souhaité. Ces visions sont-elles une nouvelle expression du même mythe ? Le début d'un nouveau mythe ? Peut-être après la récente mort du shaykh Yassine, sa tombe deviendra l'objet d'un culte où l'on racontera son histoire. L'histoire d'un éminent saint qui s'est confronté à un sultan puissant et injuste. Un autre sultan noir ?[27]

Dans « Comment meurent les mythes », Lévi-Strauss (1973:301-315) montre, en fait, comment d'autres mythes naissent et renaissent. Certes, l'auteur s'intéresse davantage aux transformations qui se produisent dans l'espace, en passant d'un milieu à un autre, d'une tribu à une autre, ou d'une culture à une autre, mais ses analyses des sentiers sinueux que les mythes empruntent pour devenir un autre genre narratif, pourraient bien aussi s'appliquer aux transformations temporelles. Les mythes, dit-il, s'exténuent sans pour autant disparaître, et deux voies leur sont ouvertes : celle de l'élaboration fictionnelle, et celle de la réactivation aux fins de légitimations historiques. Mais cette histoire, à son tour, peut être de deux types : rétrospective, pour fonder un ordre traditionnel sur un lointain passé ; ou prospective, pour faire de ce passé, l'amorce d'un avenir qui commence déjà à prendre forme. Lévi-Strauss souligne-t-il, ainsi, cette continuité organique qui existe entre mythologie et politique. Une association que nous avons bien décelée dans le mythe de la rencontre entre le saint et le sultan, dans les récits de légitimation thérapeutique de Bouchra et dans les rêves du califat de Yassine et ses compagnons.

---

[27] À l'instar de son ancêtre Mulāy Ismāʿīl, Hassan II pourrait être considéré comme un sultan noir. Nombre de mes interlocuteurs le considèrent comme tel. Il est le fils, me disent-ils, d'une femme noire, Lalla ʿAbla, qui a été offerte à Mohammed V, le père, par le Pacha Glawi. D'autre part, Hassan II est pensé lui-aussi avoir de fortes connexions avec le monde de l'invisible. Outre sa grande vénération pour les mausolées des saints et les rituels qui les célèbrent – une vénération à laquelle Yassine (1974) fait référence – il avait à son service, croit-on, de puissants fuqha, pour ne pas dire sorciers, qui lui concoctaient des amulettes (*ḥjabāt*) pour le protéger contre l'œil et les ennemis. Et ce sont ces talismans et son ascendance prophétique, m'assure-t-on, qu'ils l'ont toujours sauvé des coups d'État répétés.

CONCLUSION

Tout au long de ce travail, j'ai bien insisté sur la fragilité de certaines oppositions consacrées – entre mythe/histoire, oral/écrit, hétérodoxie/orthodoxie, islam confrérique/islam politique, magie/sainteté, rural/urbain, marge/centre – qui ont déterminé les conclusions de certaines études importantes sur les processus et les pratiques politico-religieux au Maroc. J'ai essayé de montrer les tensions tant historiques que socio-anthropologiques qui animent ces dualités et qui ont constitué une sémantique élastique dans laquelle, pour et contre laquelle le dire et l'agir prennent sens. Examinant et rediscutant certaines de ces hypothèses anthropologiques dans cette conclusion, je souhaite surtout souligner quelques remarques et tirer des conséquences, qui me paraissent essentielles, par rapport à ce travail qui arrive à son terme. Des conclusions qui sont à considérer moins comme un achèvement théorique et épistémologique qu'en tant que problématisations qui pourraient éventuellement ouvrir des pistes à d'autres terrains et à d'autres réflexions.

Dans son travail sur les rituels du pouvoir au Maroc, Combs-Schilling (1989) reprend l'argument de Geertz, dans *Islam Observed*, tout en en inversant l'ordre de raisonnement. Et ce que fut cause avec lui devient conséquence avec elle. Ainsi, la monarchie marocaine doit sa survie et sa stabilité non pas à la prolifération à travers le pays d'un islam périphérique, celui des cultes des saints en l'occurrence, mais à l'apport continuel d'un Islam du centre. Ce qui revient à dire que le paradigme maraboutique n'était qu'un aspect de la monarchie reformulée et l'un de ses variables images politiques. Car, affirme-t-elle, pour reformuler et consolider les fondations de leur identité et de leur institution politique centrale, les Marocains, surtout aux moments des crises sociopolitiques et économiques majeures, retournent de façon toujours directe vers « mainstream supports of mainstream Islam »[1], en utilisant surtout ce qu'elle qualifie de « great Islamic rituals ». Ce sont des grandes performances collectives – dont trois sont les plus capitales : les rituels qui célèbrent la naissance du Prophète (*mawlid*), les célébrations populaires du premier mariage et le sacrifice abrahamique (*l-ʿīd l-kbīr*) – qui mettent en scène réellement ou symboliquement le personnage du sultan et son appartenance à la lignée prophétique, participant

[1] Combs-Schilling (1989:19).

ainsi à la reproduction de la légitimité du pouvoir monarchique, en l'ancrant de manière continuelle dans l'inconscience et les pratiques populaires.

Aussi séduisante qu'elle puisse paraître, cette thèse présente, toutefois, des lacunes importantes. Déjà ce clivage introduit par l'auteure entre « local Islam » et « true Islam » – qui n'est pas sans rappeler le « real text » de Munson – est désuet, d'autant plus qu'il est doublé d'un réductionnisme politique où certains rituels sont complètement vidés de leur substance religieuse[2]. Une telle opposition est forcée non seulement parce que certains de ces rituels, le *mawlid* et les cérémonies du mariage en l'occurrence, ne font certainement pas partie de cet hypothétique *mainstream Islam* (ou ils y sont marginaux par rapport à d'autres[3]), mais parce qu'aussi certaines de ces célébrations, surtout le *mawlid* et le sacrifice, on l'a vu, ont tendance à se confondre avec les rituels locaux[4].

C'est sans doute parce que l'auteure a ignoré les concepts d'affinité et d'acceptabilité qu'elle était incapable d'expliquer comment le rituel a assuré jusqu'à aujourd'hui une profonde permanence à la monarchie. Par acceptabilité j'entends la prédisposition culturelle et sociale à accepter le rituel et le célébrer, une prédisposition qui ne peut être que le produit d'un long processus historique dont il est difficile de déterminer le centre, l'origine et la part distincte des influences socioculturelles, islamiques ou pas, globales ou locales. Et donc toutes ces oppositions, entre le centre et la marge, la grande tradition et la petite, le vrai islam et le faussé, sont forcées. Il faudrait peut-être les approcher en termes de tensions dynamiques dans lesquelles les marges (les pratiques antéislamiques et locales) jouent un

2 Comme c'est le cas pour les cérémonies du *mawlid* : « The Prophet's Birthday is a straightforward political ritual that legitimates the Moroccan monarchy », écrit l'auteur (Ibid. : 173).

3 Je pense notamment à la prière, non seulement à celle du vendredi dont la *khuṭba* finale (prêche) est toujours conclue par une oraison tant pour le Prophète et ses descendants que pour le roi et sa famille, mais aussi à chaque prière quotidienne obligatoire qui se termine par une prière sur la famille du Prophète.

4 Souvent les célébrations du *mawlid* ont tendance à se croiser et même à se confondre avec les rituels qui célèbrent des saints locaux lors des *mūsms* annuels. Sur l'articulation du rituel local et global lors de la fête du sacrifice, voir Hammoudi (1988). L'auteur a bien illustré cette inextricable association qui existe entre rituels musulmans, *l-ʿīd l-kbīr* notamment, et pratiques rituelles localisées (*bilmaun*). Sur la non-centralité du *mawlid* dans la culture islamique et sur le rapport entre le *mawlid* du Prophète et le *mūsem* qui célèbre un saint local, voir Moundib (2006:136, 137). Le *mawlid* est considérés par les interlocuteurs de l'auteur comme le *mūsm* des *mūsms*, puisque le Prophète est considéré comme le saint des saints. Sur le rapport entre une pratique islamique majeure, le *ḥajj*, et des pratiques de pèlerinage locales, voir aussi Moundib (p.143).

rôle central et fécondateur. On a bien montré comment, dans les processus de légitimations sociopolitiques, les centres et les périphéries s'utilisent mutuellement, et que c'est bel et bien ces influences réciproques qui représentent la dynamique de l'histoire politico-religieuse du pays. D'autant plus que c'est davantage dans les marges que l'on peut déceler la centralité des pratiques et des représentations et que l'on peut mesurer leur profondeur culturelle et psychosociale.

* * *

Outre ces distinctions herméneutico-fonctionnalistes introduites par Combs-Schilling, l'observation et l'analyse ont aussi démontré que la dichotomie entre autorité temporelle et pouvoir surnaturel n'est pas aussi étanche que ne laisse croire une certaine approche structuro-fonctionnaliste. Celle, d'abord, formulée par Gellner (1969, 2003) qui distingue le saint-pacifique du chef-temporel et celle, inspirée par la première, introduite par Jamous (1981), qui sépare la *baraka* de l'honneur. Dans cette vision commune, des saints et leurs descendants – les gens de la *baraka* dont la possession leur interdit l'échange de la violence – sont représentés comme des arbitres et des médiateurs pacifiques dans les conflits qui opposent les 'laïcs'. Ces derniers, contrairement aux premiers, sont les hommes de l'honneur, une qualité qui exige d'eux de maintenir et de perpétuer l'échange de la violence.

Les répercussions d'une telle conception au niveau des rituels de guérison sont considérables. D'autres clivages en résultent. Les maladies sont classées en trois types : celle dont les origines est un acte sacrilège ; celles qui sont causées par un acte de sorcellerie ; et celles provoquées par les jnūn. La première catégorie peut être guérie par les shurfa, car ils sont les médiateurs entre les hommes et Dieu. Tandis que les maladies qui relèvent de la sorcellerie – « maladies de caractère psychologique et psychosomatique » – sont traitées par les « sorciers » qui sont les médiateurs avec l'ordre sous-humain. Alors que les maladies d'origine djinniesque peuvent être traitées par les deux guérisseurs, mais, dans ce cas, leurs approches sont radicalement opposées. Celle du shrīf est pacifique, n'impliquant pas de contact direct et conflictuel avec les esprits ; de nature très différente de ces derniers, le descendant du saint se contente de donner sa *baraka* au patient qui va lui permettre de résister au djinn possesseur. Tandis que le sorcier – dont l'action est considéré comme efficace, car il est proche des esprits – se place du côté de l'honneur et de la violence ; il va intervenir en parlant et même en menaçant le djinn. Ni la vie de tous les jours des shurfa, ni le rituel qu'ils pratiquent et encore moins le mythe qu'ils narrent ne permettent de soutenir de telles catégorisations. Ils témoignent, au contraire, de l'inextricable association qui existe entre les deux autorités, temporelle et cosmique, ou séculière et religieuse, entre la *baraka* et la violence, entre le shrīf et le sorcier et entre les maladies qu'ils traitent.

Premièrement, le mythe présente souvent le saint comme un homme, parfois chevalier, engagé dans plusieurs conflits, avec d'autres saints, des esprits, des rois et même avec la population, et qui, grâce justement à sa *baraka*, triomphe sur eux. La *baraka*, dans ce cas, ne se manifeste pas seulement de façons pacifiques, mais elle prend aussi des expressions, symboliques et réelles, violentes et destructives. Deuxièmement, les frontières rituelles, mythiques et sémantiques, entre le roi, le saint et l'esprit, ne sont pas aussi étanches qu'on le croit. D'une part, ces figures sont toutes les trois l'objet de cultes dont les frontières sont très permissives, et, d'autre part, ils sont souvent désignés par des vocables interchangeables : le saint et le djinn sont parfois désignés par le terme sultan, le djinn et le roi sont aussi bien définis par les termes de la sainteté que par les mots qui renvoient à l'idée de la royauté (mlūk et mulūk).Troisièmement, le rituel de guérison que pratiquent les shurfa-guérisseurs, spécialisés dans les maladies des djinns, est aussi chargé d'une violence, symbolique et physique, très significative et il n'est différent ni de celui pratiqué par le fqīh ou le sorcier (saḥḥār) ni de celui exercé par les voyantes (shuwwafāt). Ils utilisent tous la technique combative du *srīʿ*, l'écriture des talismans, le pouvoir igné des versets coraniques, etc. La différence, si différence il y a, elle n'est pas de nature, mais de forme. Quatrièmement, cette distinction introduite entre les maladies est insoutenable. On a vu que certaines formes de possession par les esprits sont aussi provoquées par un acte de sortilège. Cinquièmement, les descendants des saints participent activement à l'échange de la violence et en sont souvent même les instigateurs. La violence est la dynamique relationnelle de tous les jours. Les problèmes politiques – leadership et succession – et économiques – partitions des dons et des ressources – nourrissent des conflits interminables que seule l'autorité des gendarmes et du Caïd permette d'interrompre temporairement pour ressurgir par la suite. Là, ce ne sont pas les shurfa qui interviennent comme des arbitres pacifiques pour contenir la violence entre des laïcs, mais ce sont ces derniers qui contribuent à tempérer la violence entre les premiers.

La dichotomie entre le cosmique et le temporel en plus d'oublier le rapport intime du sultan marocain, Mulāy Ismāʿīl ou le Roi Noir en l'occurrence, ceux-là mêmes qui reviennent souvent dans les récits, avec le surnaturel, le monde des marges, fait du saint un individu sans aucune ambition politique. Certes, les récits soulignent avec force que ce sont les saints qui contrôlent l'univers de l'occulte et du surnaturel, mais c'est cette même autorité cosmique et le don thérapeutique qu'elle implique qui leur permettent de défier le pouvoir temporel des sultans sharifiens. La distinction entre le cosmique et le temporel est certes pertinente, mais non pas en tant qu'opposition structurelle – un clivage net et catégorique –, plutôt comme une distinction analytique qui permet d'examiner la tension entre les deux pouvoirs.

* * *

Une tension qui, selon Geertz (1968, 1992), s'est manifesté, depuis le XVIIe siècle, par les tentatives répétées des saints et des rois pour fusionner ensemble ces deux sources de pouvoir. Sans doute l'histoire culturelle du Maroc nous montre que l'ascension de la dynastie ʿalawit, notamment sa consolidation par Mulāy Ismāʿīl, signifiait l'affirmation de la supériorité de la base généalogique de la *baraka* sur son fondement surnaturel. Mais les récits nous révèlent aussi le conflit entre deux formes de saintetés généalogiques, le sharīf-idriside contre le sharīf-ʿalawit ; une confrontation dans laquelle c'est souvent le pouvoir sur le monde surnaturel qui fait la supériorité du premier sur le second.

On pourrait ici se demander pourquoi ces saints et leurs lignages, dont beaucoup sont d'origine berbère – à l'instar d'al-Yūsī, Mulāy Brahim et Yassine – se réclament spécifiquement d'un *sharaf* idriside. Outre l'ancienneté originelle de ce type de noblesse prophétique, il faudrait, me semble-t-il, voir dans cette filiation (*construite*) une sorte de *réaction*, tant idéologique que sociopolitique, à la prise du pouvoir par les nouveaux shurfa ʿalawits. Une réaction qui s'apprête à une double lecture. Celle, d'une part, qui réfèrerait à une décision de vouloir s'inscire en continuité, symbolique et politique, avec le pouvoir en place, surtout que Mulāy Ismāʿīl avait institué une politique de vérification sharifienne pour contrôler et limiter l'accès au *sharaf*. Il fut sans doute plus facile, pour les prétendants, de s'inscrire dans la branche idriside, plus permissive, que dans la lignée ʿalawit, plus surveillée, sachant ses implications politiques imminentes[5].

---

[5] Voir, entre autres, El Adnani (2000).

Dans ce cas, on est tenté de dire au sujet de ce rattachement au *sharaf* idriside ce qu'Eickelman (1976:37) affirme à propos de la filiation ʿumarienne – de ʿUmar ibn al-Khaṭṭāb – des Sharqawa : dans le contexte politique du XVIIe siècle, une telle revendication pourrait être considérée comme une stratégie pour placer les marabouts et leurs descendants en dehors des prétentions directes au sultanat, tout en conservant, par ailleurs, les privilèges associés à l'appartenance prophétique. La deuxième lecture renverrait, elle, à une opposition, idéologique et politique, qui cherche les sources d'une légitimité dans une généalogie-sainte plus primitive. Mais, on l'a vu, cette opposition s'inscrit, elle-aussi, dans une sorte de continuité structurelle, tant qu'elle réactive les mêmes dispositifs – discursifs, symboliques, biologiques, surnaturels – que ceux manipulés par le pouvoir *contesté*. L'ambivalence de cette double lecture transparaît de manière limpide dans le discours mythique où opposition/résistance et continuité/subordination se conjuguent.

Par ailleurs, les récits et les rituels révèlent avec force cette césure qui s'est progressivement *établie* entre l'autorité surnaturelle et invisible du saint-sharīf-idriside et l'autorité temporelle et visible du roi-sharīf-ʿalawit. Ce partage dénote, sans doute, un processus historique de *spécialisation*, qui a été cristallisée par la confirmation de la filiation ʿalawit et la domestication des autres principes de légitimation, généalogique ou pas. En plus donc de la tension – que Geertz a décrite – qui existe au sein de la personne du roi (sultan et marabout) – les deux corps du roi pour reprendre l'expression de Kantorowicz (1957)[6] –, il y a lieu aussi de s'interroger sérieusement sur l'autre tension qui traverse la personne du saint (marabout et potentiel sultan) – les deux corps du saint. Et sur les conflits entre les idéaux de ces deux personnes et les tensions qui les animent.

Bien donc qu'elle considère les dynamiques et les processus de transmission du pouvoir, l'analyse adoptée dans ce livre ne s'intéresse pas spécifiquement aux schèmes culturels de l'autoritarisme. Mais plutôt à une généalogie du pouvoir qui examine la genèse d'une manière de faire la politique et sa reproduction. Ce n'est donc pas la relation maître/disciple qui y est centrale, mais le rapport saint/roi dans lequel ce qui prime c'est moins l'initiation de type mystique que la confrontation entre deux maîtres consacrés. D'une part, le récit de Ben Yeffu nous révèle que l'enjeu généalogique – l'obtention d'un titre de *sharaf* qui atteste l'appartenance

[6] Ici le corps mystique prend le sens du corps politique chez Kantorowicz et le corps politique le sens du corps naturel.

à la famille prophétique – est au cœur du conflit entre le roi et le saint. D'autre part, pour succéder à son ancêtre, le shrīf héritier ne n'inscrit pas forcément dans une tradition initiatique ; il en hérite, génétiquement, le pouvoir thérapeutique ou politique, qu'il doit, bien sûr, activer par un savoir/pouvoir (religieux ou technique : les techniques de la guérison en l'occurrence) et confirmer en se confrontant avec d'autres prétendants, appartenant à sa même lignée ou non.

* * *

Étudiant les mêmes rituels de possession et de guérison à Ben Yeffu, Maarouf (2004, 2007) a essayé d'y appliquer le modèle maître/disciple analysé par Hammoudi, mais tout en omettant, toutefois, de prendre en considération cette différence, décisive, entre transmission maraboutique et transmission mystique. Ce que l'auteur décrit ce n'est pas ce cheminement initiatique, fait d'obéissance et d'abnégation, du disciple dans la voie de la maîtrise, ni même les mécanismes de proximité avec le maître, et encore moins ce processus délicat et ambigu de féminisation. Ce qu'il expose ce sont avant tout des formes de domination, d'oppression et d'exercice de l'autorité. Il décrit l'asymétrie du pouvoir, mais il n'explique pas sa reproduction. Maarouf réduit, ainsi, toute l'activité sociale, l'imaginaire, la symbolique du rituel de guérison, les toponymes, l'architecture du sanctuaire, bref le culte des saints de façon générale, à une mécanique de pouvoir et de subordination en les inscrivant dans une longue histoire de répression. Tout est vu sous l'angle de la discipline, du contrôle, de l'autorité et de la répression. La complexité symbolique de la mythologie et de l'hagiologie ainsi que leur profondeur socioculturelle sont réduites à une idéologie qui exprime et maintient les valeurs dominantes dans la société marocaine. Le mythe et le rituel, écrit-il, ne sont que d'autres termes pour dire idéologie ; une idéologie au service du pouvoir répressif.

La mystique et le maraboutisme sont vidés de toute leur portée religieuse, spirituelle et sémiologique ; ils sont exclusivement perçus dans une perspective idéologique utilitariste qui fait de l'oppression le moteur de leur genèse. Le culte des saints est ainsi dénué de toute sa profondeur sociohistorique et sémantique. Il n'est qu'un discours idéologique qui permet l'aliénation des masses. La *baraka*, cette notion polysémique qui s'inscrit dans la ligne d'un fait social total, devient synonyme d'oppression. Elle représente une autorité disciplinaire qui sert à maintenir l'ordre établi. Le saint, le détenteur de ce pouvoir charismatique, est à la fois protecteur, usurpateur et oppresseur. Aussi, les croyances liées au culte qui lui est voué seraient-elles induites ou causées par de longues années de répressions. Maarouf soutient que les esprits-djinns sont des projections collectives des structures de répression qui existaient dans le passé. La magie, la sorcellerie et la possession par les djinns sont perçues comme des secrétions sociales dans des conditions d'oppression et sont les signes incontestés d'une société arriérée. Les croyances et les pratiques maraboutiques seraient une affaire de classe.

Dans cette vision, quelque peu 'cynique', ce qui est culturellement ancré, la croyance dans les djinns notamment, se réduit ainsi à des stratégies de manipulation. L'auteur raisonne en termes de ruse, pas seulement du côté du thérapeute, mais aussi de la part du patient. Il fait de la possession par les esprits et des rituels d'exorcisme une affaire de pouvoir et de manipulation : l'exorciseur/dominant manipulant le patient/dominé pour le maintenir dans un perpétuel état de subordination. Le patient, pour sa part, feint son état de possédé pour échapper à sa condition difficile de soumis. Aussi, utilise-t-il sa possession comme un alibi impulsif pour exprimer et expliquer ses angoisses et ses inquiétudes. Il est curieux de constater, surtout pour un auteur qui prône une approche sémantique, que la possession est ainsi évacuée de sa portée sémiologique et symbolique ; elle est exclusivement perçue comme une incarnation idéologique, un stratagème de déresponsabilisation permettant à l'individu dominé de canaliser ses tensions émotionnelles et d'esquiver toute responsabilité. Elle est un mécanisme d'auto-défense qui permet aux dominés de voiler leur déshonneur, leur honte et leur désespoir.

Dans ce schéma, la relation entre patient et thérapeute est dénuée de toute autre dimension – symbolique, religieuse, psychologique et même thérapeutique et cathartique – hors celle de la soumission et du dressage. Aussi la relation triadique, complexe et multidirectionnelle entre guérisseur/esprit/patient est-elle réduite à une relation linéaire de domination : guérisseur/patient. Le phénomène de la possession est ainsi nié. Il s'agit, seulement, d'états d'altération de conscience que les guérisseurs identifient comme possession par les esprits pour maintenir l'ordre établi. L'esprit djinn n'est que la métaphore de cette histoire de subordination. Maarouf en fait, au prix de quelques distorsions sémantiques, le symbole de la servitude incarnée. Le terme *mlūk*, qui, on l'a vu, renvoie à l'idée de possession et de royauté, devient, par une touche sémantique magique, le signe de la grande domination du shrīf-guérisseur. De même, le vocable euphémique pour désigner les esprits, *mselmīn*, littéralement les musulmans, devient le synonyme de soumis. Il est même la preuve irréfutable d'une histoire marquée par la servitude ; le djinn ne fait ainsi que confirmer le pouvoir du shrīf et son autorité en acceptant de jouer le rôle de l'esclave. Outre la distorsion sémantique qu'il opère, Maarouf évite d'analyser exhaustivement les charges sémiotiques d'autres vocables qui connotent de façon univoque l'idée de la maîtrise, comme *mmalīn lamkān*, les maîtres des lieux, *sadātna*, nos seigneurs, *ljwād*, les bienfaiteurs ou les généreux, *rijāl Allāh*, les gens de Dieu, etc. Ces termes s'appliquent aussi bien aux djinns qu'aux hommes de charisme. D'ailleurs, comme on l'a montré, les frontières entre esprits et saints ne sont pas aussi étanches qu'on pourrait le croire.

Ceci dit, j'aimerais, néanmoins, apporter une précision. Je ne suis pas là en train d'exclure du rituel de la guérison toute forme de domination et de subordination. Au contraire, ces relations, on l'a vu, sont bel et bien prégnantes. Le culte de Ben Yeffu informe, de façon générale, sur la dimension agressive et belliqueuse de certaines formes de la sainteté marocaine. La simple relation de domination et de répression, maître-dominant *vs* patient-dominé, n'illustre cependant pas toute la complexité du modèle maître/disciple où les phénomènes d'inversion, de subversion et d'ambivalence sont centraux. D'autant plus que c'est moins la coercition qui prime dans la dynamique maître/disciple que la proximité du maître et son service, *la khidma*. Celle-ci n'est souvent pas vécue comme un acte violent et transgressif, mais comme une initiation sur le chemin de la sainteté.

L'initiation mystique est, de ce fait, un acte procréateur. Il s'agit moins d'une coercition et d'une discipline répressive que d'une soumission recherchée, voulue et théâtralisée. C'est le disciple qui excelle dans l'art de la soumission et de l'obédience par les techniques mystiques de l'anéantissement. Le schéma de Hammoudi est donc cyclique et continu, tandis que celui de Maarouf est linéaire et discontinu. Si dans la conception du premier, le disciple, par la voie de la soumission, peut accéder à la sainteté et à la maîtrise, dans le schéma du second, la soumission ne mène à rien, sinon à davantage de soumission et d'obédience. Ici, le processus de féminisation, si féminisation il y a, est stérile. On n'est pas dans le schéma maître/disciple, mais plutôt dans la configuration maître/esclave, sans aucune possibilité d'affranchissement. Aussi les cultes des saints, comme celui de Ben Yeffu, qui ne font pas partie d'une tradition confrérique initiatique, se prêtent-ils moins à l'application du modèle de Hammoudi. Ce sont plutôt les cultes de guérison pratiqués particulièrement par les confréries à vocation curative et cathartique, 'Isawa, Ḥmadsha, Gnawa et Jilala, qui pourraient, me semble-t-il, répondre positivement à l'équation maître/disciple.

Car, dans ces rituels, on l'a bien vu dans le cheminement de Bouchra, l'initiation est déterminante : le patient-disciple peut accéder à la maîtrise en devenant maître-thérapeute.

C'est à ce niveau qu'il faudrait, peut-être, chercher les mécanismes et les processus d'inversions psychologiques, idéologiques et culturelles et leurs significations sociopolitiques. Des inversions qui concernent également le rôle capital des femmes dans ces rituels et leur pouvoir subversif d'une tradition qui les exclue de la noblesse généalogique et de ses conséquences politiques et thérapeutiques. Le *sharaf*, on l'a vu, n'est transmissible que par voie agnatique : les femmes ne peuvent ni pratiquer, ni transmettre cet héritage. J'ai analysé comment les hommes détournent le crédit de la continuité et de la transmission sharifienne, issu à l'origine d'une femme, Fatima, la fille du Prophète. En attribuant le *sharaf* à ʿAli, l'époux de cette dernière, on n'exclut pas seulement les femmes de la transmission, mais le Prophète lui-même en tant que dispensateur originel. La généalogie prophétique est perpétuée par une femme. C'est là une réalité historique, une ironie peut-être, contre laquelle les hommes n'ont cessé de manœuvrer en inversant complètement ses conséquences sociopolitiques.

BIBLIOGRAPHIE

Akhmiss, Mustapha. 1984. *Rites et secrets des marabouts à Casablanca*. Casablanca: SEDIM.

Al-ʿAshmāwī, Aḥmad b. Muḥammad. SD. *Kitāb al-taḥqīq fī al-nasabi al-wathīq* [Le Livre des généalogies sharifiennes authentiques], manuscrits 2, 1351, 2299. Rabat: Bibliothèque Nationale.

———. SD. *Kitāb al-iʿtibār fī nasabi al-nabayyi al-mukhtār* [La généalogie du Prophète], manuscrit 1049. Rabat: Bibliothèque Nationale.

Al Ashqar, O. S. Abdullah. 2008. *ʿālamu al-jinni wa al-shayāṭīn* [L'univers des djinns et des démons]. Amman, Le Caire: Dār al-Salām, Dār al-Nafais.

Al-Bādisī, ʿAbdelḥaq ibn Ismāʿīl. 1993[1311H]. *Al-maqṣadu al-sharīf wa al-manzaʿu al-laṭīf fī al-taʿrīfi bi ṣulaḥāʾi al-rīf* [Les saints du Rif]. Rabat: Imprimerie Royale.

Al-Duhaybī al-Zuʿbī, ʿAbdelmajīd b. T. 2007. *Itḥāf al-akābir fī sīrati wa manāqibi al-imāmi muḥyi-ddīn ʿabdelqādir al-jīlāni* [La biographie et les virtues de l'imām *ʿabdelqādir al-jīlāni*]. Beyrouth: Dār al-Kutub al-ʿilmiya.

Al-Jazūlī, Muḥammad ibn Sulaymān. 2004[15e siècle]. *Dalāʾil al-khayrāt wa shawāriq al-ʾanwār fī dhikri al-ṣalāt ʿalā al-nabiyyi al-mukhtār* [*Les signes du bien*]. Casablanca: Dār al-Rashād al-Ḥadītha.

Al-Kānūnī, A. ʿAbdullāh M b. Aḥmed al-ʿAbdī.1937. *Jawāhir al-kamāl fī tarājim al-rijāl* [Les biographies des saints hommes], tome II. Casablanca: Imprimerie Arabe.

Al-Nāṣirī, Aḥmed b. Khālid. 2001. *Kitāb al-ʾistiqṣā li-akhbāri duwali al-maghribi al-ʾaqṣā*, [Histoire des dynasties marocaines], tome 4, Ahmed al-Nasiri (ed.). Rabat: Publications du Ministère de la Culture.

Al-Qadiri Boutchich, Ibrahim. 2007. "Ḥawla miḥani al-mutaṣawwifa almaghāriba fī al-ʿaṣri al-murābiṭī" [essai sur les persécutions des soufis marocains à l'époque almoravide], *Al Manāhil* 80-81, 39-51.

Al-Samlālī, al-ʿAbbās b. Ibrāhīm. 1983[1936-1938]. *Al-iʿlām biman ḥalla murrākusha wa aghmāta mina al-aʿlām* [Faire connaitre les éminents hommes qui ont vécu à Marrakech et à Aghmat], tome 10. Rabat: Imprimerie Royale.

Al-Sijilmasi, Abu Jamil A. 2005. *Al-ʿadl wa-l-iḥsān, mina al-khilāfa ilā al-khurāfa*! SE

Al-Yafrany, Muḥammad. 1995[18e siècle]. *Rawḍat at-taʿrīf bi-mafākhir mawlāna mawlāy Ismāʿīl ibn al-sharīf* [L'histoire de Notre Seigneur Mulāy Ismāʿīl], Abdel Wahhab Benmansour (ed.). Rabat: Imprimerie Royale.

Al-Yūsī, al-Ḥasan b. Masʿūd. 2004[18e siècle]. *Fahrasat al-Yūsī* [Enseignement et initiation d'al-Yūsī], établi et présenté par Hamid Hammani Al Youssi. Casablanca: Dār al-Furqān

Andezian, Sossie. 1996. "L'Algérie, le Maroc, la Tunisie." In *Les Voies d'Allah. Les ordres mystiques dans le monde musulman des origines à aujourd'hui*, Alexandre Popovic et Gilles Veinstein (eds.), 389-408. Paris: Fayard.

Aouattah, Ali. 1993. *Ethnopsychiatrie maghrébine: représentations et thérapie traditionnelles de la maladie mentale au Maroc*. Paris: L'Harmattan.

———. 1995. "Anthropologie du pèlerinage et de la sainteté dans le maraboutisme marocain." *IBLA* 58, 175, 31-54.

Bammi, Jamal. 2013. "*ṭuqus al-tabīʿa bayn al-mujtamaʿi wa t-tārīkh: mumārasāt wa ramziyāt al-taṭbīb wa s-siḥr bi-l-maghrib* [Les cultes de la nature entre société et histoire. Les pratiques et les symboles de la guérison et de la magie au Maroc]. Thèse de doctorat, Université Hassan II-Casablanca, Facultés Ben Msik, Département des Études Islamiques.

———, Mouhiddine, Mohammed et Fassi, Driss. 2007. "Contribution à la connaissance de la végétation du Sahel des Doukkala-Abda et réflexions sur l'aménagement sylvo-pastoral." In *Milieux naturels et aménagement de l'espace au Maroc*, 39-52. Rabat: Faculté des lettres et des sciences humaines.

Barthes, Roland. 1957. *Mythologies*. Paris: Seuil.

Beck, Herman L.1989. "Plier ou être écrasé: les relations entre Mawlây Ismâ'îl, sultan du Maroc, et Mawlây al-Tihâmî sharîf de Wazzân." *Studia Islamica* 70, 149-161.

Bédoucha, Geneviève. 2004. *Éclipse de lune au Yémen*. Paris: Odile Jacob.

Bel, Alfred. 1938. *La religion musulmane en Berbérie*. Paris: Geuthner.

Belal, Youssef. 2011. *Le shaykh et le calife. Sociologie religieuse de l'islam politique au Maroc*. Lyon: ENS Éditions

Ben Jelloun, Tahar. 1981. *La prière de l'absent*. Paris: Seuil.

Bennani, Driss. 2006. "Le dernier Prophète." *Telquel* 220, http://www.telquelonline.com/220.

Berque, Jaques. 1958. *Al-Yousi: problèmes de la culture marocaine au XVIIème siècle*. Paris, La Haye: Mouton et CO.

———. 1978[1955]. *Structures sociales du Haut-Atlas*. Paris: Presses Universitaire de France.

———. 1995[1990]. *Le Coran: essai de traduction de l'arabe annoté et suivi d'une étude exégétique*. Paris: Albin Michel.

Bibeau, Gilles. 2004. "Entre génomythe et géno-destin. Les défis de la nouvelle médecine prédictive." *Argument* 6 (2), 34-46.

Bourdieu, Pierre. 1998. *La domination masculine*. Paris: Seuil.

———. 2001. *Science de la science et réflexivité*. Paris: Raisons d'Agir.

Brunel, René. 1926. *Essai sur la confrérie religieuse des 'Aîssâoûa au Maroc*. Paris: Geuthner.

———. 2001[1955] *Le monachisme errant dans l'islam: Sidi Heddi et les Heddawa*. Paris: Maisonneuve et Larose.

Burgat, François. 1988. *L'islamisme au Maghreb. La voix du sud*. Paris: Karthala.

Busnot, Dominiques. 2002[1714]. *Histoire du règne de Moulay Ismaïl*. Édition établie, annotée et préfacée par Xavier Girard. Paris: Mercure de France.

Charif, Mohammed. 2007. "mā qabla haykalat al-zawāyā bi-l-maghrib: al-ṭawā'if al-ṣūfiyya khilāla marḥalati al-'inḥilāl al-muwaḥḥidī" [les factions soufis durant la période de la dislocation du pouvoir almohade]. *Al Manāhil* 80-81, 23-37.

Chebel, Malek. 1984. *Le corps dans la tradition au Maghreb*. Paris: Presses Universitaires de France.

Chlyeh, Abdelhafid. 1998. *Les Gnaoua du Maroc. Itinéraire initiatiques, transe et possession*. Paris, Casablanca: La Pensée Sauvage, Le Fennec.

Chtatou, Mohamed. 1996. "Saint and spirits and their significance in Moroccan cultural beliefs and practices: an analysis of Westermarck's work." *The Journal of the Society for Moroccan Studies* 1, 62-84.

Claisse, Pierre-Alain. 2003. *Les Gnawa marocains de tradition loyaliste*. Paris: L'Harmattan.

Combs-Schilling, M.E. 1989. *Sacred Performances: Islam, Sexuality, and Sacrifice*. New York: Columbia University Press.

Corin, Ellen 1982. "La transformation des codes religieux dans les groupes thérapeutiques de possession au Zaïre." *Cahiers du CRSR* 4, 137-162.

———. 1986. "Centralité des marges et dynamique des centres." *Anthropologie et Sociétés* 10 (2), 1-21.

Cornell, Vincent J. 1998. *Realm of the Saint: Power and Authority in Moroccan Sufism*. Austin: University of Texas Press.

Crapanzano, Vincent. 1973. *The Hamadsha: a study in Moroccan ethnopsychiatry*. Berkeley University Press.

———. 1977. "Mohammed and Dawia: Possession in Morocco." In *Case Studies in Spirit Possession*, Crapanzano Vincent and Vivian Garrison (eds.), 141-176. New York: Wiley.

———. 2000. *Les Hamadcha: une étude d'ethnopsychiatrie marocaine*. Trad. Olivier Ralet. Paris: Institut d'édition Sanofi-Synthélabo.

Dakhlia, Jocelyne. 1993. "De la sainteté universelle au modèle maraboutique: hagiographie et parenté dans une société maghrébine." In *Modes de transmission de la culture religieuse en Islam*, Hassan Elboudrari (ed.), 181-198. Le Caire: Institut français d'archéologie orientale.

Darif, Mohamed. 1995. *Jamāʿat alʿadl wa-l-iḥsān: qirāʾa fī al-masārāt*. Casablanca: al-Najjāḥ al-Jadīda

De Certeau, Michel. 1973. *L'Absent de l'histoire*. Paris: Repères, Mame.

———. 1975. *L'écriture de l'histoire*. Paris: Gallimard.

Defontin-Maxange. 1929. *Le grand Ismaïl: Empreur du Maroc*. Paris: Marpon et Cie.

De Heusch, Luc. 1971. *Pourquoi l'épouser? Et autres essais*. Paris: Gallimard.

Dermenghem, Émile. 1954. *Le culte des saints dans l'Islam maghrébin*. Paris: Gallimard.

Derrida, Jacques et Dufourmantelle, Anne. 1997. *De l'hospitalité*. Paris: Calmann-Lévy.

Desparmet, J. 1932. *Le mal magique: ethnographie traditionnelle de la Mettidja*. Paris: Geuthner.

Devisch, René. 1986. "Marge, Marginalisation et liminalité: le sorcier et le devin dans la culture yaka au Zaïre." *Anthropologie et sociétés* 10 (2), 117-137.

Diouri, Abdelhaï. 1994. "*Lahlou*: Nourriture sacrificielle des Gnaoua du Maroc." In *La Alimentacion en las Culturas Islamicas*, Manuela Marin et David Waines (eds.), 169-216. Madrid: Agencia Espanola de Cooperacion Internacional.

Doutté, Edmond. 1905. *Merrâkech*. Paris: Comité du Maroc.

———. 1984 [1908]. *Magie et religion dans l'Afrique du Nord*. Paris: J. Maisonneuve.

Drague, Georges. 1951. *Esquisse d'Histoire religieuse du Maroc: confréries et Zaouïas*. Paris: Peyronnet.

Drouin, Jeannine. 1996. "Mystique et politique: tradition étiologique d'une fondation maraboutique au Maroc." *Littérature Orale Arabo-Berbère* 24, 129-146.

Eickelman, Dale F. 1976. *Moroccan Islam: tradition and society in a pilgrimage center*. Austin: University of Texas Press.

———, et Draioui, Bouzekri. 1973. "Islamic myths from western Morocco." *Hespéris-Tamuda* 14, 195-225.

El Adnani, Jillali. 2000. "Réflexions sur la naissance de la Tijâniyya. Emprunts et surenchères." In *La Tijâniyya: une confrérie musulmane à la conquête de l'Afrique*, Jean-Louis Triaud et David Robinson (eds), 19-33. Paris: Karthala.

El Bachari, Mohammed. 1997. "Possédé oui, fou non: catégorisation des troubles mentaux en société marocaine." *Littérature Orale Arabo-berbère* 25, 91-112.

Elboudrari, Hassan. 1985. "Quand les saints font les villes. Lecture anthropologique de la pratique sociale d'un saint marocain du XVIIe siècle." *Annales ESC* 3, 489-508.

El Khayat, Ghita. 1978. "Tradition et modernité dans la psychiatrie marocaine." *Ethnopsychiatrica* 1 (1), 61-78.

El-Ouareth, Ahmed. 1994. "dawr al-ḥaraka al-ṣūfiyya fī muqāwamat al-iḥtilāl al-burtughālī li-dukkāla" [le rôle du courant soufi dans la résistance à l'occupation portugaise des Doukkala]. In *Dukkāla wa tārīkh al-muqāwama fī al-maghrib* [Les Doukkala et l'histoire de la résistance au Maroc], 121-138. Éditions MSQMAJT.

Filali, Leïla. 2007. *Muʾassasat al-ḍrīḥ bayna ramziyat al-ṭaqs wa al-muʿṭayāt al-ṭabīʿiya. Muqāraba tanmawiya: ḥālat sidi ʿabdelʿazīz ben yeffu* [L'institution du sanctuaire entre la symbolique du culte et les données naturelles: le cas de sidi ʿAbdelʿazīz Ben Yeffu]. Thèse de DESA, Université Hassan II (Casablanca), Faculté Ben Msik, Département des études islamiques.

Fosset R. et Noin D. 1966. "Utilisation du sol et population rurale dans les Doukkala." *Revue de Géographie du Maroc* 10, 7-17.

Foucault, Michel. 1966. *Les mots et les choses. Une archéologie des sciences humaines*. Paris: Gallimard.

García-Arenal, Mercedes. 1978. "The Revolution of Fâs in 869/1465 and the Death of Sultan 'Abd al-Haqq al-Marînî." *Bulletin of School of Oriental and African Studies* 41 (1), 43-66.

———. 1990. "Mahdī, Murābit, Sharīf: l'avènement de la dynastie sa'dienne." *Studia Islamica* 71, 77-114.

Geertz, Clifford. 1968. *Islam observed: religious development in Morocco and Indonesia*. New Haven: Yale University Press.

———. 1992. *Observer l'Islam: changement religieux au Maroc et en Indonésie*. Trad. Jean-Baptiste Grasset. Paris: La Découverte.

Gellner, Ernest. 1969. *Saints of the Atlas*. Chicago: University of Chicago Press.

———. 1981. *Muslim Society*. Cambridge: Cambridge University Press.

———. 2003. *Les Saints de l'Atlas*. Trad. Paul Coatalen et prés. Gianni Albergoni. Saint-Denis [France]: Bouchène

Geoffroy, Eric.1996a. "L'apparition des voies: les khirqa primitives (XIIe siècle – début XIIIe siècle)." In *Les Voies d'Allah. Les ordres mystiques dans le monde musulman des origines à aujourd'hui*, Alexander Popovic et Gilles Veinstein (eds.), 44-54. Paris: Fayard.

———. 1996b. "'La seconde vague': fin XIIIe siècle-XVe siècle." In *Les Voies d'Allah. Les ordres mystiques dans le monde musulman des origines à aujourd'hui*, Alexander Popovic et Gilles Veinstein (eds.), 55-67. Paris: Fayard.

Gril, Denis. 1996. "Le saint fondateur." In *Les Voies d'Allah. Les ordres mystiques dans le monde musulman des origines à aujourd'hui*, Alexander Popovic et Gilles Veinstein (eds.), 104-120. Paris: Fayard.

Hammoudi, Abdellah. 1974. "Segmentarité, stratification sociale, pouvoir politique et sainteté: réflexions sur les thèses de Gellner." *Hesperis Tamuda* 15, 147-180.

———. 1988. *La victime et ses masques: essai sur le sacrifice et la mascarade au Maghreb*. Paris: Seuil.

———. 1997. *Master and disciple: the cultural foundations of Moroccan authoritarianism*. Chicago: University of Chicago Press.

———. 2001. *Maîtres et disciples. Genèse et fondements des pouvoirs autoritaires dans les sociétés arabes: essai d'anthropologie politique*. Paris, Casablanca: Maisonneuve et Larose, Toubkal.

———. 2010. *Al-shaykh wa-l-murīd: al-nasaq al-thaqāfī li-s-sulṭa fī al-mujtama'āt al-'arabiya al-ḥadītha. Yalīhi maqālatun fī al-naqdi wa al-ta'wīl* [Maître et disciple, suivi d'une postface], trad. Abdelmajid Jahfa. Casablanca: Toubkal.

———, et Borneman, John. 2009. "Afterthoughts: The Experience and Agony of Fieldwork." In *Being There: The Fieldwork encounter and the Making of Truth*, John Borneman et Abdellah Hammoudi (eds.), 259-272. Berkeley: University of California Press.

Hell, Bertrand. 1997. "Les maîtres du désordre. Anthropologie de la modernité du culte." *UTINAM: Comment peut-on être socio-anthropologue? Autour de Georges Balandier*. Paris: L'Harmattan.

———. 1999. *Possession et chamanisme. Les maîtres du désordre*. Paris: Flammarion.

———. 2002. "Honnis mais efficaces! Inversion sociale et pouvoir thérapeutique dans le système de la possession au Maroc." In *Convocations thérapeutiques du sacré*, Raymond Massé et Jean Benoist (eds), 247-274. Paris: Karthala.

Ibn Zaydān, 'Abderraḥmān. 1993. *al-manza' al-laṭṭīf fī mafākhiri al-mawlā ismā'īl ibn al-sharīf* [la geste de Muāy Ismā'īl, le fils du Sharīf]. Casablanca: Imprimerie Idéal.

Jamous, Raymond. 1981. *Honneur et baraka*. Paris: Maison des Sciences de l'Homme.

———. 1994. "Individu, Cosmos et société: Approche anthropologique de la vie d'un saint marocain." *Gradhiva* 15, 43-57.

———. 1995. "Le saint et le possédé." *Gradhiva* 17, 63-83.

Kably, Mohamed. 1986. *Société, pouvoir et religion au Maroc à la fin du Moyen Âge*. Paris: Maisonneuve et Larose.

Kantorowicz, Ernst H. 1957. *The King's two Bodies: A Study in Mediaeval Political Theology*. Princeton: Princeton University Press.

Khaïr-Eddine, Mohammed. 1984. *Légende et vie d'Agoun'chich*. Paris: Seuil.

Laoust, Émile. 1920. *Mots et choses berbères: notes de linguistique et d'ethnographie (dialectes du Maroc)*. Paris: A. Challamel.

Laroui, Abdallah. 1967. *L'idéologie arabe contemporaine*. Paris: Maspero.

———. 1977. *Les origines sociales et culturelles du nationalisme marocain (1830-1912)*. Paris: Maspero.

———. 1997. *Islamisme, modernisme, libéralisme: Esquisses critiques*. Casablanca: Centre Culturel Arabe.

Leavitt, John. 2005. "Le mythe aujourd'hui." *Anthropologie et Société* 29 (2), 7-20.

Lévi-Provençal, Évariste. 2001[1922]. *Les Hisoriens des Chorfa, suivi de La fondation de Fès*. Préface Bernard Rosenberger. Paris: Maisonneuve et Larose.

Lévi-Strauss, Claude. 1958. *Anthropologie structurale*. Paris: Plon.

———. 1973. *Anthropologie structurale deux*. Paris: Plon.

L'Khadir, Aicha. 1998. *Mal, maladie, croyance et thérapeutique au Maroc: Le cas de Casablanca*. Thèse de doctorat, Université de Bordeaux 2 Victor Segalen, Département d'Anthropologie sociale et ethnologie.

Maarouf, Mohamed. 2004. *The Discourse of the Carnivalesque in Moroccan Popular Culture: Jinn Eviction as Discourse and Practice of Power. The Maraboutic Discourse and the Ideological Schemata of Domination and Submission*. Thèse de doctorat, Université A. Ch. Doukkali El-Jadida, Faculté des Lettres.

———. 2007. *Jinn Eviction as a Discourse of Power. A Multidisciplinary Approach to Moroccan Magical Beliefs and Practices*. Leiden, Boston: Brill

Mana, Abdelkader. 1988. *Les Regraga: la fiancée de l'eau et les gens de la caverne*. Casablanca: Eddif.

Métraux, Alfred. 1958. *Le vaudou haïtien*. Paris: Gallimard.

Michaux-Bellaire, M. 1923. *Les confréries religieuses au Maroc*. Rabat: Imprimerie officielle.

———. 1932. "Les Doukkala." In *Villes et Tribus du Maroc* vol. 10, Région des Doukkala I. Paris: Honoré Champion.

Montagne, Robert. 1930. *Les Berbères et le makhzen dans le sud du Maroc: essai sur la transformation politique des Berbères sédentaires (groupe chleuh)*. Paris: F. Alcan.

Morsy, Magali. 1972. *Les Ahansala: examen du rôle historique d'une famille maraboutique de l'Atlas marocain au XVIIIe siècle*. Paris, La Haye: Mouton et CO.

Mouhiddine Mohammed. 2007. *Al-dīnāmiya al-bay'iya wa-t-tashkīl al-jiyūmurfulujī li-suhuli dukkala-ʿabda* [La morphogenèse géomorphologique et la dynamique environnementale dans la région Doukkala-ʿAbda]. Thèse de doctorat d'État. Université Mohammed V (Rabat), Faculté des Lettres et des Sciences Humaines.

Mouline, Nabil. 2009. *Le califat imaginaire d'Ahmed Al-Mansur*. Paris: Press Universitaire de France.

Moundib, Abdelrhani. 2006. *al-dīn wa-l-mujtamaʿ: dirāsa sosiulugia li-tadayyun bil-maghrib* [Religion et société: étude sociologique de la religiosité au Maroc]. Casablanca: Afrique-Orient.

Munson, Henry Jr. 1993. *Religion and Politics in Morocco*. New Haven, London: Yale University Press.

Naamouni, Khadija. 1993. *Le culte de Bouya Omar*. Casablanca: Eddif.

Nathan, Tobie. 1993. "L'œil, le poison magique et le talisman: causes et sens en pratique ethnopsychiatrique." *Anthropologie et Sociétés* 17 (1-2), 99-124.

———. 2001[1994]. *L'influence qui guérit*. Paris: Odile Jacob.

Nejmi, Hassan. 2007. *Ghinā' al-'ayṭa. Al-shi'r al-shafawī wa-l-mūsīqā al-taqlīdiya fī al-maghrib* [La chanson d'al-'ayṭa: la poésie orale et la musique traditionnelle au Maroc], vol. 2. Casablanca: Toubkal.

Olivier de Sardan, Jean-Pierre. 1994 "Possession, affliction et folie: les ruses de la thérapisation." *L'Homme* 34 (3), 7-27.

———. 1995 "La politique du terrain. Sur la production des données en anthropologie." *Enquête* 1, 71-109.

Pandolfo, Stefania. 1998. "Rapt de voix." In *Les puissances du symbole*, Abdelhaï Diouri (dir.), 37-59. Casablanca: Le Fennec.

Pâques, Viviana. 1991. *La religion des esclaves: recherches sur la confrérie marocaine des Gnawa*. Bergamo: Moretti & Vitali.

Pascon, Paul. 1970. "Théorie générale de la distribution des eaux et de l'occupation des terres dans le haouz de Marrakech." *Revue de Géographie du Maroc* 18, 3-19.

———. 1983. *Le Haouz de Marrakech*, tome 1. Rabat, Paris: CURS, INAV/CNRS.

Pidou de Saint-Olon, François. 2002[1694]. *État présent de l'empire de Maroc*. Établie, annotée et préfacée par Xavier Girard. Paris: Mercure de France.

Pouillon, Jean. 1993. *Le cru et le su*. Paris: Seuil

Premare, Alfred Louis (de). 1985. *Sîdi Abd-er-Rahman El-Mejdûb: mysticisme populaire, société et pouvoir au Maroc au XVIe siècle*. Paris: CNRS Editions.

Rabinow, Paul. 1975. *Symbolic domination: cultural form and historical change in Morocco*. Chicago: University of Chicago Press.

———. 2000. *Le déchiffrage du Génome: L'aventure française*. Paris: Odile Jacob.

Rachik, Hassan. 1998. "Imitation ou Admiration? Essai sur la sainteté anti-exemplaire du majdūb." In *L'autorité des saints. Perspectives historiques et socio-anthropologiques en Méditerranée occidentales*, Mohamed Kerrou (ed.), 107-119. Paris: Recherches sur les Civilisations.

Rausch, Margaret. 2000. *Bodies, Boundaries and Spirit Possession: Moroccan Women and the revision of tradition*. Bielefeld: Transcript Verl.

Rhani, Zakaria. 2007. "Possession et exorcisme: rituels de 'l'hostipitalité'." In *Célébrer une vie. Actes du colloque départemental en honneur de Jean-Claude Muller*, Kiven Strohm et Guy Lanoue (eds), 214-232. Montréal: Université de Montréal.

———. 2008. "Saints et rois: la genèse du politique au Maroc." *Anthropologica* 50 (2), 375-388.

———. 2009. "Le chérif et la possédée: sainteté, rituel et pouvoir au Maroc." *L'Homme* 190, 27-50.

———. 2011. "Ne touche pas à mon Orient! Auto-exotisme et anti-anthropologie chez quelques auteurs marocains contemporains." In *Après l'orientalisme: l'Orient construit par l'Orient*, F. Pouillon et C. Vatin (dir.), 127-148. Paris: Karthala.

———, Bammi, Jamal et Mouhiddine, Mohammed. 2009. "Sainteté et écologie au Maroc: un essai anthropologique." *Revue de Géographie du Maroc* 25 (1-2), 197-212.

Sebti, Abdelahad. 1986. "Au Maroc: sharifisme citadin, charisme et historiographie." *Annales ESC* 2, 433-457.

Simenel, Romain. 2004. "De la forêt du saint au pâturage des chrétiens. Perceptions du paysage et gestion du couvert végétal chez les Ait Baamran du Sud Marocain." *Cahiers de Recherche du CJB* 1, 119-133.

Tabarī, Muḥammad ibn Jarīr. 2003 [9e-10e siècle]. *Chronique de Tabari: histoires des Prophètes et des rois, de la création à la dernière Révélation*. Trad. Hermann Zotenberg. Paris: La Ruche.

Taussig, Michael. 1998. "Transgression." In *Critical Terms for Religious Studies*, Mark C. Taylor (ed.), 349-363. Chicago: University of Chicago Press.

Tauzin, Aline. 1993. " Le diable, la seduction et la loi. Folie en Mauritanie." In *Etre marginal au Maghreb*, textes réunis par Fanny Colonna et Zakya Daoud, 161-175. Paris: CNRS Editions.

Terrasse, Henri. 1949. *Histoire du Maroc: des origines à l'établissement du Protectorat français*. Casablanca: Atlantides.

———. 1950. *Le Maroc devant le problème arabe: les Mérinides et le déclin de l'Islam Berbère*. Casablanca: Atlantides.

Touati, Houari. 1994. *Entre Dieu et les hommes. Lettrés, saints et sorciers au Maghreb*. Paris: EHESS Editions.

Tozy, Mohamed. 1999. *Monarchie et islam politique au Maroc*. Paris: Presses de Sciences Po.

Turner, Victor W. 1972. *Les tambours d'affliction: analyse des rituels chez les Ndembu de Zambie*, Trad. Marie-Claire Giraud. Paris: Gallimard.

———. 1988. *The anthropology of performance*, pref. Richard Schechner. New York: PAJ Publications.

Westermarck, Edward. 1926. *Ritual and belief in Morocco*, tome 1. London: Macmillan.

Yassine, Abdessalam. 2008. *Entrevues télévisées avec Hiwâr*: http://www.yassine.net/wasait/CategoryDetails.aspx?ID=6&Type=Video

———. 1972. *Al-islām bayna al-daʿwa wa al-dawla: al-minhāj al-nabawī litaghyīri al-insān* [L'islam entre l'Appel et l'État: la voie prophétique pour un changement de l'humanité]. Casablanca: Imprimerie al-Najāḥ.

———. 1974. *Al-islām awi al-ṭūfān* [L'islam ou le déluge]: http://www.yassine.net/mishkate/pages/YOChapterDetailPage.aspx?BookID=117&ChapterID=1&Lang=1256&CategoryID=1

Zeghal, Malika. 2005. *Les islamistes marocains: le défi à la monarchie*. Paris: La Découverte.

INDEX

www.ingramcontent.com/pod-product-compliance
Lightning Source LLC
LaVergne TN
LVHW021725021026
849161LV00004BA/725
* 9 7 8 9 0 0 4 2 5 7 9 2 4 *